U0006237

瑜伽 與 動禪

The Art Of Vinyāsa: Awakening Body and Mind through the Practice of Ashtanga Yoga

VINYĀSA的流動藝術

理察・福禮綑Richard Freeman＋瑪麗・泰樂Mary Taylor——著

湯乃珍＋陳薇真——譯

獻給敬愛的帕達比・喬艾斯（Sri K. Pattabhi Jois）

和他的妻子艾瑪吉（Ammaji）。

並深深感恩莎拉絲瓦蒂（Sarasvathi）、

滿祝（Manju）和夏勒斯（Sharath），

持續在阿斯坦加（Aṣṭāṅga）練習中激勵我們所有人。

本書旨在闡明如何建立內在紮根的瑜伽練習，

而這樣的練習可以持續一輩子。

本書也剖析體位法（Āsana）練習的外在形體如何表達內在形態（內行外現），

它是一種深刻和直接的經驗，

透過練習使我們的身心靈覺醒。

目錄

第一部

基礎

瑜伽的紮根和深度

第二部

體位法

流動的動作和姿勢，彷彿以呼吸的線串連寶石

附錄

推薦序

如是照見，如實安住

湯乃珍

當身為學生的你準備好了，老師就會出現。

二〇〇七年，因為 Space Yoga 邀請，我初次擔任理察老師的口譯。相遇第一眼，便被如仙人般的老師深深打動，更被瑜伽內在形式的栩栩如生所吸引——從呼吸演繹對立互補的二元舞蹈，透過姿勢感知敏銳無際的覺性，都在在讓我驚嘆，也如獲至寶，便開始追隨老師密集學習。

在充滿著諸多「大師」、「上師」的當今世界裡，除了課堂檯面上的呈現，觀察老師們私下的做人處事，是不可或缺的明辨。我很幸運地有平日相處的機會，親炙兩位老師言行如一、真實的光芒。於非凡的練習與成就裡，是深刻謙遜的無我；在冷幽默的表達內，是無限的慈心與耐心，給予學生無限空間，呵護成長。

有一回，我的生命流至低谷，在穿越途中，身體也反映了深鎖的下背 。那是極深的痛楚，我甚至無法在肩立式將腿提離地板，眼淚無聲流洩，我靜靜的，容許一切在察覺中開展。

下課之後，我在小徑上看到理察老師，他似乎想跟我說些什麼，於是我們在錯身片刻停了下來。

「妳好嗎？」他問。

「很痛。」我說。

「哪裡痛？肩膀嗎？」

「是的，還有這裡、那裡……」我指著下背，我的頭，還有我的心。

「繼續呼吸。」

「嗯。」

一個向西、一個向東，老師和我回到自己的流裡。短暫相逢結束了，而餘波盪漾的，是智慧與慈悲甘露的甜蜜。

每次擔任理察老師和瑪麗老師的口譯，在專注沉浸於全然表達之際，我也慚愧沒有和其他學生一樣賣力練習。

我跟瑪麗老師告解：「我可以感覺到能量之波沖刷過身體，在中脈跳動，但都沒流汗。」

她深深地看進我的眼睛，說：「這不是很棒嗎？可以感覺到卻不用做。」

理察與瑪麗老師，像面鏡子，清明地反映出學生的全貌與本質；像地球之母，兼容萬相、無條件灌溉滋養。他們的言教與身教，是文殊菩薩的無上智慧明照，是觀音菩薩的無邊慈悲救護。而這份相應，本自與我們無二無別。

瑜伽 Vinyāsa 的藝術，照會了中國人的古老開悟精華：道家的陰陽相生，剛柔相濟；佛家的中道般若智慧。這門內形外現的藝術表達，統合了含蓄細膩的內在底蘊，虛靜澄明的如實觀照，於是，了群動，納萬境。這份圓融之美，宛若禪詩，而詩道在妙悟。悟的極致，無言之美，油然而生。

瑜伽姿勢的練習，揭露出我們內在落入二元性、相對世界的習氣：如背彎時，沒有下行氣引導穩固，一味折腰，於是心緒飄飄然、陶醉於彩色幻夢的世界，期望外來的救贖。如前彎時，沒有上行氣啟

發明性，導致心沉滯暗，不能正視、擁抱自己黑暗面，而投射錯誤於他人、事務、環境等等。這些根植的習氣，影響我們的世界觀，促使我們誤將相對特性當作究竟特性。在無明持續的障蔽之下，我們在生滅、垢淨、增減中，翻滾輪迴。而瑜伽 Vinyāsa 練習法，帶領我們從姿勢，呼吸與空隙中，體會對等面的相生相依，讓關係和諧的由內而外。於「有為」中（Abhyāsa，練習、修行），了解「無為」（Vairāgyam，不執著）的妙趣；從「無為」、「能生」的領悟，相應「所生」之「緣來則應，緣去不留」的「有為」。透過聞思修，我們如明鏡般的本初覺性，也就是無所住的菩提心，將益發光燦明晰。

本書是理察與瑪麗老師多年的學習與練習精華累積。我們身為現代瑜伽的練習者，何其有幸，能有這部大祕笈導航，順著古老智慧傳承的恩典之流，回歸彼岸。而這本書找到你，代表你也已經準備好了，出席吧！

衷心感謝理察與瑪麗老師對我的教導與支持，他們是如此「卓越的平凡人」，細膩傳達無止盡、超越言語的慈愛與智慧。感謝愛麗絲、秋天、喬安納，一同發願盡力讓這本書得以分享於華語世界。感謝漫遊者文化出版社及一葦文思的護航。感謝所有的你，對瑜伽有興趣，並持續練習。

理察與瑪麗老師諄諄的鼓勵與提醒：
每天練習，每夜練習，一直練習。

衷心的祝福你

中文版序

這是份邀請函

理察・福禮縵
瑪麗・泰樂

寫書是一項艱鉅的任務。試圖寫一本書來涵蓋無限廣大的瑜伽主題，更是異常嚴峻的挑戰，這麼說一點也不誇張。我們盡全力的撰寫本書，目的並非為瑜伽練習中注定會出現的許多問題提供明確的答案。這是份邀請函——邀請我們自己和讀者，不斷的深入探究，因持續瑜伽練習所帶來的弘大影響。

研究和練習了近半個世紀的瑜伽，我們起碼能從時間的觀點來加入現代瑜伽主題中所湧現的對話。時間呈現出模式。我們觀察呼吸的波浪、動作的轉化、心智的情意叢[1]與逐漸揭露的複雜互連模式。也許這就是「生命之網」或「因果輪迴鏈」。無論你想貼上哪個名字，瑜伽都可以幫助人們透過本自具足的能力來體認這些模式——也就是關係。

隨著時光推進，這個連結身、心、靈，和其餘一切的玄妙性質，因緣而現，影響著日常生活的每一隅。**瑜伽，從結合互補的對立面中展現，自然而然地指引我們領會合一的方法，找到平衡的旅程，以及無限仁慈、愛與慈悲的來源——我們的實相本性。**

1　constellation，指集合多個概念、意象、情感等心理因素，所形成的一個整體觀念。

在複雜的時代，躍升為顯學的瑜伽，扮演了重要的連結線縷，它使相異的文化、傳統、欲望、意見、個性、意圖進行接觸與融合。在這些交會的時機點，也潛埋了混亂、分裂和誤解。而與時俱進的瑜伽練習，能讓人類相互凝聚的力量模式，綻放光輝。

即使此書的許多讀者來自各種不同的文化，我們持續熱誠不懈地學習所有串連起彼此，真正重要又令人愉悅的一切。

我們帶著興奮的心與深刻地感激，將本書的中文版呈獻給讀者。當剛開始寫下第一句時，我們做夢都想不到有一天這些文字會帶來如此深遠的影響。

衷心感謝湯乃珍在翻譯工作孜孜不倦的努力，她在字句中捕捉我們思想的語氣以及細微的徵象。深深感謝紀雅菁、陳薇真、陳慶祐的辛勤工作，使本書能以中文面市。最後，我們真誠地感謝你花時間探索這本書，期盼它能為你帶來助益與啟發。

前言

自然地喚醒智慧

瑜伽是一門活的藝術。它是我們在內在和周遭不斷變化的複雜世界中,一種行動、呼吸、思考、擴張和收縮、演化和互動的方式。與任何藝術形式一樣,瑜伽孕育美感滿足的種子,而這樣的種子激起理解和慈悲的剎那。對許多練習者來說,深刻的真理和意義自然地升起,且領悟萬物宏大且相互關聯的本質。

當體現升起,我們感受到這些美的火花和領悟的種子與周圍環境一起共鳴。在瑜伽中,我們沒有汲汲營營,就像站在一件偉大的藝術作品前或享受完美的日落時,共鳴就發生了。**我們莫名地(可能只是偶然)放下了對自我的認知,時機恰好足以讓我們感受與世界萬物、每一個人親密的連結,我們真正仁慈又開放的本質自然浮現。**將瑜伽當作藝術般的練習,而非攀附的手段,帶來了餘波盪漾的清明或醒覺意識,是謂餘韻(residue)。

這種練習方法需要的是邀請領受的意願,以及與未知共處。它鼓勵我們準備好踏上墊子,並熱切面對升起的一切。最重要的是,它要求敏銳的心理和情緒,能夠自在地同時接受兩個或更多矛盾的看法,且給予這些觀點同樣的關注。

　　我們學會專注和紀律，同時學會放下；讓小我學會臣服，在保持心智穩定的過程中，我們持續調整自己，面對內在所升起複雜的一切。在固定架構的練習中，透過培養好奇心和接納的開放態度，可以讓矛盾和未知開始變得安全、有趣、令人興奮，而非乏味或可怕。習慣的行為和思維模式漸漸地消散，先入為主的成見融化了，於是，自由隨之開展。

　　這不是我們大多數人在進入第一堂瑜伽課時所預見的，然而，在我們練習的某個時刻，它卻發生了：內在的種子被喚醒。彷彿偶然的，藝術化現了，伴隨著全然的滿足與覺醒。

　　當然，這樣浮現自由或意識的心，是虛幻的，就如同許多生命中的神秘和重要的事情。當我們認知到美好，彷彿從容地在寧靜海洋悠泳的解放和自由，心智也抓住了這種良好的感覺，並嘗試控制與找到公式，好確保我們可以擁有它，或者做計劃來複製（並可能從中獲利）。然而，它早已經消失了。

　　隨著時光流轉，或許在多年之後，我們才可能意識到，**覺醒實相的種子，只能邀請，無法創造**。我們只安排該做的，而經驗或許再現。

　　必須的「工作」，是以奉獻、持續和開放的心態，進入練習。**我們的練習，是用來喚醒和看清所有呈現的方法與過程**。同時，不斷提醒自己，放下對努力可能獲得成果的期待。這個工作無有終止。彷彿我們一次次地為貴賓準備餐點、擺設餐具，不知道客人是否出席。而無論出席與否，隔天我們仍以不屈不撓的熱誠，再做一次。

　　如此進入瑜伽，表達藝術和奉獻，無盡蘊含對立面的互補與交織，那麼，練習本身，就是全然滿足。練習之後，可能感受到的好處或領悟，僅只是錦上添花罷了。

　　瑜伽練習包括體位法、調息法（Prāṇāyāma）、冥想、梵唱或哲學探究的形式。每一種方法，都源於對關係相連性的理解和信賴。

練習中內在和外在出現的一切，反映了對立、互動和脈絡間的交互作用。在相連的脈絡中，調適、反應和找到平衡的瑜伽練習，關鍵在於冥想。

練習 Vinyāsa，是透過平衡所示現與其背景，重新建構我們對任何特定事物的看法。

梵文中，Vinyāsa，可以分解成兩個部分—— Nyāsa 意指淨化和全神貫注地進入特定的冥想焦點，然後放下該焦點的內容。Vi 意指以特定方式安排或淨化，以回應其對應背景脈絡的有無。它意味著一系列的正、反步驟。因此，**Vinyāsa 代表專注且深思熟慮的形式、意念和呼吸順序，它可以讓我們重新理解身體、感覺、形態和所有專注的對境，使心智自由。**它可以代表一種特定形式的瑜伽練習，但在更廣泛的意義上，**Vinyāsa 是一個正念的過程，當我們正確安排時會自然發生。**

大多數時候，我們試圖集中心智（Vinyāsa 到淨化的路上）時，所選擇的多是不完整的模式。通常，大部分身體的訊息會在背景中浮現，成為令人分心的元素。例如：在冥想中注意放鬆的鼻竇上部，是非常令人興奮和光明的體驗。但很快地，身體的某些部分可能變得緊繃，於是你的思緒變得散亂。這些變化靜悄悄地在未察覺到的狀態下滲透，然後慢慢地大量出現。

Vinyāsa 過程，是允許對立的力量、背景和觀點的產生，並在恰當的時刻，在故事線或運行模式完全展現和消失之前，有意識地導入平衡的對立面來協調。如此一來，當下的焦點和行動，將與前一步驟的餘韻契合並貫通。

Vinyāsa 最明顯的例子，是我們持續流動的呼吸：吸氣和吐氣。這種模式從出生的第一口吸氣開始相伴，並在背景中維持這種持續的感覺，直到死亡的最後一口吐氣。我們都能體驗與呼吸相關的對

立模式——在呼吸、身體和心智之中對立面的結合，不斷的上升和下降、起伏和流動、擴張和收縮、刺激和放鬆。呼吸的起伏自然顯化了完整且原始的智慧，如果我們選擇留意的話，它一直都在。當我們仔細觀察和感覺我們的呼吸，最終，這吸氣和吐氣的模式會同時醒覺地存在神經系統和意識中，體現了矛盾對立面。

透過練習，我們體驗到在意識的全場域裡，單一的專注，而當心智變得平靜和安穩，我們的念頭就可以毫不費力地沉靜下來**——這是關注複合、對立和矛盾的模式升起所帶來的結果，也正是 Vinyāsa 的本質。**

在眾所周知的阿斯坦加 Vinyāsa 瑜伽系統的背景下，本書將瑜伽作為一種藝術形式，從對立面的交織來探索，也就是 Vinyāsa。

阿斯坦加 Vinyāsa 瑜伽，起初是由克里希那馬查（Sri T. Krishnamacharya）和他的學生帕達比・喬艾斯在二十世紀初編纂的一種體位法的形式。在這種形式中，以動態、流動的方式來練習特定序列的姿勢，同時搭配凝神和呼吸。阿斯坦加 Vinyāsa 形式還包括呼吸和冥想練習，以及帕坦伽利（Patañjali）在《瑜伽經》（*Yoga Sūtra*）所詳述的八肢瑜伽[2]之中各種面向的合一與綜合。

在阿斯坦加 Vinyāsa 瑜伽之中，總是有四條交織的線，這四條線透過 Vinyāsa 協調關係，以達到平衡、深度和完整性。這四條線，或稱之為「內在形態」，包括呼吸、鎖印[3]、印和凝神（將在第一章討論）。它們在形態、動作和意識層面綿延不斷地流動交織在一起，自然地喚醒智慧。

在此書中，我們集中討論 Vinyāsa，因為它涉及外在形體的練習，

2　印度智者闡述所謂八肢是持戒（Yama）、內修（Niyama）、體位法、調息法、收攝感官（Pratyāhāra）、凝神（Dhāraṇā）、禪定冥想（Dhyāna）、三摩地（Samādhi）。

3　Bandha，字意為「結合」（bonding），中、英文常譯為「鎖印」（lock）。讀者應注意勿落入字面上「鎖」之意，使變得緊繃，或失去生機。

例如：在姿勢中的順位，以及在其中細微的動作序列，它將真確地照亮心智，使它自由。我們從關係的角度探討 Vinyāsa 和瑜伽：有時相合、有時分離，以及相互穿透、溝通或蘊合。

透過練習，這種相互關聯的感覺，會逐漸在每個經驗領域都變得熟悉：吸氣與吐氣、視野與聚焦、文本與脈絡、前景與背景、內在與外在、現實與物質、創造與想像。在最深的層次，我們可以看到**瑜伽是與眾生、朋友、家人、同事、寵物、昆蟲、世界、我們的社群和環境之間的關係。**

我們努力平衡髖關節的旋轉，使自己不費力地留在蓮花坐姿，有時好像很重要；然而，最重要的是我們與萬物的關係，因為關係中充滿了情感，而我們可以藉由情感來看透自我形象，和看透那些我們所珍視的並賦予生命意義的一切。

一半的世界是外在帶給我們的，但另一半的世界是由我們賦予定義而創造出來。

第一部

根基

瑜伽的紮根和深度

身為現代瑜伽練習者，我們處於一個令人興奮，卻也令人困惑的時刻。因為古老的瑜伽淵源和傳統，正面臨著現代的詮釋和衍生，而這些靈感來自個人和文化風格。你很容易服膺自己的瑜伽派別，而忽略其他傳承和觀點的奇妙與多樣性。

有個很棒的方法可以化解我們僵化的想法，那就是並列不同的隱喻和意象，在我們尋找實相的路上，進入更開放的瑜伽體驗。

在接下來的三個章節中，我們探討了傳統古典瑜伽系統中的細微內在技巧和形態，以轉化情緒、喚醒創造力和想像力成為喜悅的關係。我們探索不同類型的意象，透過它們結合注意力的焦點、氣和感知的活動，而成為具體形態的展現。觀想和意象可以協助我們，使我們的內在體驗與其他人以及周遭整個世界保持和諧。

最後，在第四章裡，我們將介紹經典的解剖學觀點。在健康和平衡的瑜伽練習中，這個觀點強調良好形態、順位和想像力的必要性。

第一章

自然順位

練習的內在形態

想像你是一位雕刻藝術家的模特兒，而這位藝術家正好要雕刻觀世音菩薩（Avalokiteśvara）。觀世音是一尊無限慈悲的佛，祂呈坐姿，在心的蓮花（Padma）前方手持成就眾生願望的寶石，所以，你的順位必須完美！你要做的就是留在那個坐姿，如如不動。

這項工作需要超凡的專注力，想像觀世音菩薩的模樣，讓你的注意力一次又一次回到身體的鉛垂線。

放鬆的上顎靜靜地與柔軟的舌頭碰觸，順暢穩定地呼吸。你開始體驗所有與吸氣相關的身體模式，然後，陷入更深的層次，觀察到氣息毫不費力地迴轉。呼氣融化所有無窮的形式，使其回到根基，彷彿花瓣自花朵落下。你耳朵的中心對齊肩關節的中心，所以正好順位在身體的冠狀面上，而髖關節也擺正在同一條精確的線上。身體背面的橫膈膜開展，你注意到在第十二節胸椎附

近，有個意識的發光點正在形成一個溫暖且充滿活力的圓。想像自己有四條手臂，但你知道肩胛骨不能擠在一起，否則藝術家就會解雇你，另尋高明。所以，你回到呼吸，感覺長出更多條手臂，一開始只有幾對，但隨後冒出無限多的手臂，由下背中心那塊溫暖且充滿能量的部位向上伸展。每個掌心都刺刺的，你意識到當自己向有情眾生伸出手，你真的可以透過手掌看到與理解，但並沒有因為這種視覺刺激而分心。

這是一項辛苦的工作，你開始流汗，**但如果放鬆上顎與舌頭後方的肌肉，頭腦就會清醒一些**。你感覺到脊椎的延伸，穿過身體兩側，然後通過頭頂，彷彿自己越來越高大。在這個姿勢中感覺輕鬆、穩定與輕快，你薰陶塑造出活靈活現的注意力和姿態，同時，也做到消融和放下。

在解剖學研究、生物力學與姿勢順位的理論成為普學之前，這曾是古代教導順位的方式。在那個時代中，**順位是由透過觀想神祇的形體而具象化，這使得情緒、感覺和思想模式的品質，都更精細地存在於呼吸和身體中**。代代相傳的藝術家透過嚴格的紀律訓練，歷經世代的練習和觀想，為的就是在他們的雕塑和繪畫中，精確再現聖人所發現最佳的順位形態。這種有助於生理上達到清明、開放、整合與精細微調的狀態，非常適合冥想練習。

這門深奧知識的象徵性表現謹遵著詳細記載的制式模式和比例，使人們可以用神祇的形體冥想，並感知正確的順位。在那個時代，老師不需描述關節順位或任何枯燥無聊的解剖學。相反地，他們直接向神的形體這個源頭汲取，且栩栩如生。

觀想，通常以簡單且容易想像的幾何形式（如正方形、圓形和三角形）**為始**。練習者使用 Vinyāsa 的序列，逐漸學會在自己的身體中連結簡單形狀與感知模式。這可以訓練由想像力構造出的身

體（Imagination-Body），讓它利用呼吸和動作來連結整個肉身之中的感知點（Sensation Points）。即使現今在學習瑜伽和瑜伽解剖學裡，這種學習順位的方法仍然是可行和有效的。

當然，觀想與經典解剖學的研究絕不是互斥的，事實上，它們和諧地交流與互補。**呼吸和動作這種精美藝術的表達可以激發內在，而解剖學研究為直覺、內在的感覺和感知提供了具體的脈絡。**隨著練習，你可以觀想神祇無止盡的細節，然後開始體驗內心醒覺的感受，使內在意識找到和諧，這是平衡神經系統和細微身[4]的方法。然後，當你查詢解剖學書籍，就會了解某些特定動作使你感覺比較好的原因。觀想，能幫助你整理感覺和感知，使你放下習慣性的自我中心觀點，重新與世界連結，成為其中的一分子。

觀想神祇（或任何象徵性的神聖結構，如曼陀羅〔Maṇḍala〕）也遵循著 Vinyāsa 的過程。**當觀想平衡、和諧與背景脈絡到某個階段，我們就放下這個建構，以純意識奉獻給全世界。**隨著放下心智所造，或淨化（Nyāsa），我們領悟了一切有形無形結構的無常本質。

當然，觀想神祇時，小我可能信以為真。你可能過度著迷，而相信其獨立且真實存在。比如說：相信象神（Gaṇeśa）或迦樓羅[5]的形體和傳說絕對存在。在這個時候，自己的小我已經成為阻礙，妨礙了真正的深化領悟。當你面對這些挑戰時，記得保持微笑和心情輕鬆，以免失去平衡。觀想神祇的關鍵在於信任，相信在恰當的時機，你就會看見、體現神，並且了悟。

4　Subtle Body，瑜伽將身體分成三個層面，最外層稱為粗顯體，是可見的肉身。中間層即是細微身，它包涵了心理與生理，是由拙火、氣、脈、脈輪與明點所組成的整體。最裏層則是因果體，或稱因果身。

5　Garuda，印度傳說中的神鳥，為毗濕奴神（Vishnu）的坐騎。

這需要耐心和一顆開放好奇的心。神的觀想近似於抽象思想，例如：探索「無限」這個概念。然而，這個複雜的結構，也可透過觀想的方式，得到直接、具體的經驗。

我們通常可以透過經典解剖學、外在形體和生物力學的角度來了解瑜伽順位。這是一件好事。我們檢視骨骼、肌肉的結構，以及連綿的呼吸和動作模式之間的相似和差異，觀想連結了對身體、心智律動的了解。呼吸和進出姿勢時，我們在觀想的潛意識背景中觀想，容許情緒、感知或念頭的升起。觀想為我們的經驗提供了參考點，讓我們保持全神貫注。

我們可由經典解剖學角度研究外在的形體和動作，或者由抽象的觀想來了解順位和形體。除了上述兩者，還有另一種領悟方法——理解練習的內在形態。以上每一種觀點都很重要，都可能有效幫助我們理解練習的脈絡。透過體現內在形態來整合觀想、抽象思維和經典解剖學，我們才能夠完整了解形體和順位。這就是阿斯坦加 Vinyāsa 瑜伽系統的真義：**在練習瑜伽時，以多元的角度觀察。在開放的意識和一系列動作的背景中，陶冶出最純粹的狀態，我們如綻放的花朵般，領受瑜伽練習。**

透過固定練習冥想、調息法和體位法，就可以自然地得到這份如花綻放。

上述練習特定的外形，即是通達理解的管道。在練習冥想和調息法時，我們透過坐直身體並找到穩定的基礎，漸漸學會集中心神。在練習體位法時，我們關注肌肉和骨骼系統的作用力和反作用力。隨著練習加深，動作和意識（我們稱之為內在形態）的結合會更細微，帶來深度和領悟。整合上述方法，**瑜伽練習成為一門冥想的藝術，一如動禪，而非體操動作或者平凡不經思考的儀式。**

我們將練習的內在形態定義為呼吸、凝神（Dṛṣṭi）、鎖印

（Bandha）和印（Mudrā）。與練習的外在形體不同的是，即使
內在形態都發生在我們可以體驗的身體部位，起初卻不太容易了
解，需要時間和耐心來接收這些微妙的線索。當我們如是練習，
就開啟了一個機會，得以洞察外在世界的體驗（我們的身體）與
直覺、有時甚至神秘的內在經驗之間的關聯。當我們啟動想像力
來思考內在形態，在某個珍稀的時機點，我們可能自然地感覺到
神祇的順位，與其萬物相互蘊合的本質。

　　培養對內在形態的理解和連結本身就是相當矛盾的練習——同
時是難以捉摸又簡單、抽象又清楚不過、不可能「做」，卻又能
簡單的體驗。由於其精妙的本質，我們從最熟悉的內在形態，也
就是呼吸，開始探索，漸入最細微的形態——印，來體驗其相互
關聯以及深刻的影響。

　　觀想可以揭露內在形態，然而，建立一套具體研究脈絡也同樣
重要。我們稱其為內在脈絡，或「細微身」解剖學。理解內在形
態最直接的途徑，就是透過呼吸（氣〔Prāṇa〕）和想像力（心、
意識〔Citta〕）。正如同想像自己是觀世音，然後忽然發現我們
的坐姿就在完美的身體順位；同理，內在順位也可以由想像力開
始，接著感覺到它已存在於神經系統內的感知模式。

　　透過正念，這個模式在想像力和理解之中浮現，而我們就著所
呈現的，延續下去。

　　我們透過想像身體裡的中脈（Suṣumṇā Nāḍī），來建構與具體
化內在的形式。**這條中脈從腦下垂體與松果體之間的區域開始，
穿過「心中央」和身體的核心，最後在大約距離骨盆底中點上方
約兩指寬度的一個點敞開。**這種意識的通道也可以想像成往兩個
方向延伸（甚至超過頭頂和骨盆）。骨盆底部，也稱為骨盆膈膜，
是一個緊鄰泌尿生殖三角上方的扇形肌肉結構。它扁平且緊實的

平面可以支援、協調並構成腹壁、髖關節和泌尿生殖三角等較大肌肉的運動模式，同時結合了吸氣和吐氣的互補模式。當感覺和觀想骨盆底，特別有趣且重要的區域就在肛門前方、生殖器後方和會陰上方，這裡稱為根（Mūla），是神聖曼陀羅或骨盆膈膜圈的中心。

瑜伽練習的所有內在形態，都是透過這個複雜的內在核心結構所產生的。 隨著投入時間和大量的練習，我們愈來愈熟悉這個核心的根模式，它喚醒和無限擴展內在形態。於是，我們可以體驗廣大無垠的練習，而不變得失根或脫離現實。

呼吸

瑜伽練習就像生命一樣，都從呼吸開始。 呼吸或氣，提供了無止盡且全面的背景，它是聲音和感覺的持續更迭流動，可以整合、維持並提供我們身體、精神和情緒的資訊。

氣（Prāṇa，大寫 P）指整個內在呼吸，而我們所體驗到的是在身體的每個角落裡，純然感覺和感知的振動。它通常被稱為「生命的呼吸」，或是在感覺當下的明辨。特別指觸覺上明顯的了知，也就是當你感覺到身體內的組織在擴張和收縮。氣是透過皮膚感知溫度或觸覺，或是從一種感覺流動到另一種感覺。同時，它也與我們所認知的視覺感知相關，如光明和黑暗，或與聽覺、嗅覺和味覺的感知相關。因此，我們所有的感知都可以體驗到氣，並且像智慧一樣，它們揭示和創造了所升起模式的脈絡。

瑜伽的一項基本原則是**氣和意識（Citta）一起行動，就像兩條魚相連地游在一起。移動其一，另一個便會自動跟隨。**

氣或呼吸有許多分類，但主要有五個分支：

第一是上行氣（prāṇa，小寫 p），它指的是在心的部位，呼吸的升起和開展。

下行氣（Apāna）在骨盆底部，它下沉、收縮，以及將物體擠壓出身體。

平行氣（Samāna）在肚臍，它均勻地分布，與消化過程和一切吸收相關，例如：吸收食物以及消化所有層面的微妙知覺。當被喚醒時，據說平行氣的種子點會像太陽一般在肚臍根部發出光芒。

通首氣（Udāna）位於喉嚨部位，由頭顱中升起，通過頭頂。

散布全身各處的氣稱為遍行氣（Vyāna），整個身體都可以感覺到，特別是皮膚。

最可以直接練習的呼吸模式，是控制吐氣模式的下行氣，以及控制吸氣模式的上行氣。將意識帶到這兩種互補的呼吸模式，就可直接打開感知和心理模式神聖本質的大門。

當我們吸氣時，很容易感知到擴展、盛開和上升的覺受傳遍整個身體，肋骨自然擴張，心向上浮起，有種上升與醒覺的感覺。當吸氣至最飽滿時，在吐氣開始之前會有一個空隙，帶來無限、相互連結的感覺，甚至可能是無窮形式開展的喜悅。

當我們吐氣時，橫膈膜的邊緣自動下降，肋骨收縮配合縮小的肺部，因此很容易感覺到下行氣紮根、擠出和消融的模式。在吐氣結束時，骨盆底部自然收緊。當骨盆底收緊時，頭腦比較容易收攝且轉向內在，而我們會本能地感受到萬物消融，有些人可能因此感到恐懼或恐慌。

大多數人會傾向喜歡某一階段的呼吸模式：有些人偏好吸氣，有些人偏好吐氣。有些人上行氣過強，迴避與吐氣相關的感覺，

並迷失在想像中，心緒飄飄然離開地球。其他人喜歡吐氣，變得下行氣過強，導致觀點過於僵硬、無趣或沮喪。透過一些練習，我們能夠邀請相對應的呼吸模式在身體和心智中互相支持，並享受整個呼吸過程，如此一來，我們可以體驗它們的相互依存。

在阿斯坦加 Vinyāsa 瑜伽系統中，呼吸是練習內在形態的基礎。無論你是初學者或進階練習者，我們都以烏加伊（Ujjāyī）呼吸作為開始練習的基礎。事實上，阿斯坦加 Vinyāsa 瑜伽也僅只是如此：簡單的烏加伊呼吸，再加入一些動作。更進階的練習者也可以學習烏加伊調息法（Ujjāyī Prāṇāyāma），這是高度濃縮形式的烏加伊呼吸，其中包括止息和完整的內在專注。

學習烏加伊呼吸的方法是讓身體坐正，腹部很舒服且不受擠壓，將意識轉向內在。栩栩如生地觀想身體中線，就像一條鉛垂線，從頭頂向下通過胸部和腹部的中間，通過骨盆底的中心，一路直到地球核心。這條鉛垂線是身體內平衡和穩定的參考點，例如：呼吸、光軸或能量模式。開始練習烏加伊呼吸，先想像心漂浮在這個中心軸，彷彿蓮花漂浮在一池靜止的水。將坐骨、尾骨和恥骨向下紮根，穩定鉛垂線的底部，骨盆底肌群也會因此收緊。如果用這種方式紮根，保持心感覺自由和開放，那麼呼吸就會很輕鬆。若中心線上任一點失去連結，或心緊縮、緊張或關閉，又或骨盆底部睡著了，那麼就不是烏加伊呼吸。

保持嘴唇輕閉，簡單地從吸氣和吐氣開始。透過閉上嘴巴與用鼻子呼吸，心智可以更清楚地集中。這時，眼睛的凝神變得穩定，這會自然地放鬆上顎和舌頭，因此心智可以更容易集中，注意嘴裡的感覺和通過鼻孔進出的呼吸氣流。呼吸的起落，啟動了順位的發生，而順位只不過是身體本具的智慧覺醒。只要持續傾聽，讓呼吸自然發生。

　　烏加伊呼吸的特點，是稍稍閉合聲帶所發出的呼吸聲，同時讓舌頭保持放鬆和嘴唇輕閉。在吸氣和吐氣時都會產生順暢的氣音，聽起來彷彿在閉唇時呢喃地發出「啊」聲。我們都知道輕聲細語是親密的。當你很靠近別人時，不需大聲說話，而烏加伊呼吸就具有相同親密的品質，彷彿在對愛人耳語。傾聽那個聲音，並加強呼吸，以意識引導它變得順暢、輕鬆與均勻，而不是隨便讓呼吸以任何模式呈現。

　　正確的烏加伊呼吸取決於不勉強的努力，像節拍器一樣，保持呼吸的速度和聲調一致。這種呼吸的共鳴，是烏加伊呼吸和烏加伊調息法的咒語，而 99％的技巧便是打開耳朵傾聽這個聲音。它聽起來很像是氣體由閥門漏氣的聲音，技術上正是如此。你可以想像這彷彿是水流過水管、樹梢的風聲，或海浪拍打岸邊的聲音。

　　烏加伊的意思是上揚或勝利的呼吸。傳說中，烏加伊是內在的氣覺醒（Ut），並且勝利地從身體的中脈升起，直抵頭頂，像山式（Samasthitiḥ）般平穩站立，這就是真的烏加伊調息法。或許有一天它會發生。而在此之前，就先試著在呼吸時製造出一些聲音。

　　每次吸氣，我們專注於吐氣的餘韻；每次吐氣，我們專注於吸氣的精華。心是吸氣的發光點，並且吸氣的整體模式是向上、擴展和浮起。吐氣模式在身體的感覺是向下、收縮、紮根，就像水下流向大地，它的種子點在骨盆底的中心。

　　吸氣時，我們引導心的專注，向上牽引一條穿過位於骨盆底中心吐氣種子的線。當我們吐氣時，我們放鬆上顎後方以保持心的開展。我們專注於順暢、細膩低鳴的聲音，以及與吐氣模式相關的身體覺受。其中也包括了過渡的階段，也就是當我們從吸到吐、

吐到吸之間的空隙。感覺到下行氣導入上行氣、上行氣導入下行氣冥想的微妙與美好。這就是調息法練習，蘊含了所有的精華。

體位法練習中，在建立了烏加伊呼吸的形式、流動和聲音之後，我們學會與呼吸一起行動。在進入和離開體位法時，我們有意識地在擴張的動作練習吸氣，例如：舉手高舉過頭，或是起身與離開姿勢。相反地，我們在紮根和收縮運動，如前彎、拱背或扭轉的時候吐氣。在進入姿勢之後，我們通常會停留五個完整的呼吸（有時在完成式姿勢與某些情況下，可以停留更久），然後再次乘著呼吸的浪，隨著流暢的吸氣繼續 Vinyāsa 姿勢和序列中的下一個動作。

以這種方式練習體位法一段時間之後，我們可以直覺地感受到呼吸模式，以及其與身體內在相關的活動，這些流動的模式也反映在我們身體外在的活動中。它的效果非常驚人，**當我們與呼吸合一進出姿勢，我們能體驗內在世界，進而感知外在世界，從而覺察與他人互動的緊密相連**。這樣的練習具有深刻的冥想品質。

持咒呼吸

為了使心智更專注，我們可以在呼吸時加上咒語。人的心智有時需要忙一點事，使用咒語可以提醒它現在手頭有更重要的工作——專心傾聽，以免自然而然地分心。經過一些練習之後，可以不再持咒，而此時背景的咒語就是呼吸本身的聲音，它可以吸引心的注意，最後讓心自由。

在瑜伽傳統中，與呼吸相關最有名的咒語也許就是「撒罕」（Sā-Haṁ）。你可以想像聲音「撒」（sā），那是下行氣的種子音，

彷彿腦袋中只有你能聽到的低喃，你開始吸氣。在吸氣的頂端有一個自然的暫停，你想像或默念上行氣的種子聲音「罕」（haṁ），接著吐氣。在吐氣結束的間隙，再次回到想著聲音「撒」，周而復始。

這個咒語有時被稱為天鵝咒語，因為「罕撒」（Haṁsa）在梵文中是「天鵝」，而如果你試著在呼吸加上「撒罕」，你會注意到，過了幾輪之後，它開始聽起來就像天鵝的音。

這個咒語也被認為是與至上意識（Paramātman，超越任何人或存在個體的純意識）有關的神聖聲音，它可以默念為「撒罕」（意指我是她）或「搜罕」（-So'Haṁ，意指我是他）。她或他都代表至上意識，當中脈暢通時就能有所體驗。因此，透過這個咒語，我們提醒自己「我是她／他」，或「我是至上意識——純粹意識的神或女神」。你就是自己的摯愛伴侶，即安住於中脈與心的至上意識，這種念頭通常會讓你大感困惑（由於自我參照的矛盾），並使活躍的心智暫停運作，讓它願意傾聽背景呼吸的聲音。

無論你選擇賦予咒語什麼意義，將它加在呼吸上是最簡單的：吸氣時發出「撒」，吐氣時發出「罕」。

現在你可能會想：「是誰在說『撒罕』？是我，還是呼吸？」或者，你可能會問：「如果我是她／他，這是不是代表我是神？而我到底是誰？」容易想很多的人會忍不住煩惱這些問題，這相當自然。不要擔心，幾次呼吸後就會比較清楚了。

隨著練習專注於呼吸，就可以毫不費力地保持聲調平緩，並均勻延長呼吸。這使各個感知場域充滿了氣，然後心智可以休息，而身體和心智可以成為一體，而非分裂。這麼一來，我們可以清楚地感知念頭、感覺和感受，並用慈悲和平靜與之回應。

意識灌注地練習烏加伊呼吸的聲音，是阿斯坦加 Vinyāsa 瑜

伽重要且根本的內在形態之一，訓練心智去傾聽與浸淫在聲音中。於是，這份流動就從自我導向且一成不變的努力，轉化為動態的冥想。

凝神

另一項促進練習深化的內在形態是凝神。

Dṛṣṭi 這個字，指的是練習中眼神停留的特定位置，以及與凝神相關的品質或感覺。當停留在特定一點上，眼睛保持全然警覺，凝神的品質是穩定、平靜和開闊的。它與生活中其他注視某個特定事物的情況不太一樣。**凝神不會帶來身體或精神緊張，心智不急著下定論，不執著、不迴避，或將所注視的對象貼標籤。** 視線很清晰，而非睏倦或做夢似的，不會造成感覺或精神上的緊繃。

當然，說的比做的簡單。放鬆上顎，舌頭柔軟，與傾聽烏加伊呼吸的聲音，都可以幫助適當的凝神。好的凝神是清醒、單純與專注的。試想新生的嬰兒全神貫注地看著某樣東西：他不覺得自己獨立於世界，幾乎沒有任何「標籤」，只是看著。**凝神的感覺可能像是我們從眼球後面的區域注視，位置約在太陽穴裡、顱內的某處，並且感覺是「無人視空無」。**

你可能會注意到，即使在日常生活中，凝神的品質也可以影響你的心態。當你的眼睛環視四周時，注意力傾向於緊繃，心智可能是高度專注與激動，或者是散漫與分心。如果凝神太柔和或眼神呆滯，注意力通常是模糊的。我們念頭的內容脈絡，會在眼睛內部和周圍形成壓力和活動的模式。一整天下來，心智會自然地牽引我們凝神的品質，也受到因眼球轉動的影響。當我們下意識

想要迴避時（或太過沉浸於思考，或注意力遊走到感受的邊緣），眼睛會很自然地閃爍，接著注意力便會轉移，它正巧釋放了精神或情緒壓力，使我們不必面對即將發生的事情。

在體位法練習中，我們與呼吸一起移動，並且練習凝神。無論過程中浮現了什麼，訓練眼睛保持穩定、清晰、專注。轉換姿勢時，每個動作都連結特定的呼吸和凝神，而每個姿勢都有特定的凝神點，這有助於集中心智。

例如：在練習拜日式時，在拜日式第一個動作 Ekam，我們吸氣、雙臂高舉過頭，然後突然想到我們「應該」要做的更重要的事。我們要做的不是衝出教室，而是打開耳朵、凝視拇指，並乘著呼吸，就像乘著感知與念頭的浪，接著吐氣，把意識、凝神與感知帶回地面，我們前彎入 Dve（拜日式第二個動作）。

搭配凝神和呼吸的動作提供了強大的環境，讓心智可以擺脫預設立場、結論和成見，使我們能夠專注於每一刻升起的一切，因此，動作、念頭、情緒和感知與其相對應的模式，能夠巧妙且完整地融合在一起。

在阿斯坦加 Vinyāsa 練習中使用了八個傳統的凝神點。若包括內部的凝神點 Antara，則為九個。八個分別是 Aṅguṣṭha（拇指中點）、Bhūmadhya（眉心）、Nāsāgra（鼻尖）、Hastāgra（手指尖）、Pārśva（右側或左側）、Ūrdhvā（向上）、Nābhi Cakra（肚臍）和 Pādayoragra（腳趾尖）。在姿勢停留的五個呼吸間，每個姿勢都有規定的凝神點。練習者或老師可以針對特定情況或期望的效果，來調整凝神點。透過保持穩定的凝神點、減少身體和精神緊張，我們創造深層且合一的經驗，在這裡，心智、呼吸和身體可以自然地調整，以對應升起的心理、情緒和身體狀態。

凝神也意味著「觀點」，例如：關於我們安身立命的哲學觀點，

以及對其他人和世界的看法。我們在體位法練習的凝神，最終會提供一個正確的觀點——仁慈和慈悲的觀點。因為你只是單純凝神，沒有緊繃、沒有侵略性、沒有必要編故事，不需要從視覺感知的背景中抽取任何獨立的特定對象。你的觀點（實際和理論的）如水晶般清澈，心智活動暫停，只是凝神。若不練習凝神，心智會找出一個觀者（你），然後捏造出某樣東西（一個範疇或對象），並認定這個分別的東西是觀的對象。

　　一旦開始這種分別心的造作，心智就也隨之散亂。

　　生理上，凝神加上放鬆上顎，可以放鬆眼球內部和後方的壓力，而放鬆上顎可以整合凝神至整個身體結構中。因為，**上顎根部是所有氣活動之精華所在，主控分布全身的所有感知**。放鬆上顎是一項真正的藝術，與之相應的，是放下技巧。放鬆始於微笑，與仔細聆聽彷彿遙遠的聲音，或想像你上顎和鼻中膈喜悅地發光。

　　放鬆上顎暫停了語言製造的功能，也免於氣淹沒了感知的場域。在呼吸練習或體位法練習、練習凝神或日常生活中，如果你感到困惑、緊張或憤怒，或感到被念頭淹沒，或自我懷疑，試試放鬆上顎，看看會發生什麼事。

　　放鬆上顎，象徵容許慈悲的甘露滲透身體的每個細胞。從瑜伽的角度來看，位於腦下垂體後方的上顎根部被稱為「月亮」（Candra）。我們觀想這個月亮在頭頂中的千瓣蓮花（Sahasrāra）上。彷彿一面鏡子，這個月亮具有純粹、反射的開放性，了無具相——無我的妙觀察智。當智慧最終升起時，它可以儲存心智產生的甘露。甘露被稱為 Amṛta（字面意思為無死），它是無朽的，主要成分是慈悲（Karuṇā）。我們每個人的上顎根部都藏有可無限汲取的甘露，只要我們知道如何汲取！

鎖印

　　鎖印有時被稱為身體內的收縮點、束縛點或連結點。然而，如果只是把它想成擠壓肌肉，將會導致細微層面的壓力，因此，**我們最好把它視為身體某些部位的搭配互補或結合**。鎖印發生於特定部位，我們專注在那個部位集中形成的對立模式，而這個模式將會流過整個身體。我們可以說，**鎖印就像是內在的凝神點，是清晰注意力的種子點**，由那裡開始，整合的動作、念頭、情緒和氣都隨之開展。

　　如同正確的烏加伊呼吸和適當的凝神一樣，鎖印的練習有效地主導氣的流動，將心智領入冥想。鎖印涉及了特殊的肌肉模式，以及同樣特殊的感受模式，將之組織成背景的焦點。當鎖印被視為互補模式的連結，前景和背景就形成圓滿的關係。一開始練習的努力和緊張感融化了，鎖印變成了全身的模式和律動。

　　阿斯坦加 Vinyāsa 瑜伽最常提及的三個鎖印：喉鎖（Jālandhara Bandha）、臍鎖（Uḍḍīyāna Bandha）和根鎖（Mūlabandhas）。當學習和開始練習這些鎖印時，很重要的是保持專注、平靜和耐心，尤其是剛開始，試著觀想與其相關的肌肉模式。第一步是專注於與鎖印相關的身體部位，想像你正確地做到鎖印（即使不確定）是很好的開始。漸漸地，你對每個鎖印相關的身體部位愈來愈熟悉，而在這些部位中調整和控制肌肉模式的能力也會愈來愈好。

　　保持上顎放空放鬆、舌頭安靜、呼吸平順地發出清晰且柔和的聲音，加上穩定的凝神，有助於創造鎖印形成的內在環境。此外，很重要的是將適當的呼吸帶到練習中，注意吸氣和吐氣流動模式中的身體和精神狀態，以及當呼吸周而復始時，在任何轉換空隙

中浮現的念頭和感覺的變化。

喉鎖

我們通常會坐著練習喉鎖，這是最簡單可做到的鎖印，因此很適合以此開始練習。三個鎖印中，喉鎖是唯一具有明顯外在形式的鎖印。

1. 練習喉鎖。一開始在地面或椅子上採取舒適的坐姿。透過身體接觸地面或椅子的地方感覺紮根，並將意識帶到身體的中軸。

2. 脊椎應保持延伸，支撐脊椎的肌肉沒有壓力。在吸氣時，注意心的部位毫不費力地向上漂浮。在吸氣頂端的空隙中，頭部向前點低，使下巴停駐在胸骨上。如果沒辦法將下巴放到胸骨上，可以捲起一條圍巾或毛巾，塞在下巴下方支撐。

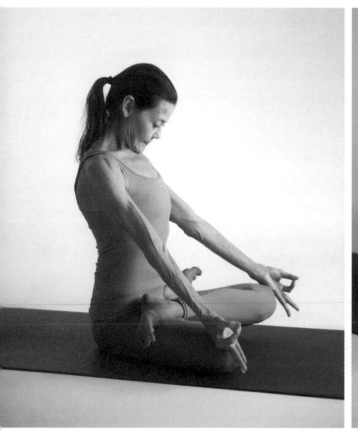 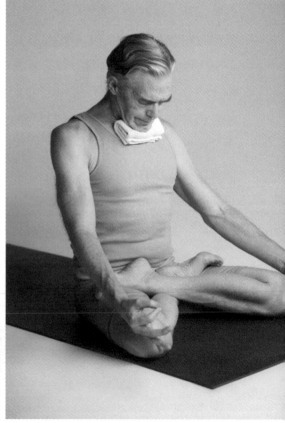

3. 在喉嚨前方感覺寬敞和柔軟，彷彿下巴被輕輕地抬起，而喉結前方被放了一顆柔軟的小球。不要將下巴往後拉向頸椎，或勉強壓下巴以使其接觸胸骨。心是光亮且上浮的，而下巴帶著崇敬向下，彷彿是獻上心的冠冕。

4. 感覺上顎的中線在顱內上方，高且明亮。雖然下頸部彎曲，但是靠近頭部的上頸部並沒有彎曲。這樣的坐姿被稱為「喉鎖坐姿」，但並不是真正的喉鎖，就如同烏加伊呼吸不完全等同於烏加伊調息法。初學者可能會覺得有點混亂。這個坐姿是喉鎖的身體架構，並且可以在蓮花式（Padmāsana）、杖式（Daṇḍāsana）和其他坐姿中配合烏加伊呼吸練習。

5. 喉鎖所有身體和呼吸模式都與喉鎖坐姿相同，但它也包含了其它元素——在吸氣到頂時止息，以及偶爾（在完整的臍鎖中）在吐氣到底時止息。當第一次練習喉鎖時，止息應只停留幾秒鐘。經過多次練習之後，小心謹慎地延長止息的時間。

6. 正確的喉鎖中，頸部前側的肌肉是具有張力的，上顎放鬆，舌頭或下巴完全沒有任何壓力。沿著鼻子向下凝視，保持眼睛閉上內視或者半開。打開耳朵，身體穩定。這個鎖印的關鍵在喉嚨，在這裡，擴大、飽滿和開闊的上行氣與完全向前捲曲的下行氣相遇，這使得上半身的形狀彷彿睡眠中的天鵝，頭部寧靜地休憩在大胸口上。

根鎖

在脊柱的另一端，骨盆底部（無獨有偶地與上顎相對應）是根鎖的部位。雖然人們經常談論根鎖，但這可能是三個鎖印之中最常被誤解，也最難練習的，我們將在第三章詳細探討。

根鎖並不是藉由抓緊與收縮骨盆底部的肌肉，雖然你可以如此

開始練習，將意識帶到這個相關部位。相反地，**根鎖是邀請而來的，經由下行氣的收縮模式，牽動骨盆底部中心的種子點，像點燃火焰一般，透過臍鎖而向上提升。**骨盆底肌群的收縮模式變成了如流水般感受的一種冥想，隨著骨盆底肌群的波動由強烈漸趨精細，形成根鎖。

提升體位法練習的關鍵是練習完美的根鎖（這也能開始深化你的調息法和冥想練習），因為所有體位法的根基都在根鎖的種子點，就外在層次而言，位置就在骨盆底部。**根鎖是所有完美動作核心的核心，是從骨盆底部的一側到另一側、由前至後溝通的過程，使它成為整合的、冥想的流動姿勢的平台。**對於我們大多數人來說，一開始要透過練習和發展臍鎖來理解根鎖。

臍鎖

臍鎖的梵文字義是「飛起來的鎖印」，它有兩種形式。完整的形式是在吐氣時止息，並且利用吸氣的輔助肌群被動地將整個腹部向後和向上收縮，這個部位包括肚臍上方和下方。

1. 兩腳打開約與臀部同寬。將雙手放在大腿根部，吐氣同時稍微彎曲膝蓋向前彎。

2. 隨著鼠蹊漸漸加深，手推大腿、稍微伸長脊椎，但不要因此而過度塌腰或伸直脊椎。手臂推股骨時應伸直，中度使力加壓。

3. 若手放置過於靠近膝蓋，會傾向使上行氣較強與腰椎延伸。因此，將手置於靠近大腿的根部是更有效的做法，有利於腹部裡根鎖和其他模式的發生。

4. 在完全吐氣之後，與吸氣動作相關的輔助肌肉（非橫膈膜）會在此刻啟動。肺中此刻並沒有吸入空氣，因此出現了與吸氣

相關的肌肉模式：胸腔擴張、腹腔毫不費力地自動向上與向後吸入。維持這個狀態幾秒鐘（止息的時間稱作 Kumbhaka，在練習數個月之後可以再慢慢地延長）。

5. 保持這個姿勢與吐氣之後的止息，然後放鬆與吸氣相關的肌肉群，這麼一來，腹部會自然向下墜。輕輕地噴出一點氣，

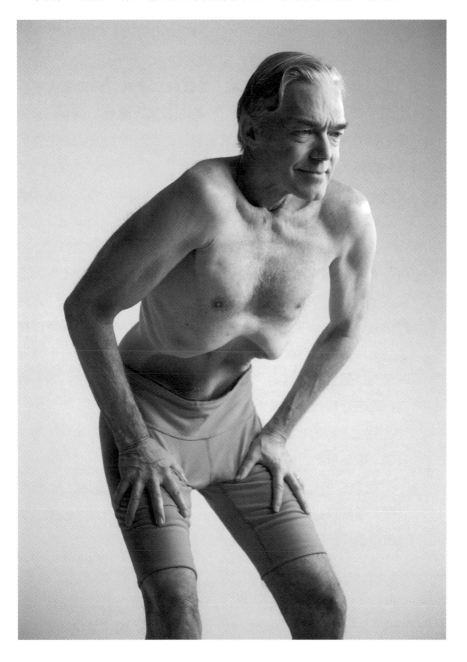

為吐氣下一個句點。順暢的吸氣，同時慢慢站起身。

躺著也可以做這個練習，而最後可以在坐姿時也進行練習。我們可以想像完整的臍鎖是用心智的勺子挖出整個腹腔，彷彿在清潔髂腰肌的前側和骨盆底部，以及挖空橫膈膜附近的部位。這可以同時刺激與平衡這些肌筋膜結構。

微型臍鎖

一旦你完成了完整的臍鎖，更微妙和深刻的臍鎖形式就會出現，就像完整形式的縮小版本。這個「微型」臍鎖（Mini Uḍḍīyāna Bandha）需要時間來練習，因此人們認為它比上述的完整臍鎖更為精深。

在調息法和體位法練習時，微型臍鎖，可以透過啟動腹部如鍋狀底部深層的肌筋膜結構來練習。臍鎖約在肚臍下方的五公分以內，並且在吸氣以及吸氣頂端的止息中練習。它在骨盆底部上方與薦骨凹穴中創造了一個空間，並讓你感覺到會陰的中心點向上與向後提起。臍鎖的肌肉模式刺激了根鎖的出現。**保持最下方的腹橫肌收攝，同時，腰肌和腰方肌（QL）在整個吸氣運動時保持放鬆，這就是微型臍鎖。**它是身前挖洞行動模式的一部分，誘發身後彷彿眼鏡蛇頭部向前蓋的模式，而在骨盆底的中點（根）會有明顯聚合和升高的感覺。

現存大多數的哈達瑜伽派別並沒有使用上述的微型臍鎖，而僅只將之視為根鎖的一部分。

微型臍鎖和根鎖是阿斯坦加 Vinyāsa 瑜伽教學的核心，而許多試著看書自修的練習者非常困惑這兩者之間的分別。因此，學習這些鎖印最好的方法是透過老師的指導。

當你開始練習冥想身體的中脈時，鎖印的練習可以激發內在的專注，而且是很好的起始點。在這個冥想中，當以正確的方式練習這三個鎖印時，上行氣和下行氣完整結合，而這種情況發生時，你可以感覺到整個身體和世界是平衡、空的或開放的，就像一朵全然盛開的花。

· · · · · · ·

滾胃法

完整練習臍鎖之後，逐漸能夠增加一些相對和互補的運動，以平衡骨盆底部、橫膈膜和腹壁。這些腹部運動稱為滾胃法（Nauli），使腹部內滾動起伏：

1. 站立時，在完全呼氣後向前傾斜，將手放在大腿上部，將整個腹部吸向脊椎（見前述臍鎖指示）。

2. 保持完整且潔淨的臍鎖，把雙手按在大腿上，只收縮腹壁中的腹直肌。這組成對的肌肉會獨立出來，彷彿兩條平行的柱子。經過數星期的練習，熟練之後再繼續下一步驟。

3. 手開始放輕壓力，然後用一隻手比另一隻手更用力地按壓，使得該側的肌肉突出，同一側的腹斜肌開始收緊。持續練習，直到使兩側都能夠單獨收緊。

4. 接下來，透過雙手輪流加壓大腿，來練習從一側至另一側的收縮。通常某一個方向會比另一個方向容易做到，但是在兩個方向都要努力練習。

5. 持續練習，直到能夠獨立控制腹斜肌。接著就可以練習更精確的滾動模式。

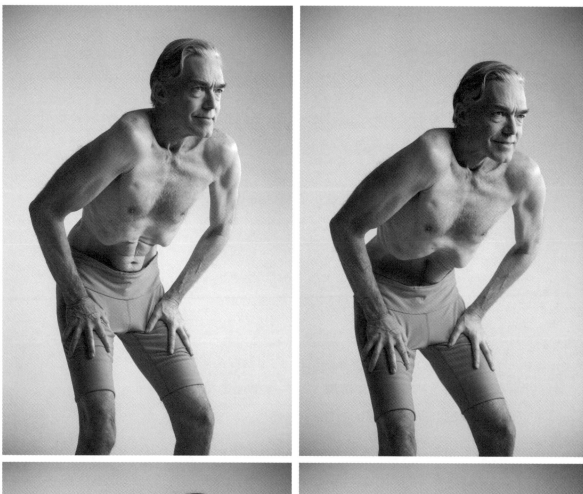
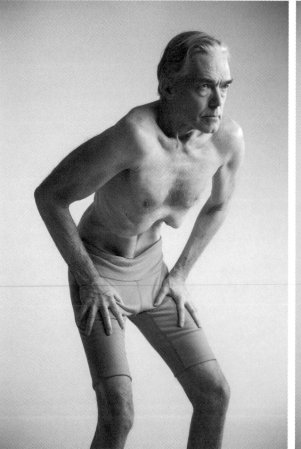
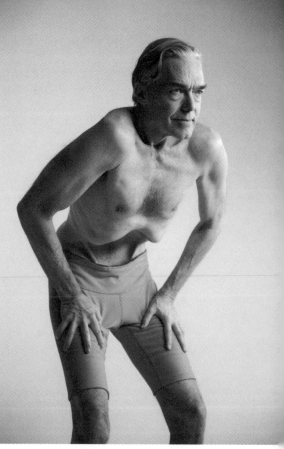

6. 要釋放臍鎖和／或滾胃法，首先，放鬆輔助吸氣的肌肉群（它們幫助創造完整的臍鎖），使腹部下墜（像果凍）到柔軟、正常、球狀的樣子，然後呼出一點點空氣，將會陰重設回到吐氣／下行氣末端的種子點。利用腹部下方根鎖上提，盡可能平緩均勻地吸氣。

7. 吸氣到飽滿，放鬆上顎，吐氣，維持並享受心中央開放。

印

最微妙的內在練習的形態是印。它代表許多意義，包括封印、記號，或用於集中心智的結手印——手與手指的分或合。在瑜伽練習的脈絡中，當我們完美地執行鎖印時，**印是身體裡發生的內部模式，而如同鎖印，我們必須仔細且耐心地練習並邀請它出現。**

與體位法練習相關的兩個經典身印是逆舌身印（Khecarī Mudrā）和母胎契合身印（Yoni Mudrā），兩者各是身體中脈兩端的結合點，分別是舌頭和骨盆底部。當我們練習這兩個印時，一開始先探索鎖印；隨著鎖印成形後，印隨之出現。

然而，一開始我們只是練習，試著感受並注意與印相關的身體部位之中的一連串知覺。經過多年（也可能是幾世）的練習，鎖印可能會變成更深層次的經驗，我們稱之為印。

逆舌身印

逆舌身印發生於中脈的頂端，我們將舌尖能量放置在靠近上顎根部，進入開放或虛空。在這個身印中，舌頭和氣的所有波動都

靜止了，然後氣進入中脈。當然，真正的逆舌身印位置是將舌尖放到軟顎的後上方，也就是在蝶竇下方，這幾乎是不可能做到的。

有些極端的練習者練習拉長舌頭肌肉，慢慢地切斷舌繫帶（舌頭下的肌腱）來做到這個姿勢，但也有人認為這太極端了。因為，我們可以獲得逆舌身印的好處，而不需要真的切斷肌腱。這種過於熱切的努力可能帶來負面後果，使「成就」身印無效。對於大多數人來說，最好是以更微妙的方式來探索逆舌身印。

一種方法是練習所謂的舌（Jihvā）鎖印。將你的嘴巴張大，同時牢牢地將舌頭抵住硬顎。這個動作拉伸了舌繫帶。如果做這個鎖印時發出了可怕的噪音或鬼臉，那麼，你就做對了。透過練習，舌鎖印可以刺激與逆舌身印相同的內在反應：在心智、情緒和念頭上的全神專注，以及在中脈頂部清醒的感覺。

做逆舌身印的另一種方法，是專注於慈悲的感覺或美感滿足的經驗，並且純然地感覺舌頭與上顎已自然地接觸在一起，彷彿碰觸的地方有一股輕微的電流或磁性使其相吸引。再結合輕柔的凝神，放鬆上顎根部，這樣就是很好的逆舌身印練習。

母胎契合身印

pādamūlena sampīḍya gudāmārgaṁ suyantritam

balādapānamākṛṣya kramādūrdhvaṁ sucārayet

kalpito 'yaṁ mūlabandho jarāmara ṇanāśanaḥ

apānaprāṇayoraikyaṁ prakarotya vikampitam

bandhenānena sutarāṁ yonimudrā prasiddhyati

siddhāyāṁ yonimudrāyāṁ kiṁ na siddhyati bhūtale

肛門完全按壓在腳跟上。緩慢且有力地，逐步把下行氣向

上牽引。這個根鎖摧毀了老年和死亡的衰敗，並牢牢結合下行氣和上行氣。透過根鎖，完美的母胎契合身印毫不費力地到來。母胎契合身印的成就，通達一切世間事。

—— *Śiva Saṃhitā* [6]，第 4 章，第 64-66 行

在中脈的另一端是母胎契合身印，它是完美的根鎖，也是上行氣和下行氣在骨盆底部中心，會陰穴的結合。

上行氣和下行氣這兩種互補模式是同一根棍子的兩端，可以表示為雄性和雌性。控制吸氣的上行氣創造擴張的身體模式，我們將之與陰性連結，而控制吐氣的下行氣創造脊椎屈曲，我們將之與陽性連結。一旦你開始理解這兩種對立面在所有不同層次的結合，你就可以開始感受到皮膚上的每個毛孔，這也就是母胎契合身印發生作用的時候。你會感覺到骨盆底部嗡嗡的低鳴，它彷彿是邏輯思維的短路、兩個互補的對立面同時升起並在骨盆底結合的矛盾感。

當你練習（練習再練習）根鎖和母胎契合身印，你開始感覺到它們與整個身體結構的關係，包括頭、肩、手、腳、身體前側後側、體內和體外，並開始體驗到所有這些模式如何流入和流出骨盆底。

這種經驗是難以捉摸的，尤其當你想太多時就更難，這就是為什麼許多練習者發現觀想練習很有用。這些練習是心智無法控制的，而是自發性地升起。身體中的氣的所有模式，都會在骨盆底反彈或紮根，然後流出，就像樹木為了成長而紮根到土地中，而這種情況時時刻刻都發生在氣的場域。

6　是以梵文撰寫的瑜伽經，成書時間與作者不明，為哈達瑜伽傳統經典之一。內容是濕婆神（Śiva）對其妻子夏克提（Śakti）講述瑜伽要義。

當你開始感到紮根和擴張的結合，並加上來自逆舌身印慈悲的品質，那麼這樣的根鎖就可以被稱為母胎契合身印。

池塘身印

池塘身印（Tāḍāgī Mudrā）是鮮為人知的秘密珍寶之一，就像是非常優美且僵硬的攤屍式，並在一些 Vinyāsa 序列中使用。

1. 平躺，雙腿併攏。輕輕地把大腳趾的兩側按在一起，彷彿夾著一枚硬幣。掌心向下，使兩隻手的拇指和食指都貼在地板上。這使得背部開闊，以增強下行氣模式。

2. 下巴稍稍向下，使頭部後側的皮膚彷彿眼鏡蛇的頭部一樣張開和上拉。在這個形式中，開始平緩、高品質的烏加伊呼吸——能夠帶來飽滿的呼吸以及呼吸末端自然的空隙。

3. 保持凝神平穩、輕柔與向下，放鬆上顎，使整個身體回到適當的節奏和比例。

4. 在每次吸氣的頂端，注意到上行氣的模式，輕輕地將頭部推向地板。若你選擇在吐氣結束時加入完整的臍鎖，注意，在止息時，頭部同樣地推向地板。記住放鬆腹部，並在吸氣之前先輕噴吐氣。

這些經典的印證明了為什麼印意味著「封印」，或者完美的鎖印。它勉強不來，需要的是堅決、專注和持續的練習。**鎖印（與最終的印）的練習必須以練習本身為目的，而不帶著奮力感**。如果它最後發展成完整的形式，我們也不能執著於練習的果實，否則心智就會捲入，將其過度簡化成一個公式，然後我們會過於努力，自負也會進來參一腳將其當成光環。

鎖印和印的練習是 Vinyāsa 練習真正的精要：**透過互補的對立**

面循序地結合與分開,成為一種保持當下、正念和醒覺的方法,觀察覺受、念頭、感知,以及可能出現可能、不會出現的洞見。

　　這種結合也許看似抽象和混亂,但無論是否意識到,實際上這就是我們一直在做的事。例如,你可能會想:「我想要清醒和保持熱情,我也想放鬆。」對我們多數人來說,這兩種心態是完全相反的,因此,你會在整個周間喝咖啡,然後在周五晚上喝啤酒!透過瑜伽,我們學會同時體現這兩種心理狀態。

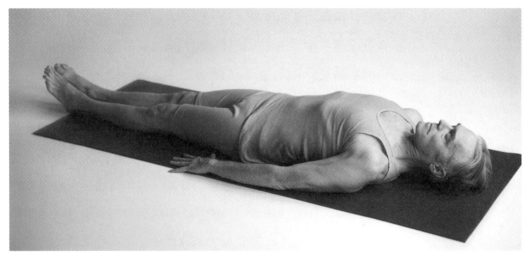

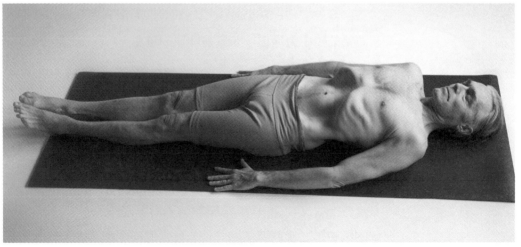

內在的通道：內脈

透過內在形態的練習，我們將意識帶到這些微細的順位，也因此更了解脈（Nāḍī）系統——它是練習中最深層的結構和鷹架之一。

Nāḍī 是梵文意指「通道」或「小河」。**從瑜伽的角度來看，脈是錯綜複雜的氣與能量之流，穿透身體的每一個區域。**從西方的角度來看，脈系統相似於神經和循環系統的組合，它將呼吸和意識的振動帶到身體內所有的感覺點。

· · ·

先前有提到，除了其它較小的脈（或氣的河流）之外，有一條中脈。在瑜伽練習中，我們一再地將意識帶到這條中脈，因此會漸漸自然而然地感覺到，這個層次的細微身，轉化成內在的透視。當我們開始練習瑜伽，想像力覺醒，我們彷彿可以看見真的有一條中脈。任何能夠激發身體核心生氣蓬勃的意象——池塘長出的一支空心蘆葦、一條光束，甚或是由身體核心通過心的部位向上，一種無形而開闊的感受。任何有助於培養內在感知，以及你所認為的「中央通道」，就是你要的意象。

更深奧的練習方法中，練習者想像氣就像是一條蛇（Kuṇḍalinī，昆達里尼），牠盤繞沉睡在中脈底部的骨盆底。據說，在這條蛇被喚醒並開始在中脈移動之前，整個脈系統是不平衡的，有些脈被過度刺激，而有些被阻塞。但身為初學者，我們就先想像一個簡單的中央通道，以利隨著契機自然融入。

除了中脈之外，還有另外兩條較大且容易理解的脈。兩者都開敞的與中脈連接於該側的骨盆底。它們向上穿過頭，於眼睛後

方交叉（與視神經一樣），在眉毛中間的後方穿過眉心輪（Ājñā Cakra，與命令、理解有關）的兩側。這兩條脈直接對應於鼻腔內呼吸的流動，並且隨著不同的情緒和念頭來去而彼此消長。在有些助益觀想的圖片中，它們交叉或導向任一脈輪的兩側，而也有其他系統意屬它們在中脈的兩側彼此平行。隨著呼吸注意這些通道中的感受，是保持平靜和專注於冥想的最佳起始。

右側或陽脈叫做 Piñgālā，意思是「光亮、熱、溫暖或太陽」。 與太陽有關的右脈，有一種固定且自信的特質，如陽光般的態度：「是的，我知道方向。我知道該怎麼做！」

在日常生活中，你需要有這樣的品質，並採取實際行動。然而，這種陽脈的品質，也可能讓你在不清楚事物本質的情況下產生焦慮，如美麗的蝴蝶或他人的意圖。過度主導的右脈，讓你沒辦法在未知的狀態下放鬆。當然，像是「我現在或等等要吃什麼」這類的問題上，你希望能夠做出決定，此時陽脈的能量，便能發揮它重要且完美的功能。在某種程度上，喚醒這條脈的能量，有點像在你的右鼻孔灌注勇氣。然而，我們都很清楚，太過自信的缺點，是你可能忽略當下進行事物的多面性、多樣性與深度，使你不再欣賞參與整體生命過程中，所有人們的不同觀點、不同層次與階段。

左側的月亮脈／陰脈名字為 Idā。它使你冷靜，讓你驚訝多樣性的美妙。 陽脈與陰脈就像白天和黑夜。白天時，有顆叫做太陽的星球掌管一切，創造單一的故事線、一個主宰的觀點。啊！但當夜晚降臨，逐漸出現其他故事、其他觀點和脈絡。不久，一百萬顆星星掛滿了天空，你在星夜裡消失了。你開始思考遙遠的距離和漫長的時間，直覺地理解一切的相對性。你覺得很渺小，並意識到我們的太陽系處在無邊遼闊之中，而你融化在那多樣性的

浩瀚之中,它是如此美麗。然而,如果在一天之中錯誤的時間出現,可能會造成功能障礙。

在脈系統中,對立面、兩種相互依存的東西之間,存在明顯的震盪:結構的單一性,與展現該結構開放本質的多樣性。當所有的脈呈現平衡狀態,並且意識(或昆達里尼)接受邀請並進入中脈時,中心將發出光芒與呈現平衡。

脈輪

另一個很棒的傳統意象,可用來邀請內化且具禪修特質的心智,即是脈輪系統。透過它,我們冥想中脈上的各個驛站,它們各對應於不同的感覺模式和感知模式。脈輪(Cakras,字意輪子)通常呈現和感覺如蓮花,沿著中脈串成一條花環。它們被觀想為仔細排列的神聖空間,從簡單的幾何圖騰[7]到繁複的曼陀羅、寺廟、島嶼,甚至是蘊含神、女神和(可能)所有生命的世界。**脈輪或蓮花的功能,吸引我們全神貫注,而透過平衡且深化的領悟,我們得以進入經驗的本質。**每片花瓣或每個脈輪的組成,都需要連結其互補的對立面,然後連結其深厚的背景。

順暢的烏加伊呼吸,引領注意力自然的流動,以平衡和照亮脈輪。脈輪均勻地發亮、充滿生機和活力,它們順著中脈的軸線開展。在各個中心,可以感受到上顎根部的甘露。散亂的呼吸中,感覺似乎有一半的花瓣枯萎,而其他的花瓣過度張揚。但是,隨著正念的烏加伊呼吸練習,身體和心智中有一種平靜的醒覺感,

---

7　Yantra,梵文,是印度教和佛教密宗的線形圖案,為其教義的具體化,類似曼陀羅與太極圖騰。

沿著中脈的花環充滿生命力、覺醒，神經系統平衡且活躍。

相信過程

我們可能會對投入內在觀點的練習很抗拒，感覺到身體深處的恐懼，如永恆、無常、空，或沒有終極的參考框架等事實，可能是很可怕的。然而也正因如此，強調內在形態的練習是如此重要，必須慢慢地鑽研，並以極大的耐心和仁慈對待自己。這就是老師鼓勵初學者，直接體驗自己身體內的感覺是如此重要的原因。例如：深刻完全的吸氣、平順綿長的吐氣，以及透過體位法練習直接體驗這些內在形態的必要性。

身為求知若渴的學生，你可以從根鎖練習開始，然後一段時間後，你會意識到練習中更多的細節，而非僅止於擠壓肛門的括約肌。數年後，你終於意識到，重點在於覺知本自存在的過程。更久之後，你發現自己回到起點，看到上行氣和下行氣（或濕婆神和夏克提），已經結合在骨盆底的中心。然後，你體驗到根鎖是純粹意識（Cit）、純粹專注，或智慧的火焰。它自然地升起，不是收縮或放鬆，也不是不收縮。它兩者皆非，也不是兩者皆非。它只是純智慧，而且拒絕把女神降格至只是有關女神的理論。**內在形態，特別是根鎖，支援內在和外在的練習，帶來醒覺和轉化的力量。**

哈達瑜伽基本上有兩種練習的方法。一種是練習根鎖，並試圖收集和控制一切，這種方法被稱為 Bindu Dhāraṇa，或者集中覺知於單一焦點的特定種子或水滴（Bindu）上。在這個練習中，你試著保持水滴寂止。許多哈達瑜伽派別都是立基於這種方法，

而事實上，阿斯坦加 Vinyāsa 瑜伽，最初也以這種方式呈現。幸運的是，有些與哈達瑜伽相反的練習方法也可以加進來，為豐富的阿斯坦加 Vinyāsa 練習，提供更深入的領悟。

第二種方法被稱為 Amṛta Plavana，或說是整個系統都沉浸於甘露裡。當我們練習鎖印和印，最終它就會自然發生。穿透身體中所有的小渠道、脈和氣的河流，全然醒覺和平衡，這就是慈悲的泛流。

實際上，你不可能在完整的瑜伽練習中，與以上提到的這兩種方法失之交臂。你必須透過形式與紀律讓它們紮實地與被簡化的技術交織。然後，你也必須能夠放下、放鬆，讓當下完整的真實穿流其中。

第二章

意圖和行動的連結

真相大白的時刻

許多人在瑜伽的路途上探求現實，找尋如「我是誰？」和「生命的意義是什麼？」等問題的答案。當我們一次又一次的，回到呼吸末端，或凝視的開闊性，剎那的靈光洞見忽現，揭示了所有事物相互蘊合的本質：**萬物息息相關相連，因而總是恆常的變化不斷。**這就是現實的本質，包括我們是誰，以及我們在這裡的原因。

了解這點之後，我們就明白，為何許多重要的問題並沒有解答。這不代表這些問題沒有探索的價值，事實恰恰相反。從持續和穩定的練習中，我們了解保持好奇心是多麼重要，透過反覆詢問那些自以為已經明白答案的問題，持續得到啟發。當單純地練習只為了練習，耐心地經歷這個過程，我們內在深處，自然會湧現無限的喜悅，而這就是練習瑜伽，以及體驗實相本質相連的意義。

我們都擁有視關係為生命和現實精華的親身體驗。我們透過跟

母親連結的臍帶，進入世界，而出生後不久，這個最深的連結、這條與另一個身體實際相連的原始生命線，就被切斷了。所以，在某些層面上，從那一刻起，生命有種本能，試圖在關係裡回歸自然平衡的親密狀態。

我們天生的設定，就是在核心層面，與他人連結和再連結。**呼吸，彷彿從肚臍的根處起始，是一個解開謎題的方法，是帶來世事如何運行、合作的意義。**

臍式呼吸

在印度神話和肖像中，透過肚臍連結生命和宇宙，是相當重要的意象。

傳說中，梵天（Brahmā）從毗濕奴神的肚臍出生，而畫中也經常描繪毗濕奴神倚著蛇神（Ādiśeṣa，意為原始的餘韻，代表無限之蛇），祂的肚臍長出蓮花，象徵無限創造力和清明心。臍輪（Nābhi Cakra）也稱為「Maṇipūra Cakra」[8]。你可以仔細觀想自己就像毗濕奴神，來喚醒這種原始的連結感：輕鬆、滿足和快樂，你舒服地倚在蛇神這位忠誠的僕人與座騎上。

在身體核心的深層，位於你的肚臍和脊椎之間，有一種溫暖、紮根的感覺，在中脈裡平順地上下跳動、發光。當你呼吸時，這種感覺輕輕地穿透你的皮膚，而創造性的能量輕柔地延伸，如蓮花的花瓣綻放，又彷彿強大磁鐵的吸力般，自動連結上世界廣闊和繁複的網絡。

這可以被稱為「臍式呼吸」，它是有機的、至深的感動。停留

8　Maṇipūra，寶石之城。

在這樣的觀想一會，你可能會感受到連結的開展、消融、再次連結、消失，從自己核心與他人的連結感，不斷變化。當然，就如同其他觀想練習，你在經歷之後，隨即放下。你非常清楚，如果肚臍真的長出蓮花（或更糟的是，你相信並聲稱長出蓮花），你會馬上被送進急診室！

你可以簡單地觀想瑜伽真的有用、觀想自己了悟關係是存在的核心、觀想自己感恩這個一再提出重要問題的機會。透過這種練習，我們發現，即使僅僅是用大腦與情感反覆詢問這些困難的問題，這份探索同時也深入了體現的層面。

透過觀想練習，我們在意識的前景，同時保留了「他者」的經驗；於是，即使我們得出了結論，依然得放下那些似乎有用、脈絡正確的理論和技巧，進而從肚臍的根部，體現了真實關係和存在本質的耀眼光芒。

在這份深層感動的瑜伽練習裡，我們便可以離開虛幻的象牙塔，了解自己與他人都是一體，看透一切，了悟事物的真實本質。即使不清楚自己面臨的處境，仍能保有信念、自在地改善我們的方法和認知。若失去了深層紮根的體悟（如同從肚臍紮根一般），瑜伽和關係都會逐漸地脫離現實、漂流失根，化為抽象的故事以及幻夢。

透過練習，我們發現，冥想覺知的窗，與探索的心智在焦點相遇。每個相遇，都是嶄新卻似乎又熟悉。我們漸漸清晰地了解，一切都是建立在這份開放的覺知之上。

持戒與內修

為了彰顯真理，我們用智慧和有紀律的方式練習，確保我們的練習保持腳踏實地，快樂和無私地連結世界上的其他生命。

在《瑜伽經》、《奧義書》（*Upaniṣads*）與《哈達瑜伽經》（*Haṭha Yoga Pradīpikā*），道德基礎或行為準則被稱為持戒（Yamas）和內修（Niyamas），而這兩點也是其他練習的基礎。每個文本中的相關列表和數量都不同，有的列出十五項戒律，而其他的較少。

在《瑜伽經》中，持戒與內修是阿斯坦加八肢瑜伽的前兩肢，顯示了它們的重要性與根本目的——**持戒與內修以人際關係為基礎，提供踏實與無私的脈絡，而從這裡開始，我們的練習才能進步。**

持戒

當我們體會到現實的本質，以及與其他所有生命連結的內在親密感，就會自然出現一些責任或持戒。從真正的瑜伽觀點來看，我們每天做出的一千零一個選擇，必須基於愛和關係的必要性，以及對現實的清楚認知。我們面臨的許多重大抉擇，必須從我們的自身或家人、朋友或社群利益來考量。因此，我們無可避免會面臨衝突和倫理兩難，而有時因錯誤的決定而帶來許多傷害。

持戒可以解決遇到難關時的痛苦和困惑，不只允許我們將自身利益納入考量，也指引了脈絡，讓我們理解自己的選擇和行為可能對他人產生的影響。持戒為決策和行動指引方向。在日常信念裡，我們了解一切都是關係，自己所做，都影響他人。因此，所有的選擇，特別是與道德相關的選擇，會深深地觸及肉體與細微

身。透過這種機制，我們能夠明白自己的行為符合了我們所相信的真理（就是直覺）。

持戒提供了完整且有益身心健康的脈絡，我們在其中學習符合真理、仁慈和慈悲的道德舉止。同理，如果把持戒當成不變的規則和準則，盲目地執行或以自我利益為前提，那麼，持戒反而可能造成傷害。

第一條戒律是「不殺生或不傷害（Ahiṁsā）」。更簡單來說，這條戒律就是和善的態度。包括善待自己與其他生命。由於生物的本能，對於自身行為對其他物種的影響，我們常常並不自覺。因此，我們必須竭盡所能，將自己視為所有生命的一分子、做該做的事。

萬法皆關係，持戒亦同。事實上每條戒律之間，也有特殊的關聯性──都是建立並源於第一條戒律，即便你是致力和真誠的瑜伽練習者，若沒有先考慮事件具體的全貌，以及行為可能對自身與他人的影響，就執行不傷害（或其他戒律），則可能帶來不善巧或有害的行為。

許多道德的難題，都來自於非暴力這條嚴格規定。

想像一下，當你必須保護一個人不受另一個人的傷害，或者保護無辜的孩子不受外界侵犯，如：細菌、精神病患，甚至恐怖分子的傷害，就必須做出艱難選擇。你可能要與侵略者搏鬥甚至殺死對方（或付錢找殺手）。在這種情況下，你就必須違反非暴力的規範。我們必須選擇最無害的方式，而減少影響的範圍。我們在行動之前往往沒時間深思熟慮，因為持續不行動，將會帶來更大的痛苦。類似的道德倫理難題可能出現在急診室裡，以及生死存亡的片刻間，當我們與其他人一起用餐，面對相異的飲食選擇，也可能出現為難的處境。

正如不斷精進瑜伽體位法（希望是以非侵略性、不傷害身體、不與他人競爭的方式），我們在持戒練習上，也有無數細膩的面向。以清明和善良的心態練習不傷害，必須同時仔細權衡所有情況的各個面向，而關鍵點在於考量情況的脈絡與所有可用的資訊，以做出最好、最仁慈、最無害的行動選擇。

以這種方式練習，不傷害就成為所有其他戒律的基礎。**巧妙地練習不傷害，可以讓我們靈巧地運用所有的戒律，而不會流於死板。**

下一條戒律是「誠實（Satyam）」，Satyam 經常也被翻譯為「真實」。**這條戒律要求我們面對所呈現的本相，並誠實地評估是否「如是」的實觀。**而當我們看到自己的判斷不正確，也願意做調整。我們不假裝自己知道實際上並不清楚的事，不用知識來作為行動的掩護。反之同理，若事實上已擁有足夠的資訊，我們也不能假裝無知或閃躲，而不採取善巧的行動。

若了解我們的行為可能會對他人造成影響，誠實就不完全等同於真實。了解這點後，我們再判斷是否該採取行動──這就是基於不傷害的誠實。雖然有時候適當的選擇可能不明顯，但練習誠實主要是基於常識。

如果有一個不幸的大鼻子朋友，問我們他長得帥不帥，我們顯然不會因為要做到誠實，就說他的鼻子太大，反而會從善良和非傷害的角度回應。當練習誠實時，我們找到了面對自己和別人痛苦的能力，持續反思自我和自己出發點的動機，對於這項練習來說尤其重要。

第三條戒律是「不偷竊（Asteya）」。這當然代表不強行奪取那些別人認為屬於他們的東西。然而，偷竊也有不同的程度，有時我們的心會熱切地將「非偷竊」合理化。拿走一些不屬於我們

的東西有許多形式，也可能造成不同程度的傷害。不偷竊指的可能是像偷汽車這樣明顯的例子，也可以是不那麼明顯的，像是在友情中，因為不安全感和貪婪而促使你做的一些事。它也可以是理論層面的，比如說剽竊思想，或者明明是別人的點子，卻居功為自己的。

第四條戒律是「梵道（Brahmacarya）」。梵文 Brahmacarya 字面上的意思就是「依梵[9]之道行動」，或將所有的生命視為神聖的梵。透過練習梵道，我們練習尊重他人，並在論點、行為和所有形式的關係之中，維持不肯定、不假設、沒有自我意識（也不先入為主）的觀點。傳統上，這條戒律的意思是以學生或僧侶的身分生活，遵循嚴謹紀律。若是身為和尚，當然就必須獨身，此時，梵道就代表了不縱慾。

在奧密的層面，這條戒律代表進入梵天脈（Brahmā Nāḍī），它是位於中脈裡的一條精細的脈。將氣導入梵天脈，避免了自我膨脹所帶來的物化與簡化主義，並且不會利用剝削關係，來滿足自我的任何需求或慾望。

在實際層面，梵道代表我們不孤立於世界和宇宙，相反的，我們體驗自己是有生命、呼吸的有機體，屬於更大整體的一部分。**練習梵道，顯示了我們願與他人維持和諧關係的渴望。**在性生活方面，梵道便是練習不傷害、誠實、不拿取不屬於我們的，同時，我們絕對不會從自我中心的角度，看待性行為或伴侶，也不會物化對方來滿足個人慾望。

好的瑜伽老師，應該要特別重視與仔細思考梵道這條戒律。性親密，是一種不可思議強大的感官和情緒行為（更遑論關係）。對自我中心的心智來說，因為這種歡愉的強烈吸引力，引發自我

9　Brahman，至高存在的無形宇宙意識，與有形體的神祇梵天不同。

膨脹，因而覺得自己深具魅力。因此，有關個人的信念或道德標準，自我會傾向於忽略、扭曲或將其合理化以體驗性行為帶來的滿足感。我們必須意識到這條戒律的複雜性，因為相對學生而言，我們這些瑜伽老師站在權力和被信任的地位。老師可能聲稱他的學生同意發生性行為，所以並非不道德的行為。然而，就像牧師、幫派領導者或政治家，這類位居權位者、握有權力的人，服從的群眾就算同意發生性行為，這樣的決定也不是出自於自由、自主、完整的個體，而只是滿足老師自戀感的棋子。

帕坦伽利提出的最後一條戒律是「不執著（Aparigraha）」，包括了具體物質層面的內外在，或細微的層面。我們持續切穿在思考與行為層面上的欲望和侵占。我們棄絕自我和他人之間的比較，因為它帶來嫉妒。相反地，我們置身於充滿活力，且又相互蘊合的關係網絡，深根於生命的內在體驗。透過了自我實為空無自性的了悟，我們在經驗網絡中，就能夠全然放下，而真正的滿足感也會油然而生。

內修

內修是以有紀律的方式採取行動，它促進了我們與世界的互動。透過內修，我們可以理解自己的體驗，以及對關係有更多領悟。

第一項是「潔淨（Śauca）」，代表純淨或清潔。這不僅指清潔生活空間這樣顯而易見的要事，而是包括了清潔我們的身體，無論是洗滌和照顧身體，或是潔淨的飲食，和保持良好的心理習慣。

其實，總括來說，**純淨與清潔就只是照料散亂的末節**。我們消除自己錯誤的觀念和不善巧的行為，然後就可以把周遭的世界或內在的一切，當作生活背景的一部分，而非見樹不見林的任隨情

感氾濫，引發執著和逃避。

在瑜伽的語言，這代表悅性[10] 的升起──和諧、光明的智慧，使我們能夠洞察事物的實相。以字面意思來理解便是「打掃乾淨」，比如說拖地，或者比喻為改善態度，都可以化解混亂或焦慮的感覺。

「知足或滿足（Saṁtoṣa）」。我們心智時常碎念著那些沒被滿足的欲望，而當我們從中獲得解脫時，可以感受到一種純粹和福至心靈的幸福。**知足幫助我們欣賞事物的本質，而不是失望、沮喪或憤怒當下的狀況。這真的是讓生命一帆風順的秘密，而非困在特定情況裡面。**當大腦鬆開它的堅固執著，知足便油然而生，漸漸地，我們可以單純好奇地觀察，而非下結論、評斷或假設。放下，我們就自然地進入內在無窮的恩典和慈悲。

Tapas 通常翻譯成「苦行」，而這個字的本意是燃燒或放光。**苦行是能夠映照和反思經驗中真實升起的一切，保持開放的心態，維繫當下的經驗，並一再的回歸於它。**身為一個完全投入的觀察者，可以避免我們掉入投射恐懼、無意識的懷疑、自身黑暗面到世界和他人身上的心理習慣，如此一來，所經歷的無論是消極或積極的想法和情緒，都不會隨著它的故事線展演下去。就像在烹飪的時候封蓋容器或鍋子。**成為一位全然投入的觀察者，是所有沉思練習的基本技巧，也包括了苦行的練習。**

苦行的成果，會喚醒更深刻和更光明的智慧，它創造了完美的環境給下一項內修──「自我探索（Svādhyāya）」。**自我探索是願意對自己的欲望、心理習慣和真實的本質，進行開放的探索和評估。**當然，合理化、否認和自我欺騙通常比較舒服。若要真

---

10 Sattva。印度的數論哲學認為世界與萬物中存在三種特質（Guna）：悅性、變性（Rajas）和惰性（Tamas）。悅性代表光明、和諧與純粹性；變性代表熱情與活躍性；惰性代表沉重、遲鈍與混沌。

實的練習自我探索，我們必須練習誠實，對自己保持堅定的誠實和真誠。

　　一開始練習自我探索很好的方法，始於留心注意，並且不帶指責或試圖改變——當我們自圓其說，或者扭曲自己的想法，以使情況或與他人的互動更舒適地符合自我的形象或見解。自我探索可能看起來很殘忍，因為我們必須（對自己）誠實地承認自己的缺點和錯誤，並且停止掩蓋自身的不完美。然而，一旦仔細觀察，看穿我們的假設、評斷、行為和感覺，它其實不但不苛刻，反而因為與自性的契合，讓我們有彷彿回到家般深刻的滿足感。

　　據說當與我們的本尊 11 或最摯愛的神祇合一（也是瑜伽的連結本意），自我探索即達到至上的圓滿。或者可以這麼說——**自我探索，最終圓滿連結了我們與他人內心深處的聖義真諦。**

　　最後一項內修，是向「自在天（Īśvara）或神臣服（Īśvara-Praṇidhāna）」。我們必須知道，自在天並不是像一般的神學中，一個獨立或高於一切的神，而是指純粹的存在，以及所有生命的真實本質。因此，從持戒的角度相同，對神性的臣服，可以包含從主動的施予或服務，廣及因為了解相生相連的萬法（包含自己）真實本質，而致力貢獻所有可能的方法，使自身與他人醒覺。

　　持戒與內修，為我們提供了在墊子上和墊子外都可以練習瑜伽的背景，它們提供了一個基礎框架，當出現懷疑、問題和複雜的情況時，讓游移的心智有清晰思維的參考點。與時俱進的練習，我們可以從字面上的概念，進入更細緻的面向。

11　Iṣṭa Devatā，密教用語，譯為本尊。密教修行者會以神祇為禪修對象，觀想自己與本尊合一。

煩惱障

雖然你無法避免困難的情況發生，但你可以透過選擇如何
回應，調適成你能夠忍受的程度。

——達賴喇嘛十四世《幸福的藝術》

為什麼這個世界似乎充滿了苦難？當然，我們看到痛苦的明顯
根源：不正義、仇恨、殺戮、一個人或群體被另一方控制（從地
緣政治的角度，這似乎是毫無止盡的情況）；而相同的，對大多數的
我們來說，每一天似乎都有無限的痛苦：得不到我們「需要」或
想要的、公司的同事讓我們不開心、我們的身體因為衰老或疾病
而離棄我們，或者，最深的污辱是——我們已經做「對」一切，
卻還是得死。

佛陀的第一聖諦，「苦諦（Sarvam Duḥkham）」，或「一切
皆苦」，反映了上述的情況。乍聽就很令人沮喪。事實上，對於
許多瑜伽和佛教的初學者而言，這個信念令人心驚膽跳，要不就
是被拿來當成完美的藉口，放棄修行、奪門而出！然而，再仔細
想想，它揭示的教法（佛法和瑜伽皆然），意涵了苦出有因，苦能
有盡，與離苦有道。

在《瑜伽經》之中，煩惱障（Kleśas）便是造成痛苦的原因，
所有的煩惱障都是從第一煩惱障衍生而來——無明（Avidyā）或
無知。這種無知是我們對生存矛盾的困惑：身為擁有情緒、思想
和感覺的獨立個體，我們似乎被包圍在「自己」的皮囊裡，使我
們與世界分離；而同時，卻直覺地知道我們莫名地與萬物連結。
對於初學者來說，學習同時感覺到這種分離和連結，可能會帶來

心智上的折磨。

然而正如我們所看到的，**面對矛盾時仍保持舒適的能力，是解放瑜伽練習的基礎**。在瑜伽中，當心智散亂時，透過回到呼吸，我們學習體驗看似相異的吸氣和吐氣模式。藉由這種練習，我們逐漸在身體和頭腦的微妙層面，吸收和同化矛盾的本質。

根據《瑜伽經》，忽視這個悖論的觀點是帶來痛苦的第一個原因。我們一再地窺見與領悟事物的真實性質，而也許很快地，「我們」的故事又再次浮現，使我們孤立於自己的小宇宙，無法看清對立面的合一。

第二煩惱障是「我慢（Asmitā）」，或「我是」，它是由無明而生。以現代觀點或心理學來說，我慢是自我或小我的形成，或孤立自我的概念，混淆形象即代表本質。

而在更複雜的事件中，如遊刃有餘地探索世界與練習瑜伽，培養健康的自我，是一個至關重要的技能。自我能確保我們安全，例如：明白我們和山獅之間的界限當然很重要。自我幫助我們在社會中運作，在與他人的脈絡中工作、玩耍、愛與悲傷。但如果自我少了智慧和慈悲的柔軟，這個不健康的自我，就帶來觀念偏差和不快樂。因此，這裡要再次強調，我們必須要理解矛盾：必須了解自我建構的自我形象，是心智不可思議的創造物，它使事情有意義和工作有效率；但是，我們必須不斷警惕自己，熱切地準備好消融和更新這些由自我創造出來的形象和故事。

當自我的功能無法與未知融合，它會使我們相信自己確實是分離、特別、獨立於他人的存在。我們很快的因此感覺更好或更糟——更聰明、更富有、更膽小或更悲慘。心智投入自己與他人極端的比較，以我們（自我）為宇宙中心的，做出錯誤的定論。由於我們一切的所知、所感，都是透過我們獨立的身體與自我架

構，這是種自然的縮減法則。心智必須溫柔地反覆提醒自己放下這個定論，而這正是我們做的瑜伽練習。

一旦我們淪為自我的犧牲品並相信我們是孤立的，那麼接下來的兩個煩腦障隨即出現。我們找到喜歡、需要或想要的東西，馬上對他們產生極大的興趣，這叫做「愛執（Rāga）」。與之相反的就是厭棄（Dveṣa），厭惡或蔑視那些讓我們不愉快的。

我們自然的反應，是抓取愉悅的事物，推開討厭的事物，而這兩種心理狀態都會造成痛苦。我們受苦，因為似乎永遠無法得到想要的，或者不想要的總是無窮盡地轟炸我們。現實所發生的，總是無法達到我們的夢想與期望——這就成為調配出痛苦的完美配方。

最後一項煩惱障通常被翻譯為「懼死（Abhiniveśa）」，也就是恐懼死亡。帕坦伽利在《瑜伽經》中提到，所有生物都會體驗懼死。從一隻被洪水沖走的小蟲、最精進的瑜伽士，乃至於學富五車的聖人，都要面對死亡。活的有機體對死亡有一種本能的恐懼，因此我們在感到威脅的情況下，會攀附生命、拒絕改變。

懼死的另一種面向，是恐懼自我的瓦解——自我瓦解就像死亡一樣可怕。在這兩種情況下，我們都消失了，甚至我們可以說，懼死是對瑜伽的恐懼，因為持續練習所帶來的自然副作用，就是更久與更久的消融期。**我們在瑜伽中放下對自己的執念，自我消融自然而然地發生。**

四無量心

我們在意識的羽翼間留心著持戒、內修和煩惱障,仁慈和慈悲便開始顯化。到某個時機點,這個問題會自然而然地浮現:「如果身邊的人仍然在受苦,擁有這些領悟與喜樂對我來說有什麼用?」

慈悲使我們清楚地看到,由於我們並非分離於這個層層交織的世界,除非所有生命都獲得自由,我們才能有真正的自由與快樂。這就是菩薩誓:**放棄自己的解脫,繼續幫助別人,直到所有的有情眾生都開悟**(如果你最近有好好觀察周遭,就會發現很多的有情眾生)。

《瑜伽經》和其他瑜伽古籍中提供的練習,可以幫助我們實現這個願望:善巧地、也許無止境地幫助他人。這些文本教導我們如何保持與他人之間的健康關係,而我們也沿著這條道途前行,或許可以從這個夢境中(我們稱為生命)覺醒。許多佛教傳統也有相同的基本練習,稱為「四無量心」。這是一種駕馭情緒的方法,讓所見清明,所行充滿智慧與仁慈。

每當我們觀察到自己或他人出現某些心理狀態時,可以練習無量心。第一,**當我們遇到快樂(Sukha)的人,我們練習「慈心(Maitrī)」,代表友好或善良**。在本質上,我們表現愛。除非你心情很糟,否則這相當容易。如果你對快樂的人敞開心胸,很難不受其影響。試想當一個嬰兒在母親的懷抱裡面扭動與牙牙學語,充滿熱情和興奮洋溢,或想像小貓、小狗、嬰兒或黑猩猩,你會注意到自己在那個瞬間內心難掩的微笑!

練習慈心會對我們的神經系統造成明顯的影響,使大腦和情緒

清明（即使只有一點點），我們的幸福感也會由內而外散發出來。浮現慈心或愛意時是很好觀察的時機點——心智和自我傾向馬上隨著陷入，立即依附在這樣的情境或感覺，或者當情況變化時，就變得恐懼或不快樂。因此，正如練習慈心是重要的，練習放下也一樣重要，不攀附於餘韻，使心智和情緒保持清晰和開放。

另一方面，當我們遇到一個人在受苦（Duḥkha），我們不能反射性地逃避這種情況，也不能沉浸於痛苦，使自己也變得憂鬱沮喪。相反地，我們要練習「悲心（Karuṇā，慈悲）」，這是第二無量心。悲心是一種自然產生的複雜狀態，當面對痛苦時，我們連結人類愛的本性，深深地感受另一個人的痛苦，於是自我功能開始消散。在這種狀態下，我們可以感受到另一個人的痛苦，卻不會混淆自己與另一人之間的界限。透過進入自己的身體經驗，從深層實體的內在，了解自己是誰、清楚我們對他人的認知，我們就能夠根據清晰的意圖提供協助，而不受小我與自我需求的干擾。同時，如果我們置身事外，便無法依循智慧並採取行動。當我們完全處於當下和開放心態（這是在瑜伽練習中磨練的技巧），面對痛苦就能自然地同悲。

第三項無量心稱為「喜心（Muditā）」，字意是憐憫的喜悅。當別人充滿福德（Puṇya）時，我們練習這項無量心。Puṇya 也經常被翻譯為「虔誠的」或「聖潔的」，但比較恰當的解釋是品德高尚的、清明的、真實的。這樣的人散發出一種完整的感覺、清明和高貴，激發了他人在內心也浮現類似的感覺。

據說，若當我們遇到充滿福德的人，我們以喜心回應，即使不能完全感受到相同的福德，卻也能為他的經驗感到喜悅。喜心的體驗，部分取決於你的態度和心態。如果你覺得事物是有限的或你被侷限了，總是有不足的想法，或者覺得別人把你比下去，那

麼恐懼和厭惡就會形成阻礙，使我們無法全然連結生命泉源的喜悅，而充滿福德的人就是感受這份喜悅的使者。

第四無量心是在某人或某個情況帶著罪惡（Apuṇya），或傳統翻譯為「不聖潔」。一個罪惡的人是品德不高尚、不清明、不真實，甚至可能是有毒的。**我們經常遇到邪惡程度不同的人，例如：暴君就是有惡者，比較輕微版本的暴君則操縱或完全漠視他人。瑜伽建議用所謂的「捨心（Upekṣā）」處理，Upekṣā可以翻譯為「不感興趣」、「不執著」或「處之泰然」。**

在《體驗真理》（Aparokṣānubhuti）中描述這種不執著（Vairāgyam，完全解脫）的生動隱喻：

brahmādisthāvaranteṣu

vairāgyaṁ viṣayeṣvanu

yathaiva kāka viṣṭhāyāṁ

vairāgyaṁ tad dhi nirmalam

梵天界對世間所有享受的物質（容易腐朽的本質）不屑一顧，
就像人們對烏鴉屎一樣，實際上這種漠不關心才是完全解脫。

——《體驗真理》第 4 行

惡名昭彰的烏鴉吃最低下的東西，如腐爛的肉、垃圾、污水、碎屑等等，因此烏鴉的排泄物被視為是最噁心和骯髒的。儘管如此，從瑜伽的角度來看，一切顯現的事物，包括烏鴉屎，都是梵天或神。與其排斥排泄物，不如以平等中立的方式看待它。這幅生動的描述，有力地呈現了每個顯化的核心都與神性連結的視野。它指出在尋求真理時，**我們必須不僅僅在一切眾生、情況和顯化中看見神，而且在神之中也看見了眾生。**

這個例子要求我們看穿心智的概念，不視某事物（比如說我們對神的概念）是「聖潔」，或更卑下（排泄物）。這與分別識[12] 或開悟是一樣的，也是真正的關係和幸福所不可或缺的。

分別識的能力

Viveka Khyātiḥ 代表分別識的能力，或者看清真相的能力，可以斬斷心智幻夢。**分別識的能力是冥想練習的成果，當心智持續觀察思考的內容，直到看清包含的背景與脈絡，那麼，心智便以開放、神聖且非簡化的形式觀察其思考的內容，並使我們了悟一切的關聯性。**

分別識的能力使我們能夠運用心智，為感知與想法創造標記和分類，找出概念、結論與目標的趣味性，也不會錯把象徵的標籤等同所標籤的實體，或錯把地圖等同現實中的地域。有了這個清晰的視野，我們便開始看透自我的運作，並以具體的方式體驗我們信念的空性和「非絕對性」，在尋求現實或真正關係的過程之中，體會到理論的重要性和不完整性。

認真的瑜伽學生需要培養與擁有分別識的能力。由於這世上許多人互相歧視，初學者可能誤解「分別識」，以為它是一件壞事。若失去真誠與慈悲心，沒有充分考慮情況的脈絡或與他人的關係，或因偏見或先入為主帶來了歧視，這樣的辨別過程就會出錯。分別識的能力，是當我們在確定該情況的相對實相時，同時保持全然的覺知。它可以看破先入為主、幻想和偏見。

---

12 Discriminating Awareness，也稱 Prajna（譯為般若）。代表高度覺醒的意識，如同一把鋒利的寶劍，可以在最恰當的時機採取最適當的做法。

分別識是一條窺見事物本質的直接途徑，即便是困難、複雜或令人厭惡的事物，我們都經驗慈悲。

體現、業印、氣的覺知

氣，可以將你所思考和感知的內容連結至它的背景中。身為擁有實體的生物，我們所經歷的一切，都透過氣（呼吸）和意識（心智）來感知。這兩種截然不同的經驗層次是不可分割的，儘管我們的大腦傾向區分這兩者。有時它們在意識層面合一成為強烈的體驗。然而，大多數的時間，心智在漫遊，而生理的背景（氣）在意識層面更不明顯。在冥想練習中，我們將專注力（意識）直接聚焦在氣（呼吸）。

傳說中，氣和意識就像兩條相連而游的魚：氣走，意隨；意之所往，氣亦流至。當我們覺知到兩者的同步性時，便能體會整個身體（從細微身到肉體）的合一、靈敏與和諧，使我們有形且具體了解健康的關係。當我們體驗到的呼吸和心智是片面且破碎的，那麼，我們具體的狀態以及對健康關係的實質感受，也同樣是不完整的。

連結了內在形式的練習，在深刻信任 Vinyāsa（或氣與意識的結合）的過程中，身體和心智的細微層得到激發。在細微層中，心智與氣是不可能分割的，而內在形式的練習逐漸喚醒了這種一體的覺知。這種深層的經驗，植根於傳統上所稱的細微身。在感知的過程中，心智和氣的運行是不可分割的，然而，直接的經驗存在於氣（感受）中。由於氣和心智覆蓋在細微身上，因此細微身不是純粹抽象的概念與單單用來處理資訊。它是一個虛擬倉庫，

儲存了那些由無意識的情緒、內部感、概念、記憶、傾向和故事所組成的根深蒂固、盤根錯節的團塊。在練習中，為了影響和轉化細微身，我們運用特殊的形式、意象和觀念，使我們能夠立即專注於氣所帶來的完整且平衡的純粹覺知。這些具體感知的內在形式是相當細膩的，並且很容易因為心智所下的結論，即使再簡單的結論，例如：指認這個細微的狀態，都會造成不穩定和扭曲。

同時，若沒有心智的處理過程，我們就無法理解事物。心智透過創造出成對的二元論來運作，例如：我們通常認為用來代表事物的象徵（包括那些透過感知所經歷的），與其所指涉的事物是不同的。雖然我們總是體驗到心智的運作，然而卻無法在所體驗的內容裡辨認出心智或自我運作的痕跡（儘管我們總會去嘗試）。試著感覺甚至想像這種深層的體驗——意識與感知（氣）的無縫結合——幾乎是不可能的，但它是如此珍貴和重要。

事實上，帕坦伽利的《瑜伽經》對瑜伽的定義說明了這點：

Yogaḥ citta vṛtti nirodhaḥ

瑜伽是意識波動的懸止（Nirodha）。

——《瑜伽經》，三摩地篇，第 2 句

在瑜伽裡，對覺知裡出現的一些內容（也就是波動，Vṛtti），我們暫停慣性且無意識的反應。我們不接受、不拒絕、不把這樣的波動包裝在任何概念或分類中，而只是單純地感知，這對我們的認知以及儲存在深層潛意識的記憶與制約，有徹底且驚人的影響。

業印

身為瑜伽練習者，我們透過冥想如實地去了解並進入氣脈。在結合對身心無偏見的覺知中，我們全然臣服，而從那刻起，透過拆除所謂的業印（Saṁskāras），我們開始淨化細微身。

業印是細微身裡老舊的記憶、情緒和制約，它們一層層的覆蓋在感知上，而我們透過感官或氣來體驗。換句話說，業印是我們所謂的無意識的習慣、記憶和制約。當我們解除業印，直接的感知便不再自動簡化成一個記憶、想法或理論，而引起自動且無意識反應。當我們打破感覺「已知」的習慣迴圈，可以更充分地掌握所感知的內容和脈絡，並且可能窺見無限。現實的本質變得清晰，而我們看清所有事物的相互依存性和關係，不是任由感知的刺激，帶著我們不由自主地進行一趟自我、記憶與想像之旅。這些非自願的旅程，是我們在這個世界上的習慣，也是輪迴之輪的軸心。

大多數的業印是中性的，日復一日引領我們的感知和互動方式。有些業印是壞的，延續無知和造成痛苦。有些一開始是好的，但後來卻成為阻礙，如同一個好的科學假說而流於簡化。此外，也有深刻如宗教的業印，在一次奧秘的經歷之後就被烙上了。在這種情況下，我們時常下意識地試圖簡化這些深刻的體驗成為熟悉的論點，以便攀附與或許再次複製。在那個時刻，簡化主義的心智，已錯將那次喜悅的體驗，當成了特定的內容。

在西方文學之中，普魯斯特的《追憶似水年華》就捕捉了這樣的體驗，這可能是最美和最廣受人知的段落。他的嬸嬸遞來一杯茶和一塊瑪德蓮：

　　溫熱的液體混著蛋糕碎屑觸碰到我的上顎，一股震顫傳遍我的全身。我停了下來，專注感受這個發生在我身上的奇事。美妙的愉悅，一種細緻的快感入侵我的感官，這種感覺很獨特，跟什麼都不相連，也不知從何而來。這瞬間，我不在乎生命的無常，它的磨難也無礙，它的短暫也只是幻影——這種嶄新的感受讓我盈滿愛的珍貴精華，或者確切來說，這樣的精華不在我身體裡面，它就是我。

　　由於身體是一個感知的有機體，而心智是詮釋者，因此最常見的情況是，我們在細微身層面的經驗中（如普魯斯特），理性的二分法立即啟動，而心智就「理解」了。心智將經驗貼上好、壞、激進、平庸等等的標籤。除非我們有意識地干預，否則我們的記憶和相關的感覺，就會套進我們的故事中，並與細微身的肌筋膜編織成網。

　　在我們的體驗中，例如吃瑪德蓮，建立起重疊但不相關的感受和思想模式（業印）。我們可能有片刻的領悟，但心智馬上試圖「理解」（這是它的工作），自我開始運作來認同這個領悟（這是它的功能），然後，我們抓住這條故事線，而這些過程就增強了業印。當細微身發生了深層的經驗，它的感覺是如此強烈和誘人，我們可能會嘗試重新創造相同的情況，希望再次體驗這種無以言喻的感覺。但由於心智已經簡化、認同、分類和編碼了這個不可思議的體驗，它也就永遠不一樣了。正如普魯斯特在書中描述自己試圖重新創造同樣的體驗時說道：「我尋求的真理不在杯子裡，而是在我之中。」

　　我們正是透過瑜伽練習來學習這一點。儘管我們很自然地會從外界尋求深刻領悟的泉源，然而真理不形於外，而是存於內。一

且我們能全新的體驗和評估每個瞬間，意識與氣相融的模式，就帶來一種寬廣與和諧的感受。

仔細觀察

當我們正確地或不正確地感知外在或內在對象時，我們的細微身會有相對的波動——一種該對象的意象或想法。透過各種感官和抽象的分類法，並結合了我們的記憶和相關身體模式，這種感知的模式透過脈產生共鳴。在冥想練習中，我們從頭到尾觀察這整個現象，使它清晰地曝露出來。

每一個感知或波動，是由內在分類覆蓋住一個「外在」形式，該組合決定了我們的行動以及細微身的結構和形式。如果我們「更接近」外在對象並更仔細地觀察，例如在冥想中，我們就能處於內在／外在名稱和形式的邊緣。在這個時刻，若能保持「清醒」並有意識地參與感知的過程，當它升起時暫停，即便只是呼吸的瞬間，就可以帶來片刻的洞見。當然，這是很進階的技巧。比較容易的做法，是意識到體內氣流動的電流，然後透過自然的Vinyāsa來平衡這股電流，以保持開放的感知，以及用清明的心智觀察。這就是一個好的開始！

利用分別識的利劍來切斷和消除心智的攀附，並真正了解我們所面對的，領悟和慈悲就能自然湧現。中庸之道使心智、身體和環境匯聚在一起，和諧地共同運作。於是，它們的運作就創造出色且自顯的真理，也同時展現了自我消融、非二元的模式。

第三章

流暢的律動

順位、形態和想像力

身體，包括細微身與粗重身，儲存了各種氣的活動，包括無意識與半意識的緊繃、收縮、擴張和分散。這些氣的活動都來自於過去和當下的念頭——一種曲解的想像力形式，從挑選對象、建構自我形象、制定目標，直到推導出浸淫在執著或排斥情緒中的理論。

在上述的迷宮中，透過氣與意識的整合，智慧欣然而生，於是我們慢慢擺脫了成見的模式，以及精神和身體的糾結狀態。

若想透過瑜伽體位法達到解套的功效，我們必須保持紮根與正確順位，然後有智慧地使用想像力，為姿勢帶來開放、愉快的品質，使心智容易進入冥想狀態。如此一來，強勁、平衡、愉快的氣便可以輕鬆流動。

健康的體位法練習是自由解放的，而最終可以帶來領悟，使我們擺脫曲解的想像力、習氣的模式和痛苦。然而，我們仍必須運

用想像力與無限創造力，學習與得到解脫！

　　傳統瑜伽廣泛地運用想像力來體現美好的形象和作用，例如：神、女神和英雄，以利打破我們感知身體的慣性，同時感受姿勢所需的動作、態度和特性。這樣的具體化練習對瑜伽的進化功不可沒，並且將細膩和形而上的教導，結合處在形而下世界的身體中。想像力所帶來的深刻領悟為我們開啟了一扇門，讓我們了解如何在現實層面中生活，並且將練習、傳統、傳承和神話，融入「真實」生活中。

　　瑜伽是門活的藝術，事實上，即使在想像中，它也從未停滯。雖然我們在 Vinyāsa 的練習中帶入了預設和公式化思維，但練習的本身並不是基於這些思維。相反地，它平衡、揭露了這些預設的立場與脈絡，而這就是觀想通體（Whole-Body）模式的價值。

　　透過實證，這種理解動作的方式，的確比枯燥的分析方法更有見地。相較破碎的概念化模式，順位的通體模式更能連結我們直接感知到的深層感覺、情緒和感受。它整合了細微身的模式，以利動作訊息的支援和傳達。當然，這樣的模式通常不詳述局部的解剖結構，在練習觀想的同時，也必須包含科學形式的研究，使這兩種方法相輔相成。

　　在瑜伽中，仔細使用想像力可以揭露出我們意識層面的印象和故事皆有其脈絡；它們並非絕對，而是與其他的印象與故事也有關聯。這代表潛在中，有無窮盡的高明隱喻和意象可用來描述或影射身體內在的瑜伽狀態。

　　另一方面，這並不代表我們就該陷入相對論的心態，誤以為任何的隱喻或神話，都適合於描述順位或瑜伽狀態（或者有些甚至不得宜）。無邊的故事、形式和隱喻對應了困惑的心理狀態，並且導致不幸。適當的隱喻，如同出色的藝術品和領悟一樣，非常稀

有。隱喻必須是精確、清楚、可擴展、感同身受的，才會帶來成功。而所有的隱喻都僅僅只是譬喻，我們最終必須放下並使之消融，如此一來方能真正發揮作用。

意象的傳承，其重要性可見一斑。儘管意象的形式可能南轅北轍，所有有效的意象都同具類似的風格。傳統就像幾個世紀以來無數練習者所傳遞和分享的智慧火焰，運用了許多的隱喻、哲學和技巧。

觀想對於姿勢順位也有幫助，例如：想像心的「浮起」，可以激發姿勢完全的擴張感。其實，從細微的角度解剖，最能闡明較晦澀的順位和形態觀念，如根鎖與從上至下的通體模式。當練習結合了處於神經系統中的相關模式，體位法可以更增進。而或許更重要的是，影響所及的神經系統，已為冥想做好準備。

細微身解剖學概述

在義大利文藝復興時期，偉大的藝術家成了解剖學家，為人類身體的理解帶來生機。他們將屍體剝皮和解剖，研究形體和結構的複雜細節。達文西和米開朗基羅等人得到啟發，開始探索和擴大研究身體的活動，為藝術注入了人類從未想像過的現實主義。他們研究解剖學，同時融合了創新的想像力和藝術技巧，徹底改變了藝術的樣貌。

身為瑜伽練習者，我們融合解剖學知識與想像力的藝術形式，深刻地去感覺動作和感受，以及連結呼吸模式。這可能不會使你成為瑜伽界的米開朗基羅，但會增加你對於住在自己這副皮囊的通透視野。

　　若想開始體驗自己的細微身解剖學，先研究經典解剖學和藝術性的身體演繹，是很有助益的，我們能因此得知人類形體的概觀。

　　我們想像身體結構與清晰的解剖圖重疊，同時專注於升起的覺受，以利具體且宏觀地體驗細微身。在這個背景下建立一套特定的詞彙，可以幫助我們理解這些難以捉摸的層次，這個做法稱為練習語彙（Sādhanā Bhāṣā）。各個群體或派別（最終廣及每位練習者），都有一套獨特且往往相當深奧的練習語彙。

　　言詞、意象和神話提供了重點標記，我們可以很容易回憶起那些語彙所描述的領悟，再往下發展。

　　舉例來說：試著坐在平衡且順位的姿勢，從頭頂連結至骨盆底。為了要消化吸收與理解這種感覺，你需要仔細觀想這個形體的畫面，接著用一些詞彙作為神經系統內的錨點，讓身體可以記住這個經驗，而且也更容易再次複製。

　　例如：想像一下自己是皇室成員，覺察身體內的感受（從細微身到粗重身）──你端坐在寶座上，戴著一對閃亮的金耳環；頭頂戴著寶石鑲嵌的皇冠，有根金羽毛從皇冠頂端冒出。

　　援引愈多的細節愈好，思考一下要做些什麼來保持這份高貴感？哪些微調可以使腳或坐骨成為穩定和平衡的基礎？使脊椎可以感覺強壯、延伸、支撐良好？同時，你的心因而保持開放且廣闊？上半身這種愉快活潑的感覺，如何提供了互補於皇冠與耳環的重量？皇冠頂端與頭頂向上與外射出的羽毛，是不是使你真的可以感覺到開放、輕盈和光明的？

　　你注意到穩定的目光可以讓舌頭保持安靜和柔軟，使你自動的放鬆上顎，心智穩定。漸漸地，你可以感覺全然順位，並進入身體的中脈。即使你沒有提醒自己要擴張肋骨與下背部的皮膚，或是該放鬆足部的緊張，你也會發現這些細節確實自然到位了。

意象觸發了身體內在本具的智慧，而這種智慧的主導，比概念上的知識更加重要。練習一段時間之後，你發現僅僅想著「閃亮的金耳環」（或其他練習語彙），就足以啟動你整個神經系統和身體的反應。

細微身解剖學就是如此的運作。它進入了概念性思維之下的身體，並充分運用心智的能力和靈敏度，來連結和吸收所有層面的資訊。細微身解剖學提供的方法，使感知也參與了理解的過程，它創造了神奇的剎那──我們直接感知到自身與周遭真正發生的事情。

細微身的面貌

以下包含了十三個重要的體現觀想，並闡述練習的內在形態。它們可以作為體位法的練習語彙，以利於運用較少詞彙來描述複雜動作。在非「正式」的體位法練習中，也可以用來冥想或沉思，而就整合複雜的姿勢而言，它們同樣不可或缺。這些透過想像力描繪的內在形態，都與實際的解剖結構有關，更加上了許多意象來創造順位的體驗。隨著練習，它們終將在身體、心智和動作上帶來明顯且似曾相識的模式。

這些想像的形態，需要長時間專注和重複練習，因為每個內在觀想，集合了至少兩個以上不同而又互補的動作，以及其對應的感覺、念頭和情緒。儘管這些意象是醇厚豐富的，我們仍需釋放所有被引發的攀附與依賴，讓它們更加有效，與我們內在共鳴。同時，透過重複回到這些形態的細節，我們能夠重新點燃想像力和結構之間的連結，從而完全體現姿勢或動作。

根鎖

yanmūlaṁ sarvabhutānāṁ

yanmūlaṁ citta bandhanam

mūlabandhaḥ sadā sevyo

yogyo 'sau rājayoginām

根鎖是所有生命的根、念頭的完全束縛（懸止）。它契合
勝王（Rāja）瑜伽練習，所以我們應該持續服侍與觀照它。

——《體驗真理》，第 114 行

對於某些阿斯坦加 Vinyāsa 的練習者而言，試圖精通根鎖簡直就像是騎乘旋轉木馬時，試著要抓到一只黃銅戒指，抓到就「獲勝」了。然而，嘗試的過程可能形成一種執迷，反而破壞了騎乘的樂趣。

抓住戒指需要機會和技巧，如果你喜歡騎旋轉木馬，這就是值得追尋的寶藏，因為獎勵通常就是再騎一次。然而，**在根鎖的探索中，若太過奮力則可能適得其反**。在正確條件下，根鎖會自然出現，而最輝煌的獎品，就是在另一輪的練習中再次嘗試的機會，就像再騎一次旋轉木馬。畢竟，所有瑜伽練習者最喜愛的禮物就是更多瑜伽！

在尋找根鎖的過程中，我們可以從某些形態的面向開始練習，它們雖不是特別精細，但仍然以開放且專注的心智來觀察，使身體有機會連結更深的模式。

許多生物每天都會收縮肛門括約肌，因而很熟悉那種感覺。你可能會在收縮肛門括約肌時停下來說：「啊！我懂根鎖了。」老師為了鼓勵初學者，會說：「很好，但繼續練習。」

　　透過觀察這些相關的感覺、態度和思想，你才能夠獨立出支援的肌群，而其他身體部位開始回應，並在覺知的專注部位——骨盆底，創造出根鎖的立體地圖。最後，其他意象出現了，你可以透過它們描繪出這個體驗。注意力變得純淨和不受干擾，心智停止了想要做出結論的強迫感。彷彿魔術一般，身體和心智的各個層次都到位，然後我們才說根鎖隨之而來（見附錄四插圖）。

　　如果你試圖把根鎖當作獎盃一樣的贏取，它會立即消失。相反地，要全然奉獻地，彷彿邀請神祇顯現，從骨盆底端如火焰般向上升起。採取所有必要步驟，並做所有適當的準備工作來迎接這位貴客，然後等待。也許有一天祂會出現，或許不會。

　　比「掌控」根鎖更重要的，是那愉悅、永不終止的過程，並在過程中保持精神與心智的連結和開放，等待慈悲以根鎖形式出現的瞬間。這是非常進階和深刻的練習，可以抹去自我試圖努力奮鬥的弦外之音。

　　在所有的體位法練習中，根鎖是極度私密和個人化的部分，但也是整合身體、心智和情緒的關鍵。你一定要有耐心，最重要的是找到對你有用的意象，以及不斷重新思考、重新審視並放下和重新描繪你的根鎖意象和觀念——到底什麼是根鎖？什麼是你所體驗的？

　　感覺到根鎖在嘴巴裡，然後沿著身體中脈上下移動，甚至進入骨盆底的根基，實際上它就在那裡浮現。在廣義上，根鎖是結合對立的基本模式，如上行氣和下行氣、擴張和收縮，或者是焦點和視野。這些結合可以發生在沿著身體中軸的任何一站（脈輪），輔助我們專注於這些特定部位的禪修，最終牽成所有脈輪統合的格局。

　　將專注力帶到根鎖的其中一種方法，是先簡單地想像你可以

感覺到骨盆底部，觀想骨盆的骨骼結構，以及從左至右、由前至後連接的肌肉，它們形成了碗狀的「地板」。然後，覆蓋一層意象，使其栩栩如生，例如：想像骨盆底的四個角落是四片花瓣，在身體底部組成一個平台。想像自己是端坐在平台中央的神祇，當你安頓下來，便體驗到完美的整合。這個例子中的神祇就是根鎖，它自然輕鬆處於全然醒覺的狀態，超越了你預設的想法——「你」必須「做」什麼，才能「使它出現」。

有許多間接的方式可以感受根鎖，其中之一是冥想種子咒，ṬHAṀ，並將心智專注在上顎。當你重複說出咒語，共鳴穿過鼻中膈，釋放上顎後方的壓力，並往下傳送至心。同時，你可以觀想本尊（摯愛的神祇）就坐在你的心間，接著擴展意象，觀想一位超微小的神祇，以妙火或符號形狀，化現在各個不同的脈輪裡。一段時間後，意象帶來的放鬆感愈來愈明顯，向下穿過身體，並且以根鎖的形式回歸骨盆底。

以肌肉動作知覺的角度來進入根鎖，我們可以想像骨盆膈膜是一片布料，透過拉起布料中心的一縷線，啟動了呼吸的律動。如同刺繡的布料必須是光滑、均勻地被拉緊，並固定在圓框上，我們才能完成精準的針工；同理，骨盆底「布料」緊緻也有助於建立根鎖。然後，我們把呼吸的線縷略微朝向身後向上拉起，彷彿要穿進一根麥稈（中脈）之中。同時，細緻均勻地提起骨盆底布料中心，讓線穿過。因此刺激了骨盆底肌群，使之獨立於髖關節周圍的其他肌肉。我們可以感到由前至後、由左至右、由上至下有一種特別的對稱感。提起骨盆底中心對應著坐骨向大地釋放的力量，或者尾骨和恥骨的釋放向下（或四個同時）。保持這種模式和餘韻，同時解除周圍肌肉的不對稱感，就是根鎖動作的基礎。

放鬆上顎

ata ūrdhvaṁ tālumūle

sahasrāraṁ saroruham

asti yatra suṣumṇāyā

mūlaṁ savivaraṁ sthitam

在上顎根部，眉心（Ājñā）蓮花之上有朵千瓣的蓮花，那
裡即是中脈根部的開口。

—— *Śiva Saṁhitā*，第 5 章，第 156 行

在中脈上，根鎖的另一端是與之互補的細微身形態——放鬆的
上顎。當我們放鬆上顎（Tālu）時，可以感覺到有一種模式蔓延
整個身體核心，而且由體內往外擴散。

日常生活中，口腔頂部的上顎與味覺有關。美食家和藝術家形
容味覺靈敏的人擁有很棒的上顎或好品味。的確，在瑜伽中，上
顎與 Rasa 有關。Rasa 可以翻譯成風味、味覺，或者汁液。上顎
處理與食物風味相關的汁液，以及身體深處的其他液體，例如：
淚液、唾液和黏液。Rasa 並不侷限於品嘗食物的感受，也與細
膩的情緒相關。

從更形而上的角度來看，在瑜伽裡，我們隨著經驗所升起的基
本情緒，能轉化成冥想中的風味——一種在上顎裡隱喻的味道。
透過觀察的轉化，情緒的「汁液」會沿著中脈蛻變，所以該情緒
不會向外投射至世界上。

隨著放鬆上顎，情緒可以成為洞察力和善巧行動的種子，而非
反射性的存在狀態，例如：憤怒的原始狀態可能是熾熱、燃燒和
緊繃的。如果我們認同那些升起的感覺與其引發的覺受，從而激

起憤怒，那麼，一連串的感覺、念頭和覺受，很可能驅使我們做出不善巧的行動。

然而，如果我們集中精神保持上顎放鬆，觀察濃濃憤怒感的汁液滴向上顎的後方，那麼，我們就可以感受到這份情緒的風味精華。然後，它會自動轉化成醒覺、清明心智的強大品質。這個過程對於任何情緒來說都是一樣受用：我們觀察它並放鬆上顎，讓它的風味變成一種有益而非痛苦根源的形式。因此，上顎的意識與悅性或和諧的能量模式相關，而當我們能因理解、體諒而愉悅、甚至允許某些東西轉化時，就能自然產生這種能量。

在生理上，上顎就像有機體的內在世界與外界環境之間的交流中心，它也是我們過去和現在的感覺、念頭和覺受的倉庫——連結心智和全身組織的中心。上顎是語言表達的共鳴板，將我們抽象、主觀的思想與外界相連，而從周遭所接收的訊息，也在這裡快速的被分類。上顎是放鬆的，這份資料可以被引導為一種模式或形式，釋放心智和身體，以利禪修。

如果你從解剖學書中觀察上顎結構（或更甚之，更可怕的做法是直接張開嘴巴，照鏡子），你會訝異自己擁有如此複雜、奇特又像海膽的結構。當嘴巴大開，你可能先看到舌頭那不斷變化形狀的肌肉，舌上方是圓頂形的硬顎骨骼，而口腔後面是軟顎與懸雍垂（又稱小舌）。硬顎延伸至頭骨中形成鼻中膈，這個部位在張開嘴巴時是看不見的，但你可以感覺到硬顎和鼻中膈的交會點，因為它在說話、唱歌或哼聲時會產生振動。看到、感覺或只是想像這些結構在解剖學上的關係，可以讓你接收舌頭與上顎各個部位的覺受，並提供細微身觀想的基礎。上顎的覺知幫助你了解鼻竇通道，進而體驗由這些部位向外延伸出的感知模式，是如何傳遍整個身體。

為了放鬆上顎，一開始先放鬆你的下顎和嘴部的緊繃，彷彿為了專注傾聽而完全停止說話的欲望與努力。接著，視線沿著鼻尖線往下，保持柔和清晰。放鬆上顎肌肉，創造出一種開放、完整且獨特的感知模式。你可以在嘴部和頭部的後方、上達頭骨內，下穿舌頭和喉嚨，都感覺到這個模式。最終能有甘露滿盈的感受——觀想從頭頂開展的千瓣蓮花底部，一個如月亮的杯中，所湧出由仁慈和慈悲所集結的仙露，向下滴入並充滿所有氣脈之中。

感受上顎放鬆最簡單的方法，是冥想舌頭與嘴巴上部接觸的感覺，同時，將覺知帶到呼吸在鼻孔內流動的感覺。這種技巧類似於只單純的仔細傾聽聲音，以柔和、空寂的眼神凝視，或者輕輕的微笑，同時，關注頭部或臉部升起的任何感覺。也許，想像你在仔細觀察〈蒙娜麗莎的微笑〉，試著接收那生動、永恆的微笑，並感同身受。回憶非常仁慈或慈悲者的面貌，也有類似效果。有很多方法可以找到慈悲的感覺，以及上顎放鬆的覺受。

當我們體驗到美、獲得領悟以及身處戀愛中而深深被感動時，或只是簡單地聽懂一個笑話，上顎也會反射性地放鬆。在上述情況下，對美、深刻的思想和情感進行哲學性的探究，或者理解矛盾（如很幽默的笑話），都是心智在嘗試理解整個現實。

然而，在本能地「懂了」矛盾或美麗的同時，我們很清楚只有在未知的剎那，我們才可能完全理解。在這個領悟的瞬間，心智在目瞪口呆的狀態下，氣也停止了循著過去習氣進行不對稱的移動。當氣停止移動時，心智也停止了，並且在上顎根部出現了自發且深深滿足的放鬆感，並蔓延至全身。

所有這些禪修和觀想的目的，在於創造最佳的身心環境，以建立與深入理解慈悲的感受。當身體免於意識的技術控制，或當你感到仁慈或慈悲，或因為明白事物的相互依賴性而出現了「啊哈」

時刻，你的上顎根部會自動開始柔軟和放鬆。在練習放鬆上顎或這些細微身順位的同時，我們必須定義、重新定義，然後再次重新定義那個特定形式，以防自我誤以為已掌控或到達那個狀態。於是，我們才能更深入，在感知模式升起的同時，也消失在其中。這些行動與消融自我相關，這也是它們如此難以捉摸的原因。

腰肌線

腰肌彷彿絲帶般流過身體兩側，由恥骨旁邊穿過鼠蹊，附著於股骨（或大腿骨）最上方的內後緣。這兩條絲帶的另一頭，通過骨盆沿著腰椎的兩側向上，連結至腰椎上部，並一路向上連結至肋骨底部的第十二節胸椎（T12）（P116 圖示），而橫膈膜也在此連結。就肌肉而言，腰肌相當優美，因為它們勻稱的纖維又長又光滑，外加它們也是統合的肌肉──連結身體上半部與下半部。或許因為結構設計上屬於居中調節的特性，腰肌似乎帶有情感的特質。彷彿身體的「母親」肌肉，通常負責協調動作。即使在某些情況下，因為結構限制造成無法與其他部位連結合作，它們仍努力的使身體由上至下通力合作。

只需一點想像力，我們可以擴展腰肌統合的意象，感受從指尖兩側向下延伸至手臂、身側、骨盆、腿和腳的連線。這些意識所及的連線謂之「腰肌線（Psoas Line）」，**當呼吸與身心整合，而我們消失在細微身的感知與覺受中，腰肌線成為一個絕佳的工具，可用來激發相互連結的體驗。**

如果我們在完整吸氣的同時，放鬆與拉伸一側的腰肌，就可以感覺到：在放鬆的肌肉附近彷彿有一條中空的管子。這在腹部深處的圓柱體，可以想像成向上和向下延伸的「骨盆的鼻孔」，為氣創造了一條連結上半身與下半身的通道。保持這兩條線的開放

和放鬆，接著延展腰肌，進而創造一種細微身的模式。適當地合成這個模式，便可以喚醒骨盆底。相對於腰肌其他的拮抗肌肉，如膕旁肌，也因這個覺知而被喚醒，創造出在腹部兩側和骨盆後側產生空間或寬敞感。這種寬敞感，是冥想陰脈、陽脈和骨盆底的首要元素。

以這種方式注意整個吸氣，同時保持清晰的腰肌模式，是相當具挑戰性的，因為吸氣和吐氣模式傾向彼此分離，尤其展現在呼吸的末端。例如：當我們吸氣時，心的核心會自然發生擴張感，但是在吸氣的末端，很難保持下背部肋骨持續擴張，因為下背部肋骨擴張是吐氣的主要模式。當呼吸末端所代表的身體模式彼此分裂時，也就是其中之一占主導地位並壓過另一個，那麼，氣的平穩流動就中斷了。氣的中斷會造成腰肌不對稱的壓力，使其他髖關節屈肌群（Hip Flexors）緊繃，以及坐姿中一邊的坐骨向上浮起。因此，儘管非常細微又難以捉摸，學習放鬆腰肌，以及沿著腰肌線由上至下伸展是非常重要的。

肱二頭肌等肌肉，可以有效地透過刺激和用力變強壯，然而，腰肌並非如此。如果我們勉力鬆開或伸展腰肌，會造成肌肉緊繃或骨盆底部不平衡，而氣的流動也變得不均勻。另外，如果對內在呼吸的模式，有概念上誤解或不恰當的指導，也會造成氣流的失衡。記住，良好的形式和技巧會讓你感覺很好。不良順位會造成緊繃感，使我們無法順利簡單地在呼吸的氣流中找到腰肌線。

如果我們的動作變得混亂，腰肌會慣性的試圖幫助其他部位放鬆，而事實上，它們根本幫不上忙，還會導致腰肌變得長期收縮。雖然這項練習很有挑戰性，但我們應該持續練習——試著調整細節，在呼吸的末端結合上行氣和下行氣，同時有智慧地伸展和想

像腰肌放鬆。一旦我們了解這些肌肉，放下要放鬆的期望，而只是順暢地呼吸，它們便會放鬆，並建立起揭露根鎖的深層模式。

放鬆腰肌也能穩定第十二節胸椎，因此，當我們上下伸展，脊椎節會保持往後，使呼吸可以達到飽滿與深層的流動和律動。若吸氣時背部可以做到這種微妙的擴張模式，那麼腰肌的夥伴——腰方肌——也可以保持放鬆。這種模式是外展（Protract）肩胛骨的關鍵，有助於整條手臂伸展，並回饋至腰肌線的延展。

在練習中，**最重要的是體驗沿著腰肌線、從腳到指尖全然的展現，彷彿向無限延伸。**就運動模式而言，這種腰肌線的伸展，是許多動作和姿勢中的精髓，它自動促進上顎放鬆，而使動作不緊繃，也沒有攀附意象和技巧。當然，這個整合運動中還有一項不可或缺的要素，那就是凝神。凝視使舌頭靜止、上顎放鬆。若缺乏適當的凝視，這些整體模式不可能發生。如果死腦筋地緊抓技巧，那麼，我們將在姿勢中錯過通體模式的合一品質。

伸展腰肌

1. 以池塘身印躺著，並停留五次呼吸。

2. 吸氣時，抬起左膝，用左手抓住小腿頂部，讓大腿向外，偏離中線約三十度。

3. 右臂順著地面高舉過頭部。將左膝蓋輕輕拉向左肩外側。右側腰肌已然延長與伸展。

4. 接下來，當右臂伸得越來越遠時，固定右腿。將右手掌心轉向中線，**讓右肩胛骨外展**。一定要保持呼吸，這麼做可以使動作模式囊括橫膈膜邊緣、骨盆底和骨盆腔周圍的感覺。

5. 在吸氣過程中，右手和右臂持續伸展。右側鎖骨應該會感覺

好像稍微旋轉而向後落下。右側腋下前緣的胸大肌會持續擴張遠離中線，並流向地板。右肩胛骨和手臂的外旋線，與右腿內旋連結，兩端的伸展都彷彿沒有極限。

6. 開始輕輕將右腳尖前指，同時，將腳跟穩穩地推壓地板，使右腿的股四頭肌和膕旁肌保持啟動。在整個吸氣過程中，持續朝相反方向延展。當吐氣時，放鬆伸展的感覺，讓意識融入到身體中線。然後，再次吸氣和伸展。

7. 每次吸氣時，啟動右腿和右臂的伸展模式。同時，想像右邊第十二節肋骨稍稍掉向地板，整個背部都在擴張並向上移動。當你將左膝蓋拉向左外側肩膀時，骨盆自動後傾（向後方捲）。想像身體從指尖連到骨盆底和腳的連結，有助於達到通體模式。

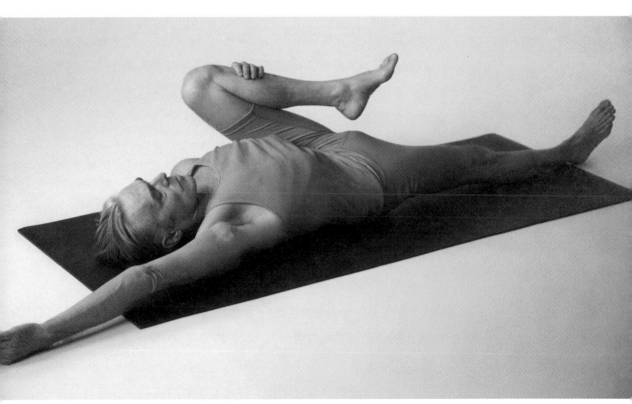

8. 保持通體模式伸展與釋放，三到五次後，在最後一個吐氣逐漸
   放鬆延展，使光亮的腰肌線模式放柔，並融入於呼吸、身心的
   細微背景中。右手臂回到身側，左腿回到右腿側的地板上。

9. 在另一側重複至少三次相同的伸展。

在腰肌伸展時，你可以體會到無限擴張的感覺，彷彿永恆的延
伸。可以激起這種感覺的一個意象是在 Trivikrama（三步）神話
中的毗濕奴神：祂朝兩個方向無限地延伸雙腿，跨越整個浩瀚的
宇宙，因此成功從趾高氣昂的惡魔巴利（Bali）手上收回了宇宙。
在第三步，祂將自己的蓮花足踩在巴利的頭頂。當你進入腰肌線
模式時，感覺彷彿你也可以做到這樣的事情。這不僅使我們從頭
到腳的整合通體模式，也實際延長了兩側腰肌，並在組織動作的
同時，將意識帶入參與動作的骨盆底。

我們發現，當體位法練習加深時，在許多姿勢和動作的各個階
段中，將專注力帶到腰肌線，讓我們感到興奮與自由，因為它使
氣完整且不間斷地流動。

薦骨洞穴

將意識帶到薦骨洞穴提供了另一種方法，使我們可以開始感受
骨盆底部、根鎖，與下腹部版本的臍鎖。

尾骨所附著的薦骨（Sacrum），位於骨盆後方的薦髂關節（SI）
間。薦骨和尾骨組織成整個腹腔下方的深洞（幾乎是一個獨立空
間），在骨盆的這區域中容納了膀胱、直腸、子宮或前列腺。

為了感受和清楚明白骨盆底，我們需要建立空的、寬敞的感覺，
一股洞穴中的吸力，彷彿我們將其內容物向後與向上舀向腰椎。
為了製造這種感覺，連接尾椎的骨盆底肌群附近必須要有種結實

感，彷彿將尾骨固定在適當位置以提供穩定性，**於是我們就可以用心智的勺子，沿著尾椎與薦骨前側，向上與向後舀起，以便「清空洞穴」**。在腹部裡建立起這種空洞感，有助於完全整合幾乎所有姿勢的內在形態，以及姿勢與姿勢之間的動作。

薦骨洞穴的能量代表了起源處——子宮。透過冥想該部位，可以放鬆地進入超越思想、偉大且無法簡化的奧秘。要注意的是，潔淨健康的腸子，以及一些哈達瑜伽不太流行和奇特的練習淨化法（Kriya），都可以促進感覺薦骨洞穴的能力。

大多數這些秘傳的練習，如由肛門吸水的能力，其實也是為了訓練骨盆底肌群，以建立薦骨洞穴的感知。過度積極的練習者有時候會太過執迷於淨化法，將它當作極端或奇特的練習，造成練習過度，甚或相信它們是一切的解答。實際上，淨化法只是許多觀點或工具的其中一種類型，而所有類型的目的，都是為了要連結身體內各個細微層次的覺知。

腎翅

腎翅（Kidney Wings）的定義，始於它所處的第十二節肋骨的位置和動作。第十二節肋骨是位於身體背面的小肋骨，也被形容為「漂浮著」——因為這節肋骨與其他肋骨不同，並未附著於胸骨。第十二節肋骨位於背部、兩側腎臟中心的正後方。由於它們將橫膈膜後緣連接至腰方肌，因此，這對肋骨密切參與呼吸模式。

吸氣時，你不僅可以感覺到第十二節肋骨的升起和開展，同時，因為腎臟部位向後與向上開展，你還可以感覺到始於腎臟的擴張感。我們在這種身體的動覺模式，加上一對翅膀的意象。**當你完全吸氣時，手臂啟動向上伸展與外旋，很容易想像到鳥的感受**——當牠開始擴張背部，打開翅膀，飛翔。

沿著身體兩側向下、背部，直到腎臟附近會出現整合模式，而此伸展也同時擴及腰肌，在薦骨洞穴中產生吸力感。隨著手臂、手掌和背部全然覺醒，你可能會感覺每隻手掌的外半部（由中指至小指）發生相同但較小的腎翅模式——這個意象可以將這個模式整合至全身。**在吸氣時想像腎翅，可以促進這個特別難以捉摸與整合性的感知和動作。**

通常，我們很難進入這種模式，未整合的身體也很難做到，然而，透過意象，這種模式可以自然地顯化（見附錄四：腎翅圖示）。除了觀想翅膀之外，你也可以想像身後的腎臟部位，長出無數隻手臂——就如神祇的形象。這些手臂向四面八方延伸，彷彿帶著無限仁慈，使身體背部與橫膈膜發光、擴張和開展，這種感知提醒你對世界、眾生與自身之外的支持關係。

我們很難找到並維持腎翅模式，因為吸氣時，我們傾向無意識地收縮髖關節屈肌群，反射性地關閉腎翅所處的後背部。這種收縮屬於自然的上行氣模式之一，此時心智紛亂且迷失在散漫思緒中。發生這種情況時，吸氣／上行氣模式會脫離互補的吐氣／下行氣模式，於是下背部的肋骨變得緊繃且塌陷，中斷了腎翅模式。**當我們的思緒漫遊時，上行氣通常就會脫離下行氣，使感知模式和思緒飄離當下。**

吸氣時，如果我們留心地將意識帶到互補模式的下行氣種子，從而穩定尾骨、擴展腎臟部位，並避免收縮腰肌和腰方肌，那麼，上行氣模式便從中軸對稱地開展，不會脫離或飄離。保持順暢、上升和擴張的腎翅模式，可以創造了這種統一，並完全展開、提高橫膈膜的後方，使肺的下半葉膨脹，並且激發了一種覺醒、穩定和對稱的開闊感。

腰肌按鈕

腰肌按鈕（Psoas Buttons）是腹部的兩點，我們可以從這兩點來練習縮回或拉進腹部，以利腎翅開展機制的意識。**將注意力帶到腰肌按鈕，也可以增強我們對骨盆底肌群的意識，並幫助形成根鎖。**我們可以想像腰肌按鈕是下腹部兩側的小圓形區，連結至身體深處實際的腰肌。「按鈕」位於兩側腰肌內緣（Medial Edge）的前方，大約是肚臍下方四或五根手指寬度，由該點開始，再向左與向右約三或四根手指寬度。它們在恥骨外緣上方約一、兩根手指的寬度。腹橫肌最下段的結締組織纖維，由下腹部一側穿越至另一側，這條帶狀肌肉恰好越過恥骨上緣，並經過我們所感覺到腰肌按鈕。

你可以想像腰肌按鈕就像電梯按鈕，它們就是這麼實在、安全與容易啟動。用手指或指甲尖端輕輕觸摸，使它們向身後拉一些。這種感覺應該是手指或指甲彷彿具刺激性，使腰肌按鈕縮回，而不需用力按壓。透過刺激腰肌按鈕，腹橫肌下段的纖維收到信號，使腹部呈現彷彿鍋子狀，向上浮出骨盆。我們可以利用觸摸腰肌按鈕的意象來訓練肌肉，獲得有效的吸氣模式。

1. 坐直，把意識帶到呼吸。將兩隻手的指尖放在下腹部的腰肌線。當按壓腰肌按鈕時，不需要太用力。
2. 除了指尖，你還可以將小木釘或筷子的尖頭放在腰肌按鈕上，以集中注意力。
3. 在平順、深深吸氣的過程中，持續觸摸腰肌按鈕，提醒自己將腹壁最下端略微縮回，使骨盆底紮實，同時保持下行氣模式啟動。當你找到並啟動腰肌按鈕，感覺就像坐骨向下移，同時第十二節肋骨向外擴張。

4. 吐氣時,指尖移開下腹部。在平順均勻的呼吸模式下,保持
   心智集中,觀察升起的感覺。吐氣結束的尾點,特別注意骨
   盆底肌群任何移動、緊實或啟動的感覺,彷彿將整個下行氣
   模式的種子植入骨盆底部中心點。

5. 輕輕地將指尖點回腰肌按鈕,再次吸氣,啟動並均勻收縮橫
   過下腹部的肌肉。

6. 重複這個呼吸模式,用手指提醒腰肌按鈕收縮,同時不勉強
   控制吸氣。吐氣時抬起手指,並在整個海浪般的呼吸中建立
   腹部呈鍋狀浮起的感覺。

**腰肌按鈕的意象,代表輕輕觸摸按鈕就可以進入更複雜深入的
過程,而這其實就是在培養臍鎖和根鎖。**腹橫肌明顯感到緊實,
且不會高於肚臍下方的兩根手指寬度。如果腹部過度收縮使得上
方腹壁肌肉也收緊的話,根鎖就無法明顯地出現,此外,上腹部
過度緊繃會妨礙完全紮根的感覺。當吸氣與吐氣的模式合一,並
由中軸下方的神經站傳遍整個身體,透過腰肌按鈕而啟動的臍鎖
與根鎖,就成為深層情緒轉化的前導。

為了要在吸氣時確實收縮腰肌按鈕,當一開始吸氣,恥尾肌
(PC,Pubococcygeus Muscle)需有明顯的緊實感。想像收縮骨
盆底組織,彷彿從肛門前緣向後上方拉起拉鍊,並一路拉至尾骨
前側表面,直到薦骨中央。骨盆底部的整個區域由前至後,以及
薦骨洞穴內側都感覺潔淨與清晰。你可以想像吸氣的動作是從骨
盆底部中心正上方開始啟動,來加強這種感覺。

透過練習,即使並未觸碰腰肌按鈕,你仍可以在整個吸氣過程
中,使骨盆底部和下腹部保持靈敏與紮實。另外,在吸氣頂點,
當頸部的斜角肌收緊並使上肺葉充滿空氣時,這點尤其特別重

要，因為此時心智往往會閃動，造成無法連結下行氣相關的身體感知，而吐氣模式的根就在中脈和骨盆底。這種上行氣和下行氣的失聯常常發生，因此我們從各種略微不同的角度持續研究，而利用腰肌按鈕可以有效地點出這種微妙且難以捉摸的內在形態。

象神肚子

我們所說的象神肚子，是一個通體的意象。象神，是一位擁有象頭的神祇，人們視之為可愛、快樂、輕鬆、充滿智慧的代表，並且持有中脈的奧秘。從形而上的瑜伽角度，「奧義瑜伽（Esoteric Yogas）」中，祂代表矛盾思維的理念。象神顯著的特點是祂的腹部由前至後、由左到右非常寬闊，且肚臍周圍勻稱且飽滿。在最美麗和優雅的藝術表現中，象神的下腹部，就在恥骨的頂部有小小的凹陷。在繪畫中，祂經常有塊布裹住臀部、垂墜在身體四周，用來提醒能量聚合在祂腹部漂浮「鍋子」的下方。這塊布通常在人體肚臍下方約四或五根手指寬度的位置打結，有時，那裡會鑲一顆珠寶。

象神絕對啟動了腎翅、薦骨洞穴和腰肌按鈕！祂就是根鎖。漂浮且快樂的肚腩立即激發遍布全身的整合模式，以象神形式完美無缺地表現：大大的耳朵傾聽著無限的神聖之音（Nāda）；深邃明亮的眼睛反映了對所有情況和眾生抱持著睿智、幽默和慈悲的觀點；長鼻子代表全然潔淨的脈。當然，也有完美肩膀順位，通常至少有四條胳臂，因此祂清楚地接收到呼吸和身體中所發生的細節，以信任、智慧、開放心態統合互補的對立面。

據說，在無數的練習之後，可以把下行氣（向下收縮的模式）沿中脈向上拉至肚臍根部，同時允許上行氣（其本質是擴張、開展

的模式）被向下拉至肚臍的平面。象神自然地顯化這種合一。

　　瑜伽練習中，當兩種呼吸模式在臍輪（肚臍根部）結合，你可能會感覺到明顯收縮下拉的下行氣，與如花綻放般的上行氣合一，從而喚醒了平行氣，這是氣位於肚臍內的平衡形式。平行氣與消化的火與功能相關，可以整合相反的感覺模式，從而有助於整合身體中，在概念上對立和互補的運動模式。試著去想像象神具體化的形式出現在臍輪中，放鬆但刻意的、無拘束的合一，自然地使我們感覺到平行氣及其具穿透力的形式。這可能需要好幾輩子的練習才會發生。

Apane ūrdhvage jāte prayāte vahnimaṇḍalam
tadā'nalaśikhā dīrghā jāyate vāyunā 'hata（v. 65）

tato yāto vahnyapānau prāṇamuṣṇasvarūpakam
tenātyantapradīptastu jvalano dehajastathā（v. 66）

tena kuṇḍalinī suptā saṁtaptā samprabudhyate
daṇḍāhatā bhujaṅgīva niḥśvasya ṛjutāṁ vrajet（v. 67）

bilaṁ praviṣṭeva tato brahmanāḍyantaraṁ vrajet
tasmānnityaṁ mūlabandhaḥ kartavyo yogibhiḥ sadā（v. 68）

當下行氣下趨之際，使其反轉，直達火之輪（肚臍）；當下行氣觸及火焰，燃燒延長了。當下行氣和火焰通達炙熱本質的上行氣，身體的熱能愈發旺盛。徹底熱醒了沉睡的昆達里尼，像條蛇般，她被棒子打醒並伸直了。然後，如蛇般，她進入她的洞，梵天脈。因此，瑜伽士應該持續練習根鎖。

—— 《哈達瑜伽經》，第 3 章，第 65-68 行

眼鏡蛇頭罩

眼鏡蛇頭罩是非常有體現感、直覺和實用的意象，可以開發重要但難以捉摸的內在動作和連結，並促進通體動作模式。當眼鏡蛇警戒或被催眠時，從牠的背面就能很清楚地觀察到牠充分紮根的重要性，以支持穩定、擴張、連結的上半身。當蛇坐在地上，從捲曲的休憩姿態立起，其上背部和頸部（謂之頭罩）開展和擴大，將能量的線，向上與向外地，將身體兩側連接起來，在蛇頭後方形成了彷彿貝形舞台 [13] 的形狀。這個意象對瑜伽練習很有益處，因為我們直覺地感知 Vinyāsa 連結——在吐氣模式向下紮根，使吸氣時可以向上與兩側擴展。眼鏡蛇頭罩甚至也描述了，當我們的手臂高舉過頭時，背部與肩關節後方開闊的感覺。在許多的姿勢中，從下犬式到上弓式（Ūrdhvā Dhanurāsana）都可以感受到（見附錄四：眼鏡蛇頭罩圖示）。

在體現這個形態的冥想中，想像你是穩定、清醒和靈敏的，仔細聆聽著擴張頭罩邊緣的聽覺空間，你可能會感覺到整個背部變得開闊和升高，彷彿你是隻正在甦醒的眼鏡蛇。像蛇一般擴張的感覺，會從腎翅區域開始，這將刺激骨盆底彷彿尾巴內捲的下行氣模式下沉，然後背部升高且擴張。

眼鏡蛇頭罩模式繼續均勻地延伸至頭頂，如果你釋放嘴部的緊繃、放鬆上顎，並且眼神柔和地微笑，就可以使這個模式栩栩如生，而非如作夢般失焦。你可以保持警覺——仔細反覆地聆聽，如同任何值得尊敬的蛇一般。同時，這個模式自然的反作用——Vinyāsa，是心中央的開闊，成為眼鏡蛇頭罩模式的焦點，而牠庇護與仰慕心中央的摯愛。

---

13 這種舞台設計多用於戶外，類似半球體的凹洞，背面的牆面作為音響反射板。

我們可以透過許多方式觀想眼鏡蛇頭罩，從簡單地感覺某樣東西擴大且蓋在頭頂上，到觀想精確詳盡的複雜意象。

例如：你可以想像自己坐在一條捲曲的尾巴上，由尾巴延伸出成千上萬的眼鏡蛇頭沿著你的背部向上，微微地在頭頂彎曲形成頂篷。也許這些無限擴張的蛇頭，都戴著高貴的珠寶，每個頭都以無窮的觀點、無數種語言唱誦經文或詩歌。你的上半身保持安定、有力和開闊，同時也流暢堅定地在蛇的基部紮根。你的耳朵和聽覺維持傾聽純粹嘈雜的聲音（心智沒有在挑揀客體），使神經系統開展與舒緩。隨著覺知重新聚焦於這個幾何形狀的一體性——從背後與頭頂的蛇頭，這種完整感就沉澱進你的身體，輕輕地融化到心中央，與貫通身體的中軸。由心的核心至頭頂，彷彿所有的蛇頭都在庇護和崇拜這個神聖空間，同時，從肚臍向下，有種深入大地的紮根感。

maṇi bhrātphaṇā sahasraravighṛtaviśvam

bharāmaṇḍalāyānantāya nāgarājāya namaḥ

向娜迦 [14] 之王致敬，

對無限、曼陀羅的持有人致敬，

祂以成千上萬的頭罩擴張至宇宙中，戴著鑲有閃閃發光的高貴珠寶。

——《龜往世書》[15]，第 9 章，第 5 行

如同其他意象，體現眼鏡蛇頭罩對體位法練習非常重要，因為有助於引發感受，讓我們慢下來，使喋喋不休的心智暫停。我們

---

14 Nagas，在古老的吠陀文獻中曾記載這種靈性生物，是與水有關的蛇神。乳海翻騰的神話中，神祇與惡魔以娜迦之王為繩，取出長生不死的甘露。

15 Kūrma Purāṇa，往世書是古印度文獻的一種分類，內容涵蓋了神話、傳說與傳統歌謠，主要以梵文撰述。《龜往世書》是以化身為龜的毗濕奴神命名。

不會跳到習慣性的故事線中，也不會對情況、順位和形式，或自己的瑜伽練習妄下定論。

　　一種心理和生理的寬闊感，讓我們可以放心地被未知淹沒。對升起的新鮮觀點保持開放，與深深尊敬心智、氣、眾生和宇宙等一切轉化過程。透過觀想眼鏡蛇頭罩的冠冕，與溫柔地神繫心中央的摯愛，即使身處浩瀚宇宙，我們仍有安全感。如果你把心抓得太緊，想要攫取心中的珍寶或達成某種目的，那麼，你僅擁有一條脫逃的猛蛇！真正體現和享受眼鏡蛇頭罩的要素，是實現不執著和真誠。

皮膚之流

　　皮膚和腦（外胚層），都是由子宮內相同的胚胎組織層發育而成，它布滿了神經。當注意皮膚的特定區域時，我們就啟動該區敏感性，可以感覺到結構的走向，以及皮膚底下的肌筋膜層所存在的張力。**良好順位的特徵之一，就是皮膚似乎更加清醒和充滿活力，彷彿正在發光。**

　　我們指的皮膚之流，其實就是指皮膚底下的肌筋膜放鬆或延展的特定模式。真正的皮膚當然不會流得很遠，如果它流得很遠，有紋身的人會發現刺青在身上亂跑。

　　你必須專注於空氣接觸皮膚外層的感覺，才能感受皮膚之流，或者至少能想像皮膚可以在脂肪組織層上方移動和滑動。例如：當坐著或站立在良好肩膀順位時，仔細專注肩胛骨與覆蓋的肌肉和皮膚，它們也正以正確的方式擴展和下降，同時感覺到胸部的皮膚開展，向上與向外流過鎖骨，同時，腋下前緣的皮膚向上、向後與向外流出。

　　這需要細微層的覺知或收攝，輔以注意力和皮膚表面放鬆感，

促使胸大肌輕微地伸展。這個運動的整體感覺，是帶領將肩關節前側的皮膚向上與向外推抹開，越過肩關節。同時，腋窩後方感覺到向下與向前流動，並且擴張。這使得第十二節漂浮肋骨後方的皮膚擴張，並且釋放菱形肌和上斜方肌不必要的緊繃。如果你專注於這些感知，可能會感覺到彷彿頭骨後方的皮膚變得柔軟，並沿著脊柱兩側向下流。

在許多姿勢中，當頭部、頸部和肩膀的良好順位終於化現，這些區塊都會放鬆開，而喉部前側的皮膚，會自然感覺柔軟且光亮。趁著這個絕佳的時機點，將呼吸注入感受，並想像皮膚向上流往喉嚨的後方，這會自動柔和下顎的張力，與釋放上顎根部。以這種方式專注於皮膚運動，就可以激發通體模式整合的覺知。

遍行氣的功能之一，是展現出皮膚之中的氣，或智慧。遍行氣沒有自己的中心或家，但它整合身體廣大的體表結構與其環境，然後回到身體核心，無所不在地連結所有系統。

氣和智慧沒有自我形式，且樂於連結系統、支持、擁抱和溝通，而皮膚之流正是這種順位和形式的秘方。

抓住蛇尾巴

抓住蛇尾巴的意象，能輔助擴展已整合的通體模式，方法是透過骨盆底邊緣紮根的感知。在這個意象中，保持我們的「尾骨」穩定，是啟動身體吸氣模式的先決條件，而這裡的尾骨指的是尾椎骨，是附著在薦骨底部的一塊小三角形骨頭。

多數人的尾椎骨是自然地向下捲曲，並稍微內捲的朝向骨盆前方。我們有時會說尾椎下沉或移動，因為當骨盆底肌群緊實時，它可以稍微移動。然而，由於尾骨與薦骨相連，事實上它的活動度非常小。因此，與其視它為一小截，我們應該想像自己真的有

長而有力的尾巴，就像動物王國的其他成員一樣。這樣的觀想，可以幫助我們做到尾骨的運動，並且或許足以啟動我們想要激發的氣流模式。

想像一下，擁有龍、蛇或猴子活力充沛的尾巴，是什麼感覺？把這種感覺帶入骨盆底尾椎骨的運動模式，使它在神經系統中變得很明顯。當然，對於大多數的我們來說，只是要找到尾椎骨與盆底肌群——包括恥尾肌、髂骨肌（Iliococcygeus）和尾骨肌（Coccygeus），可能就已經很困難。你可以透過反覆擠壓和放鬆肛門括約肌或凱格爾運動（Kegel Exercise）來開始定位大致的範圍。透過練習密切注意在完全吐氣時該區域所發生的運動，就能連結骨盆底中更精細和智慧的層面，特別是吐氣結束時，你加上簡短的噴氣，幾乎就像給呼吸一個標點符號般。透過連結骨盆底，你可以更容易利用想像力來改善動作並了解該部位。想像你有一條尾巴可以引發尾椎骨的覺知，以及意識到尾椎骨與骨盆底肌群一起活動的微妙能力，這種覺知最終開始喚醒根鎖。

抓住蛇尾巴是一種雙向的運動，彷彿從刀鞘中拉出一把彎刀，使兩個親密相關的結構，往相反的曲線流動。這個雙向運動，能使薦骨意識與尾骨意識分離。

薦骨像尾骨的「母骨」，始終在尾骨上方準備隨時伸出援手。在極端、完全只有下行氣的運動中，薦骨傾向跟循尾骨的運動方向，因此當收起尾巴時，你可能會發現自己同時收縮腹部和臀部的肌肉，並彎曲脊柱，導致整個骨盆傾斜或拉扯，並有可能關閉全身互補的上行氣模式。坐直的時候，保持薦骨向上與向內移動的傾向，並讓尾骨向下與向內移動。分離尾骨與薦骨的運動，有助於根鎖形成，並使骨盆底覺知愈趨精細。

尾巴的運動，當然包含了與恥骨的溝通。除了保持薦骨與尾骨

幾近獨立的運作，我們也要讓全身維持正確比例的上行氣模式。恥骨屬於上行氣家族，反映了開闊的心。當「由尾巴穩固姿勢」時，通常旨在互補面的脊椎保持心開放的品質，而非只有下行氣模式的內捲和屈曲。在這些情況下，我們灌溉尾骨下沉和略微向前的感知，同時薦骨彷彿向上與向內的浮進身體（進入下腹部），而恥骨也下沉並向後朝向尾骨。

這些都是非常細微的動作，由前至後、由左至右，創造了骨盆底部的緊實平衡。正確完成以上動作之後，便可以喚醒腰肌，減輕薦髂關節的壓力，為根鎖的出現打好基礎，並且促進脊椎、四肢和身體做到合一且完整的運動。

腳板反映骨盆底

當練習站姿，甚至坐姿，只要是控制腳板和腳趾進入整合姿勢和動作時，骨盆底便會啟動，幫助協調工作。由於初學者很難連結至骨盆底，因此，專注在腿部與腳板，試著啟動互補與相對應的肌肉和結構會比較容易，而這麼做也可以刺激骨盆底自然覺醒。這就是腳板反映骨盆底——彷彿腳板是骨盆底的大使，透過它傳達訊息到如祖國的骨盆底，進而通知全身進行動作微調和順位。

髖關節周圍各個肌肉群，透過驚人幅度和多樣性的動作，進行收縮、伸展、外展、內收、內轉和外轉。骨盆底讓這些動作相互平衡、協調，並配合脊椎的活動，已做出稱職、連續、有時極細微的調整和適應。在無數練習後，腳底和骨盆底的關係逐漸變得親密、直接相連，因此**「喚醒」腳板可以增進連結骨盆底部的能力，並提高所有瑜伽姿勢中的動作整合度。**

在站姿中，進出姿勢的動作與「終結」的形式幾乎一樣重要，腳部必然地反映出身體結構上的需求。許多瑜伽教師可以透過簡

單觀察學生如何使用腳,來診斷、預防或治癒許多結構性問題。學生有時候會以為站姿基本上是靜態的熱身運動,以至於經常漫不經心地進出姿勢,忽略了以整合方式微調所需的結構線。

懶惰、鬆散、暗沉沒有能量的腳和腿,導致整個姿勢(更甭提練習者)承受痛苦。透過啟動股四頭肌,並維持膕旁肌的緊實,是喚醒腳和腿的另一種方式——藉由腳心穩固的專注感知,保持大腳趾與腳跟的同等向下紮根。如此帶著智慧進入骨盆底,仔細觀察,你可能會注意到骨盆底在不同區塊移轉的緊實模式。

每隻腳有三個足弓:第一是強而有力的內側足弓,從大腳趾的第一個關節(靠近趾球)延伸到內腳跟前緣;第二個較小但重要的外側足弓,從小腳趾的第一關節延伸到外腳跟;最後是腳中間橫向延伸的橫弓。這些足弓使腳部擁有彈簧般彈跳的潛力。

在山式,腳掌併在一起並注意到這些足弓上提的感覺(即使你是扁平足),有利於觀想足弓和醒覺的骨盆底之間的關係。同理,在根鎖練習中,你可以想像骨盆底的中點上提與腳的拱門上提相似,感覺彷彿由左至右、由前至後呈現圓頂般的弧度。當然,要區分骨盆底部和周遭所有的肌肉,說比做來得容易,然而,我們可以熱切又聰明地利用腳板來理解。

你可以利用想像力來喚醒腳部——在站姿中,想像穿上一雙襪,你必須將每一隻腳和腿部向外推,同時將襪子拉向髖關節。想像襪子就是你的皮膚,當你啟動腳向外與向下推出時,可以在腿部創造光亮且覺醒的狀態,使腳和骨盆底明顯的緊實。

腿部在空中的體位法姿勢,如頭立、肩立和手立,甚或躺著抬腳靠牆時,腳和腿的收緊和結構,是完整表達姿勢的關鍵。例如:當練習孔雀羽毛式(Piñcha Mayūrāsana)時,怠惰的腳和腿,或許仍可因運氣好而維持搖搖欲墜的平衡。相反地,在高度品質

的姿勢展現裡，脊椎感覺彷彿延伸到天花板，姿勢的根基感覺穩定與堅固，而腳與腿必須完全活躍和清醒。

如同練習的許多其他面向，你必須緩慢而有耐心地，感受透過腳與骨盆底連結所帶來的直接及更多的效益。氣、肌肉與筋膜線之間的連結，會自然地愈來愈鮮活。不僅你的思考過程或技巧運用有益體位法，動作本身也會受到啟發和整合。

上顎反映會陰

在 Vinyāsa 練習中，進出姿勢的動作與姿勢本身一樣重要，我們可以很容易地在上顎（嘴巴頂部）和會陰（骨盆底）之間找到簡單但深刻的關係。**上顎反映會陰，是結合身體外在和內在間波浪般運動模式的基本要素**。在任何姿勢中，即使調整姿勢的一小處，如手的形狀、舌頭鬆緊度或者鎖骨的運動，都會在整個身體產生漣漪效應。

這些相互穿透模式之中，最主要的模式是在脊椎沿線，並與呼吸相關：上升、延展和擴張的上行氣（吸氣）模式，以及互補的對立面，也就是下降、屈曲和收縮的下行氣（吐氣）模式。在調息法練習中，當下行氣啟動時保持上行氣的基本模式，反之亦然，這是平靜和澄淨心靈的關鍵。在體位法練習也是如此，我們發現這兩種模式之間有一種相互反映的關係，激發了練習中更完整的運動。

例如：當我們在拜日式中前彎進入 Dve 式（屬下行氣動作）時，我們保持脊柱相對伸直，以及心的開放，而透過放鬆上顎後方，彷彿默默地說「啊」，這個動作就可以很容易做到。在此階段，有一種乘著呼吸的感覺，彷彿呼吸是海浪。上顎變得像是浪上的衝浪板，而我們對動作細節的關注使我們成為衝浪者。

當我們關注升起的每一個微小、轉換的訊息，就可以使過程保持平穩。當吐氣接近結束，如波浪的模式移轉，當我們感知到骨盆底收緊時，身體出現了下行氣屈曲和輕微的捲曲模式，因為下行氣凝聚的種子就位於骨盆底中心，可以在吐氣結束（類似調息法練習）時感覺到它。隨著呼吸轉移和開始吸氣，透過找到薦骨前側「舀起」的感覺，我們可以精煉此時結構上的重點——持續連結吐氣的種子點。在吸氣最頂端，乘著呼吸的浪峰，上顎放鬆，骨盆底重組。然後，隨著呼吸繼續，浪的模式也再次啟動。

這種上顎與會陰關係是一種全身模式。把注意力集中在會陰和上顎絕非排他性的聚焦，而是作為進入通體覺知領域的門戶。它是極具快感的。當我們變得太教條化，並試圖迫使身體進入一些不自然的目標外形，這個模式通常可以減輕姿勢中的緊繃。透過乘著呼吸的浪和連結上顎與會陰，使任何形式的瑜伽練習，都留下了愉快的冥想餘韻。

鉛垂線

當體位法、調息法或禪修等練習逐漸成熟後，我們很容易體驗到中軸、中脈或由上至下的鉛垂線。**鉛垂線為感覺、思想、感受和氣的運動提供了細微身的參考點，使它們可被組織和理解，並且反映身體的自然智慧。**在心智安定時，很容易可以感覺到鉛垂線，提供身體結構一條清晰的方位軸線，於是，透過均勻平順的呼吸，動作可以自然而然到位。

一個開始讓感覺和理解鉛垂線的佳機，是體位法練習之際，特別是進出姿勢時。例如：當我們向側邊扭轉，或在背彎之後接著前彎，這些相反卻相互依存的身體模式，會逐漸變得平衡和整合。隨著這些模式相互同步，我們不再陷入習慣性模式，不偏愛

某個特定方向的運動。

我們從左到右、由前至後感到平衡,保持兩種模式完全清醒,使氣(以及心智)來到自然的暫停。在這個暫停中,出現了瑜伽懸止(Nirodha)的生理狀態,或者是暫停心智運作,這是種純粹且無偏見的專注力。在這種狀態下,很容易感覺到身體的中心線來作為專注力流動的通道。當站立或坐直時,這條中央通道對應於鉛垂線,而當躺下時,我們把它稱為中道或中心軸。

體位法練習可以揭露鉛垂線,你可以透過觀想來增強這個意識。例如:想像自己彷彿馬戲團表演者,正在試圖平衡鼻端的一根桿子,你必須在前、後、左、右和四周做許多補償運動。練習許久後,你偶爾會找到桿子的平衡點,此時,所有微小的調整動作暫時停止,你完全沉浸於平衡的過程,發現自己處於高度專注與平靜的空間。這項技巧結合了適當的補償運動、當下均衡的專注力,以及對結果不執著。找到鉛垂線實際上是練習努力和放手的具體化過程,如《瑜伽經》所述:

abhyāsa-vairāgyābhyāṁ tan nirodhaḥ

透過練習和放下,使心智的波動懸止。

——《瑜伽經》,三摩地篇,第 12 句

Abhyāsa 可以翻譯為「練習」或「努力」。無論是平衡鼻端的桿子、進入困難的體位法,還是只是處理複雜的生活,這點都是至關重要。同時,**放下技巧、理論、期待,以及留在當下也是一樣重要**。如果你在過程中過於勉力,根本就行不通;如果你完全放棄,它也不會奏效。

在生活的許多情況下,以及瑜伽練習中,你必須付出足夠、專

心和有目標的努力，但同時全然放下，沒有帶著一絲懶惰，或是放棄理想或形式。你必須同時擁有這兩種品質。

站在山式時，我們鑽研其微妙之處也是相同道理。我們平衡上行氣和下行氣，有時把它們擠在一起，有時放鬆與讓姿勢順位發生。外在姿勢的對話，在腳跟與腳趾、內旋與外旋、上與下、上顎與會陰、恥骨和尾骨之間。並且持續延伸至無限微妙的感知、形式和順位層次。以上這些使我們能夠找到鉛垂線的感覺。

無論注意力在鉛垂線的哪一點上，身心都能夠感覺到上行氣與下行氣合一，並帶來那種往四面八方的均衡開闊感，彷彿花朵向陽光敞開一般，氣的擴散和錯綜複雜的覺知，使我們能夠透過骨盆底和上顎根部維持連結中脈。

為了能更深的體現，我們可以觀想鉛垂線像根麥稈，它從身體中央和腿部中間向下延伸至地心，同時從骨盆底中心沿著中線上升，向外穿過頭頂。隨著這個意象在神經系統中清晰，我們感覺這條線彷彿一條導管，而注意力可以很容易流過其中。我們也可以把麥稈的意象替換為廣義的感受，或者能量、光或液體的運動，或氣流過一條管子，也許我們最終可以稱之為「中脈」。

自由和光明

觀想練習，本身就是完整的路徑，當不同的意象和冥想交會時，豐富了練習。不同的觀點揭示了多種自我參照的矛盾，而抱持開放心態看待它們，就有助於精煉智慧。觀察形式、思想和感覺的變化，可以帶來深刻且自由的領悟——雖然我們的確是具有實體的生物，但我們並不等同這個身體，或者說這個身體並非堅

實不變而永恆的現象。我們重複的提醒自己保持感官清澈和覺醒，包括打開耳朵、放鬆上顎的同時也放下成見、專注連結呼吸，並總是深入體會當下的經驗。

這就是為什麼在憤怒、不安或分心時練習瑜伽必須非常小心。當心智被極端失衡的心理或情緒所主導，或者身體有細微層面的緊繃和抗拒時，我們不可能真正臣服於升起的一切，而且也不能充分檢視（並擁抱）相反的觀點。當你堅持緊繃與不平衡所控制的單一觀點，那麼錯誤觀念、誤解、受傷和不善巧的行為極有可能控制你的想法和行為。

這並不是指我們在不安時不能練習，事實上，有時練習才能帶來平衡的解藥。但是，當狀況特別不好的時候，你必須謹慎地練習，帶著向未知臣服的覺受，一次又一次地重新開始。以這種方式練習往往可以消除失衡，尤其如果你能「每天、整天」的持續。

而這就是關鍵點：**在生活和練習的起起伏伏中，我們必須專注地持續練習。**觀想和通體順位模式，有助於連結、整合和統一相反模式的內在體驗。有數以千計的觀想和許多通體感知模式，透過它們，我們可以找到放下自我的整體經驗。其中任何一項都可以幫助你放下成見，使「你」消失，並揭露重要而矛盾的悟性。一旦你完全臨在身體中，它就消失了，變得空和開放。掩蓋於逃避與攀附的散漫心智，也自然地回歸冥想。沒有一種萬靈丹可以帶你通往這種醒覺——必須從你實際的處境出發，包括內在、外在、平靜或躁動的心智，因此，你可以找到念頭和身體習性模式的懸止。

正如在禪修中，當我們體驗身體的細微層面，幾乎任何長時間練習者都可能進入彷彿意識轉變狀態或出神感。這可能令人著迷、但卻危險，因為若缺乏適當的穩固，意識轉變的狀態可能使

我們偏離正軌。我們可能看不清一個事實——**出神並不代表我們很特別。**

事實上，如果我們誠實、開放地進行練習，所有升起的一切都會讓我們感到更加平凡、更正常，更像自己。**最重要的領悟並不是看到你心中發光的神祇，而是理解到與他人相較，你實際上一點也不特別。**更確切的說，你的特別之處，在於你對自己的無所特別，感到啟發與喜悅。

第四章

瑜伽力學

解剖學要領

在 瑜伽練習中，古典解剖學補充並提供許多觀想和 Vinyāsa 的相關資訊。本章包含一些與瑜伽姿勢和內在形態特別相關的解剖學主題，希望這些基本資訊可以成為你未來研究解剖學的跳板。

系統

從瑜伽角度學習解剖學的一個好起點，是觀察姿勢中的 Vinyāsa 運動模式，與骨骼、呼吸和肌肉系統之間的關係。

由骨骼和關節組成的骨骼系統使我們可以活動，並為人體軟組織提供形體的支架和保護框架。骨骼的特定形狀和尺寸，及其在關節處透過韌帶（連接骨頭之間）和肌腱（連接肌肉與骨頭）的連

結提供了活動範圍，並且影響姿勢的適當順位，以達到最穩定的
支撐。

　　練習瑜伽的方法之一，是從軸向（Axial，脊椎、肋骨和頭骨）
或附肢（Appendicular，肩膀和骨盆帶、臂、腿）骨骼來觀察姿勢。

　　從軸向骨骼的角度來看，我們透過想像脊椎骨骼以自然的 S 形
曲線疊在一起，為延伸或直立形體提供力量、穩定性和活動度，
因而我們最終可以感覺到鉛垂線。

　　在呼吸時，感覺包圍肺部並附著於橫膈膜的肋骨運動，可為調
息法和動作提供很有益的資訊。從附肢骨骼的角度來看，可發現
穩固而充滿智慧的骨盆腔和骨盆底連結至身體核心，它們一起向
外延伸並紮根入地。

　　肌肉系統可能是人體內最可觸知的系統。我們可以確實看到肌
肉移動，如肱二頭肌啟動時。將意識帶到特定肌肉的特性、功能
和形式，及注意其與骨骼和呼吸的關聯，可以立即「喚醒」姿勢。

　　肌肉組織由長形細胞組成，並根據功能有各種不同的尺寸和
紋理（橫紋肌或平滑肌）。有一層叫做「肌筋膜」的結締組織包著
肌束、單一特定肌肉和肌肉群，並從頭到腳連結整個身體。隨著
動作，想像肌肉順著纖維收縮或放鬆，並搭配著呼吸及對應的骨
骼，而這一切都是透過肌筋膜來協調，真是太有趣了。

　　從呼吸器官和結構的肉身角度，來觀察和感知呼吸系統，包括
肺、肋骨、橫膈膜等等，此外，也以細微身層次的脈和氣的流動
來觀察與感知，這對我們的體位法與呼吸練習極其重要。

　　為了使瑜伽練習成為一種冥想、合一的形式，很重要的是觀想
動作中呼吸的流動，並使之與身體其他的系統和諧運行。

基本術語

主動和被動的活動範圍：主動的活動範圍，是指透過局部肌群的收縮，產生對關節直接的影響，並使其有一定程度的旋轉、屈曲或伸展。被動的活動範圍，是指當移動關節骨骼的力量並非直接來自於關節周遭的肌肉，相反地，那些「局部肌肉」保持柔軟，因此並不會妨礙或限制運動。Vinyāsa 練習中常有主動和被動活動相輔相成，以達成期望的結果。

主動肌（Agonist）或拮抗肌（Antagonist）：一條肌肉可被稱為主動肌——「原動肌」或引起運動，或者也可被稱為拮抗肌——抑制或相反的運動。例如：豎脊肌和腹肌都與脊椎的伸展或屈曲相關。在脊椎的優雅運動中，它們共同合作，分別輪流扮演主動肌和拮抗肌的角色。

解剖學姿勢：身體結構的空間背景謂為解剖學姿勢，用來描述身體朝前、手臂分置兩側、手掌向前。靠近頭部的結構為上（Superior），靠近腳部的結構為下（Inferior）。前（Anterior）結構是較靠近身體前側，後（Posterior）結構是靠近背部的結構。內側（Medial）指靠近身體中線的結構，外側（Lateral）指遠離中線的結構。近端（Proximal）和遠端（Distal）描述相對於參考點（通常是身體核心）較近或較遠的結構。淺（Superficial）和深（Deep）指與身體表面之間的距離，而淺為較近。

共同收縮（Co-contraction）：指同時收縮相對的肌肉群。相關肌肉共同收縮並持續調整，可達到運動和穩定度的所需效果。例如：膕旁肌和股四頭肌共同收縮是單腳平衡的必要條件，可帶來穩定度和適任的動作反轉性 [16]，這也是在 Vinyāsa 練習中的基本

原則。

離心收縮（Eccentric Contraction）：當一條肌肉為了阻抗所選擇的運動方向，它同時收縮和延長，該動作稱為離心收縮。例如：在上弓式（Ūrdhvā Dhanurāsana）中，應該輕微收縮腹直肌，並允許其延長（離心收縮）。這樣可以保持相反方的肌肉放鬆——腰肌和豎脊肌——以保護下背部不會受到擠壓。

起端（Origin）和止端（Insertion）：肌肉的起端是較近端（靠近身體中心）的點，因此通常更穩定。止端是肌肉連結至可移動骨頭的附著點，也就是止端會在肌肉收縮時被拉向起端。在複雜動作中，肌肉運動可能不會遵循這項規則。例如：當你從拜日式的第二式（Dve）站起時，膕旁肌拉動坐骨使其向下往地板移動。在這種情況下，坐骨是止端。然而，當擺動腿時，如走路，坐骨的附著點被視為起端，因為相對被拉回的腿，它移動較少。

相互抑制（Reciprocal Inhibition）：當兩條肌肉（或兩組肌肉）產生相反的動作時，便是相互抑制的合作，而這在神經系統中會自動發生。例如：在關閉或打開膝關節，股四頭肌啟動時，相對的膕旁肌會自動放鬆。藉由刻意的共同收縮，相互抑制的運動模式就可被打斷。

---

16 Reversibility，反轉性基本上代表能在任何時間點停止運動，然後以最輕鬆的方式反向運動。這是個普通但重要的技巧——以最輕鬆的方式或最少的準備動作，即可往任何方向移動。換句話說，如果你能倒退回到原點，也可以往任何其他方向移動。這就是運動訓練的最終目標。

結構

脊椎

透過對脊柱的簡單概述，我們可以了解許多在練習中所感知和理解的運動和形式。脊椎由三十三個骨頭（脊椎骨）組成，從尾骨到顱骨（頭）以自然 S 形曲線堆疊而上。脊椎是使我們可以站立、彎曲和扭轉的主要結構。根據形狀和功能，脊椎區分為頸椎（頸部）、胸椎（上背）和腰椎（下背）。在描述姿勢時，簡寫有助於了解肌肉和骨骼的關係，如第四節腰椎簡寫為 L4。

在每組椎骨之間，有盤狀組織作為緩衝並幫助脊椎平順移動。自然老化、事故或錯誤姿勢都可能會損傷椎間盤或導致「突出」，使椎間盤自椎骨之間滲出。在瑜伽練習中，練習者和老師都應該特別小心和謹慎，避免這類傷害。

上顎和舌頭

上顎指口腔的整個頂部，包括兩個部分：硬顎，位於前排牙齒後方的骨骼結構；軟顎，口腔後上方的柔軟且可移動結構，由包裹在黏膜中的五條肌肉組成。

這些肌肉對於呼吸、吞嚥、關閉或允許空氣從口腔流至鼻道至關重要。從內在形式的角度來看，懸垂雍——喉嚨後方水滴狀突起組織——也包括在軟顎中，因為它與軟顎的五條肌肉一起密切運動。當談到上顎的根時，我們實際上是將意識帶到軟顎後上方、隱密但高度敏感的區域，其位置鄰近腦下垂體。

上顎與呼吸模式極為相關，也與骨盆底和根鎖的緊實有關。雖

然舌頭實際上並非屬於頸部，但它的確是有趣和重要的肌肉。舌頭代表了語言功能，即便是思考都能引發它的收緊度，而其活動直接影響上顎的調和或張力，然後這種感覺將傳遍全身。

骨盆底部

在阿斯坦加 Vinyāsa 練習中，骨盆底部是個朝聖寶地。它是根鎖的位置，以及氣反彈的蹦床，以協助連結所有運動至身體的其他部分。

骨盆底，或說骨盆膈膜，由直接附著至尾骨的肌肉群組成。尾骨肌附著在尾骨的最外緣，展開並附著至薦骨的最下部。髂尾肌附著在尾骨肌前方，向左右兩方呈扇形散開並附著至骨盆內緣。恥尾肌附著在尾骨的兩側，跨過骨盆底，附著在恥骨的後內緣。

以上這些肌肉都是左右邊並存，這與不對稱運動、腿部和脊椎的位置有關。任何存在於腹壁、脊椎、骨盆或髖關節等的不對稱，都與骨盆底部的運動密切相關。學習感覺和想像骨盆底及其周邊結構的關係是極具挑戰性的，但對我們的瑜伽練習非常有幫助。

恥尾肌由尾骨的兩側連接至恥骨。兩側的恥尾肌，以及其他密切相關的肌肉，影響肛門和泌尿生殖三角區的功能和感知。此外，髂尾肌與尾骨肌也附著在尾骨上，呈扇狀延伸至兩側，協助腿、髖關節、脊椎、腹壁和整個身體，創造整合性運動。前後、左右平衡骨盆底，是瑜伽的基本練習之一。

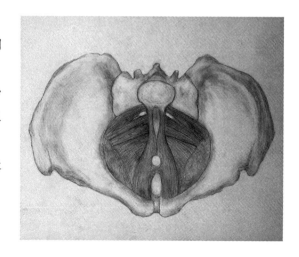

薦髂關節

大多數人往往等到下背部開始疼痛,或者感覺到臀部或外側腿部的轉移痛[17],才注意到自己的薦髂關節。薦髂關節是三角形凹狀的薦骨和髂骨(Ilium,三塊骨盆骨骼中最大的一塊)連結的關節,因此稱為薦髂關節。這兩塊骨頭緊緊地被韌帶連結,讓薦骨在關節中稍微傾斜。這種傾斜稱為前屈(Nutation,向前傾斜)和後伸(Counternutation,向後傾斜)。當大腿外旋,兩塊坐骨靠近彼此時,骨盆頂部變寬且薦骨後伸。當坐骨分開時(當腿內旋),發生相反的情況,薦骨前屈。在不對稱的運動中,如走路或扭轉,兩側的骨盆和薦骨往相反的互補方向稍稍旋轉。

薦髂關節的設計,是為了帶來穩定度而非活動度,因此,薦髂關節略向前屈曲時是最健康的。它的運動影響骨盆底肌群,反之也受到骨盆底肌群的影響,並直接關係到脊椎完整且和諧的律動,以及透過腿完成的運動。正確啟動附著於尾骨的肌肉,練習使尾骨感覺向下與向前,以幫助骨盆底調和收緊,這對薦髂關節的健康至關重要。

獨立尾骨的運動是困難的。重要的是要記住,雖然薦骨和尾骨實際上相互連結,但在細微的層面上,我們可以想像它們獨立地移動——尾骨向下落,並往前朝向恥骨,而薦骨上升並進入身體。薦骨的運動之流是細緻和難以捉摸的,然而,光是透過想像就可以穩定薦髂關節。

腹肌

腹壁定義了軀幹前部和腹腔的界線,而腹腔裡有許多器官。腹

---

17 Referred Pain,身體某處產生痛覺,但其源頭並非來自該部位,而是來自另一部位。

肌從頭到腳整合運動模式，並深深影響調息法練習。

前側中央的是腹直肌，它是一組中線兩側成對的肌肉連結，由稱為白線（Linea Alba）的堅固帶狀結締組織連結。腹直肌的纖維沿著軀幹前側呈垂直線，附著至恥骨聯合（Pubic Symphysis）和恥骨峰（Pubic Crest），並一路往上連結至劍突（Xiphoid Process，胸骨下末端）和第五至第七肋骨的軟肋（Costal Cartilage）。三條帶狀結締組織由左至右穿過腹直肌，大約在劍突、肚臍，以及劍突與肚臍兩者的中間。它們穩固與強化肌肉全長，使其更有效地參與運動。當腹直肌很發達時，我們可以看見它的外觀，很像是身體前側彼此分離的短肌肉，有時被稱為「六或八塊肌」。

腹直肌能收緊與穩定身體軀幹和核心。當腹直肌啟動且骨盆固定時，可使腰椎屈曲，並且當肋骨穩定時，腹直肌可將骨盆拉向上半身。在大多數運動中，腹直肌的左右側同時收縮，然而，在瑜伽中，有時它們也單獨啟動，如滾胃法練習。

腹內斜肌與腹外斜肌與腹直肌合作，在一些扭轉運動中，以斜交叉模式收緊腹部。腹外斜肌的纖維與之同側的外肋間肌（External Intercostal Muscle）纖維，以及另一側的腹內斜肌纖維精確排列，以促進這些活動。

一般來說，腹橫肌是腹壁中最深層的肌肉。起始於腹直肌兩側，腹橫肌包住腰部兩側，並附著在腰方肌後方的腰椎上。腹橫肌彷彿腰帶一樣，被啟動時可改變球狀腹部內臟的形狀。在前側的下腹部，在肚臍下方大約五公分處，是一條稱為弓狀線（Arcuate Line）的水平接縫，而此處發生了不可思議的反轉──腹直肌穿過其他腹壁肌肉的肌腱和結締組織後方，連接到恥骨後緣，正好位於骨盆底恥尾肌的肌腱上方。因此，水平的腹橫肌下緣是最靠

近皮膚表面的。這些小條帶狀腹橫肌的作用，就像沿著恥骨頂緣的彈力帶，並可將腹部塑型為「浮起的鍋子」或「象神肚子」。

* * * * *

橫膈膜

影響我們呼吸最重要的肌肉是橫膈膜。這是獨特而優雅的肌肉，如同其他骨骼肌一樣可以被自主控制。當我們呼吸時，橫膈膜沿著纖維線由邊緣向中心收縮和伸展。橫膈膜是一塊大、薄、圓頂形結構的肌肉和纖維結締組織，其外緣附著至腹部和肋骨，而附著處匯聚成位於圓頂中心的肌腱。當我們吐氣或長眠時，橫膈膜彷彿傘狀向上彎曲；當我們吸氣時，其中心區域往下降。

在吐氣結束時，我們可以感覺到外肋間肌、腹肌以及骨盆底肌群收緊。當吸氣時，由於內肋間肌啟動，我們會感覺到橫膈膜隨著肋骨變寬而下降與擴張。在深深吸氣時，斜角肌也會收緊。以上這些動作都不自覺地發生，使肺部擁有充分膨脹和收縮的空間。隨著練習動作以達到更飽滿的瑜伽呼吸，我們可以揭開、顯露和改善無意識的呼吸模式。例如：日常生活中，當心智處於平時分心狀態的吸氣，沿著脊椎兩側的豎脊肌傾向收縮，使脊椎直立。然而，它們可能過度收縮，使得髖關節屈肌群啟動，過度刺激和伸展橫膈膜前側，以及使下背部塌陷。當分心時吐氣，會發生相反的模式，腹

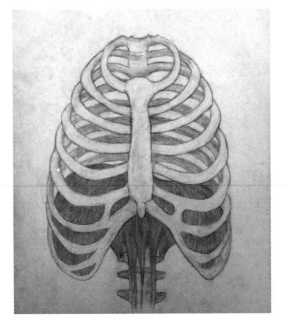

橫膈膜環繞附著在肋骨下緣，以及向下附著至腰椎前側。它的運動深深影響肋骨及其周圍的形狀和張力，然後會陸續影響整個脊椎、骨盆底、喉嚨和頭部。

肌過度收縮和豎脊肌放鬆，導致胸部塌陷。瑜伽練習中，我們在主導模式啟動時，保持相反形式的參與覺醒，將上述的極端情況降至最低。

斜角肌

斜角肌（Scalene）是一組沿頸部兩側的三對肌肉（前斜角肌、中斜角肌、後斜角肌），起始於頸椎沿線（從 C4 到 C6）並附著至第一、第二肋骨，以及有些人會附著至第三肋骨。當傾斜頭部時，斜角肌便會啟動。此外，連同頸部前側彷彿皮帶的胸鎖乳突肌，斜角肌也是吸氣頂端會啟動的主要肌肉，它提起第一肋骨、第二肋骨和鎖骨，使上肺葉可以充分膨脹。

在整合式練習中，斜角肌放鬆並延長，同時保持穩定以促進下頸椎的完全延伸，這個動作會出現在上犬式與其它姿勢。由於斜角肌是使吸氣達到最頂峰的主角，感覺到斜角肌收緊對於找到鉛垂線、心向上提起，以及連結腎翅（當手臂高舉過頭）都相當重要。

腿部和手臂

在瑜伽練習中，手臂和腿部具有有趣的相似之處。它們都由一塊大骨骼（手臂的肱骨和腿部的股骨）連接至身體軀幹上的杵臼關節，因此可進行大範圍運動。膝蓋和手肘都是樞紐關節，連接至腿部和手臂下部的兩個較小骨頭（腿部的脛骨和腓骨、手臂的橈骨及尺骨）。手腕和手掌以及腳踝和腳掌，也有明顯的相似之處。我們透過腿部、腳掌、手臂和手掌來表達光明的延伸、紮根和「觸及無限」的感覺。

手掌及腳掌關節直接影響膝蓋、肘部、肩膀和臀部的健康，並且最終影響整個脊椎和每個姿勢。因為我們意識不清的習慣以及

與世界的互動方式，導致正確運用手腳變得常具挑戰性。例如：從拇指根部至食指尖和中指尖的手掌內緣，是應該承受重量的區域，因為前臂的橈骨比尺骨（在前臂外側）厚，並且靠近內手腕，也比較強壯。然而，我們經常在做手平衡甚至下犬式時，食指浮起，而無意識地把重量轉移到手的外緣。腳的結構應均勻踩地，使得足弓有力，並且腿部正確地啟動。如果在手腳上的重量分布不均，最終會沿線在身體造成傷害，無論是腕部、肘部、肩部、腳踝、膝蓋還是髖部。以上這些基本旋轉的問題可以透過正確順位來解決。

手臂和腿之間也有肌肉的相似之處。肱二頭肌和股四頭肌以類似的運作方式喚醒手臂與腿部，相對地，膕旁肌和三頭肌的工作是穩定和加強。當然，手臂和腿之間也有許多差異。例如：股骨大轉子是教師評估和調整腿部和骨盆姿勢的關鍵，這與手臂並不相似。儘管如此，在解剖學概述中思考相似之處使我們更了解許多運動和姿勢。

臀部

骨盆由兩個彎曲的扁骨組成，合之稱作髂骨。兩片髂骨交會在身體前側的恥骨聯合並且合成恥骨。在骨盆後側，薦骨連接到髂骨以形成薦髂關節。與薦骨連結的尾骨像一條細小的尾巴一樣向下與向前彎曲。骨盆底部有兩個突起，分別位於兩側髂骨，稱為坐骨隆起（Ischial Tuberositie）或坐骨。

股骨和骨盆交會的髖關節或髖臼關節（Acetabulofemoral Joint）是一個球窩杵臼關節。股骨由其頂部中心延伸出來的厚韌帶（Foveal Ligament，或稱中央窩韌帶）固定附著在各側的髖臼切痕（Acetabular Notch），而髖臼切痕是髖臼側邊不平整的凹陷。

這種韌帶和臼窩的形狀可使臀部穩定。

　　有四組肌肉促進髖關節運動、靈活度、力量和穩定性。主要負責髖關節屈曲並且將股骨頂部拉向軀幹的是髂腰肌（Iliopsoas）、股直肌（Rectus Femoris）和縫匠肌（Sartorius），通常合稱為髖關節屈肌群。主要負責將大腿伸直遠離臀部的是臀大肌和膕旁肌。負責將腿拉向身體中線（內收腿部）的肌肉位於大腿內側，而當這些肌肉較弱時，膕旁肌可能會受傷，特別是前彎時。外展肌肉（所有臀肌群和闊筋膜張肌）均位於大腿外側和臀部，可將腿拉離身體中線。與臀部相關的另一重要肌群是「深六」（梨狀肌、上孖肌、閉孔內肌、下孖肌、股方肌和閉孔外肌），它們負責幫助將腿外旋，可穩定和保護髖關節，並與骨盆底肌群保持密切關係。

腰肌

　　腰肌（Psoas，或稱腰大肌）是纖維長而光滑的肌肉，連接軀幹和腿部，功能是連接、移動和穩定身體。在細微身層面，腰肌有助於將大地（我們所體現的情境）連結至我們面對困境的情感和想法。相似地，它也聯繫與穩定我們的精神和情緒狀態，以及實際的具體情況。腰肌沿著脊柱的外側邊緣由 T12 向下一路附著至 L2，並在 L2 連接髂肌（Iliacus，內襯於骨盆上部的表面）以形成髂腰肌。在通過骨盆腔後，髂腰肌附著在股骨後側的小轉子。有些人也

腰肌不平衡和無意識的緊繃會影響骨盆底部和橫膈膜。學習放鬆與平衡它們，可以更深入身體的禪修覺知。

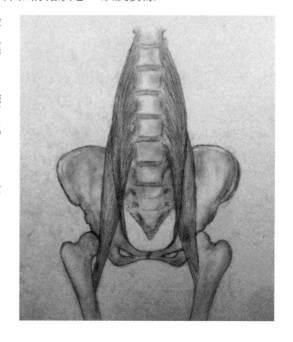

有腰小肌，它位於腰大肌前側，沿著腰大肌的走向，通常一端附著在 T12，另一端附著於髂骨下方。

腰肌（腰大肌和腰小肌）的主要功能是作為髖關節屈肌，負責腿部抬起的前三十度。當我們走路時，主要是靠腰肌將腿向前跨步擺動。當單邊收縮時，腰肌也有助於脊椎的側向屈曲。在躺姿，保持骨盆穩定並側向啟動腰肌時，腰肌能夠幫助軀幹抬離地板。

膕旁肌

許多瑜伽練習者因膕旁肌（Hamstrings）緊繃造成幾乎無法前彎，得先經歷對它多年的恐懼與詛咒，才能學會愛與尊重。三條膕旁肌位於股骨後側——半腱肌（Semitendinosus）、半膜肌（Semimembranosus）和股二頭肌（Biceps Femoris）。股二頭肌有長短兩個頭：短頭附著在坐骨後側的一小塊邊緣上 [18]；長頭和其他膕旁肌，附著骨盆於臀大肌正下方的坐骨粗隆（坐骨）。所有的膕旁肌越過膝關節並附著在小腿上：半腱肌附著在脛骨的內側表面；半膜肌附著於脛骨內髁；而股二頭肌附著在腓骨頭外髁。

這些膕旁肌合作使膝關節屈曲、髖關節伸展和膝關節穩定。它們是頑固的肌肉，你越用力拉扯、要求它們伸展以利進入姿勢，它們就更反抗、僵硬和縮短。勉強膕旁肌至超過其限制通常會造成受傷。事實上，膕旁肌於坐骨的附著處拉傷或撕裂，是最常見的瑜伽傷害之一。下方附著點（止端）的拉傷比較少見。療癒膕旁肌的損傷需要耐心，最好透過智慧和好老師的指導來解決。

膝蓋

膝蓋是身體中最強壯和最複雜的關節之一。其功能與髖關節、

---

18 即股骨粗線。

足踝關節以及足關節密切相連。膝蓋連接並促進大腿與小腿之間的運動，並且支撐和分配體重。它是滑樞紐關節，其主要功能是屈曲腿部。當膝關節關閉時，小腿也可以做出小幅度的橫向「擺動」，這是安全地進入如英雄式（Vīrāsana）和蓮花式等姿勢的關鍵。

膝關節透過複雜的肌肉、肌腱、韌帶和骨骼設計，連結脛骨、髕骨（或稱膝蓋骨）和股骨，以獲得最大的穩定性和活動度。在股骨遠端的兩個隆起或髁（Condyle），完全符合脛骨近端相應的髁凹面，而它們之間有塊作為避震用的八字形軟骨（Meniscus）——半月板。半月板可能會因濫用膝關節或意外扭傷而受損或受傷。瑜伽練習者未正確將上下腿旋轉就折疊進入蓮花式，經常造成膝蓋受傷。

髕骨位於膝關節的前側，並透過股四頭肌遠端的髕韌帶（Patellar Ligament）附著於股骨和脛骨。為了在站姿使「腿部醒來」，我們學習抬起膝蓋骨，部分是為了啟動股四頭肌。

四條主要韌帶可強化膝關節。內側副韌帶（MCL，Medial Collateral Ligament）連接到股骨內側，然後穿過膝關節並附著在脛骨內側。當力量施加到膝蓋的外側面時，內側副韌帶可穩定關節。半月板直接連接至內側副韌帶，所以當內側副韌帶受傷時，半月板也時常有撕裂傷。外側副韌帶（LCL，Lateral Collateral Ligament）沿著腿骨外側，起於股骨並止於腓骨。當膝蓋向外移動時，它防止力量施加至膝蓋內側。兩條十字形韌帶在關節內交叉以穩定前後側。前十字韌帶（ACL，Anterior Cruciate Ligament）起於股骨外髁內側，斜向延伸至脛骨上端的內前側。前十字韌帶有助於保持關節的穩定性和防止過度伸展。前十字韌帶後方是後十字韌帶（PCL，Posterior Cruciate Ligament），從股

骨內髁內側，斜向延伸到脛骨後髁間窩。

肩膀

一般來說，肩膀是我們非常熟悉的部位。我們在不確定時聳聳肩，無需思考地穿脫衣服，並且日以繼夜地承受著世界的重量。肩區很複雜，因此試圖理解和控制肩部運動和力學可能令人困惑，然而，了解基本的肩膀解剖學，可以使我們更明白瑜伽的動作。

眾述的「肩膀」，通常指的是肩胛帶——上臂連接至軀幹的整個部分，包括三塊骨頭：鎖骨、肩胛骨和肱骨（或稱上臂骨），它們由許多相關的肌肉、肌腱和韌帶支撐和穩定。肩膀包括兩個關節，分別是肩盂肱骨關節（Glenohumeral）和肩鎖關節（AC，Acromioclavicular），但嚴格來說，當我們講到的肩關節指的是前者。肩盂肱骨關節是一個球窩（杵臼）關節，由肩臼（肩胛骨外側的凹陷中空部分）與肱骨凸頭相接。這個關節比人體內任何其他關節具有更高的活動度，然而由於肩臼較淺和較大的運動範圍，也使它比較容易受傷。肩鎖關節是肩胛骨最上部（肩峰）和鎖骨連結處的滑液關節，這是肩胛骨唯一直接附著在另一根骨頭的地方。胸鎖關節（Sternoclavicular）也是肩膀的一部分，位於胸骨的中心，鎖骨連結胸骨上部以提供穩定性。

盂唇（Labrum）也穩定並保護肩關節。盂唇是杯形的堅固軟骨，覆蓋住肱骨頭。此外，亦有小滑液囊作為旋轉肌肌腱的緩衝並保護關節。

連結並穩定上臂與軀幹的七條肌肉之中的四條被分為一組，稱為旋轉肌袖（Rotator Cuff），其名來自於肌腱在肱骨末端的關節處形成的「袖口」，分別是棘上肌（Supraspinatus）、棘下肌（Infraspinatus）、小圓肌（Teres Minor）、肩胛下肌

（Subscapularis）。

棘上肌有助於外展手臂，位於肩胛骨上部的窩（凹槽）之中，介於肩胛骨棘突與肩胛骨最上緣之間，橫向附著於肱骨的大結節。棘下肌是位於肩胛骨後側，相對較厚的三角形肌肉，將上臂連接至肩胛骨。小圓肌的纖維往斜上，向外附著至上臂大結節，直接連接肱骨與肩胛骨。肩胛下肌內襯於肩胛骨表面，並且與前鋸肌以相同的肌腱連結，插入肱骨和盂肱關節囊前側。肩胛下肌與前鋸肌合作穩定肩膀，是許多瑜伽姿勢中手臂動作的關鍵。即使當肩胛骨外展，肩胛下肌仍可使肱骨內旋並啟動手的內側以承受重量。

前鋸肌

在體位法練習中，前鋸肌對於許多姿勢的運動模式至關重要，包括後彎、手平衡、扭轉和頭立式。前鋸肌附著在肋骨（從第一到第九）和肩胛骨的內側前緣，可將肩胛骨平貼在肋骨上，穩定肩胛帶。它還有助於使肩胛骨外展，並且是橫膈膜後側和手臂之間結構、力量的主要路徑。與前鋸肌對應的菱形肌也附著至肩胛骨的內側緣，並附著於脊椎側面。

菱形肌內收並上提肩胛骨，而前鋸肌使肩胛骨外展以提供穩定——它們合作達成良好順位的完整肩膀動作。

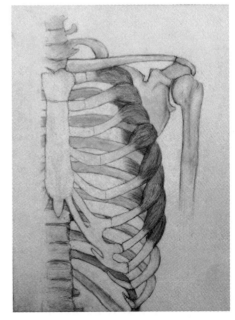

前鋸肌使肩胛骨外展（展開並向外旋），並將其牢牢固定在肋骨上。透過這種穩定的連結，力量可以傳過手臂而不會在頸部造成壓力，也免於肩關節受傷的風險。

第二部

體位法

流動的動作和姿勢，彷彿以呼吸的線串連寶石

對阿斯坦加 Vinyāsa 練習者來說，研究姿勢最簡單（可能也是唯一）的方式，是依循它們在傳統序列之中的順序：拜日式、站姿、特定序列（Series）姿勢和完成序列。這當然很好，然而，我們也可以透過姿勢的一些共同特徵來理解，例如：將其分為扭轉、後彎或平衡姿勢等等。根據姿勢所屬的整體分類來研究順位，可為所有的練習者帶來益處。就阿斯坦加練習者而言，從慣常的序列中抽出姿勢，也可因轉換觀點來為練習加分。

本章首先仔細闡述在「家族」中的姿勢，以揭示連結各個姿勢的呼吸、動作的基礎模式，也提供了傳統序列的快速參考——包括首要（Primary）與中級序列（Intermediate Series）中的所有姿勢，與一些展現特定形式或觀念的姿勢。有些姿勢也可以被分類至多個家族。

　瑜伽的呼吸、韻律和形式，是一門流動、流暢、持續進化的系統，它總是抗拒我們將它分類的需要，但我們也因這個嘗試而獲益良多。

第五章

建構拜日式

拜日式（Sūrya Namaskāra）是阿斯坦加 Vinyāsa 練習的基礎，它包含了所有的細微順位，與蘊合相反相成的線索和過程，使練習的內在形式隨之揭露。當我們懷抱著活力和熱忱，仔細地練習拜日式，它就成為整個練習的基調，並為其他姿勢的動作提供了指引。

許多瑜伽練習者相信，**太陽不僅在遙遠的宇宙中，它也同時存在我們的心中。**在練習拜日式時，想像自己彷彿是光芒四射的太陽，全然感受和表達內在形式和順位。

拜日式共有兩種形式：A 式和 B 式──都在站立的山式（Samasthitiḥ）開始與結束。A 式包含九個姿勢或子形式；B 式包含十七個姿勢。從這兩套序列得到效益的關鍵，在於進出每個姿勢的動作品質。

一開始學習拜日式時，緩慢且耐心地練習是很重要的，你可以隨之精鍊動作，耕耘穩固、整合、冥想的流動。

本章將拜日式分解為各個組成部分。單獨練習這些部分，有助於將形式中呼吸和凝視之間的協調作用，彷彿密碼般地匯入身體，為拜日式和整個練習帶來流暢和冥想的品質。其中的許多基礎動作也有助於療癒。如果不適合做拜日式，透過這些基礎姿勢的取代形式，仍可以帶來許多助益，例如：小犬式（Puppy Pose）。

當拜日式中姿勢的轉換達到順暢和整合，你可以使用傳統的「計數」法——每個姿勢用一個梵文數字作為速記，以沿著呼吸的線持續流動。以平順和流暢的方式進入動作，有助於為整個練習確實帶來冥想的品質。

在傳統的阿斯坦加 Vinyāsa 練習中，拜日式 A 和 B 各練習至少五次，然後進入站姿，接著練習特定序列的主要部分。

準備拜日式

山式

平衡的站姿

1. 充滿自信地站直身體，雙腳併攏，大腳趾側互併，雙臂垂放身側。在山式中站一會。此時，穩定的凝視可使你放鬆上顎與開始烏加伊呼吸。簡單起落的呼吸啟動了自然順位的過程，這全然是智慧在中脈覺醒。

2. 吸氣時，很容易可以感覺到胸上部的中央浮起。注意升起的感受，感覺到骨盆底中心與鉛垂中線匯聚。**在橫膈膜的後方，腎翅上提和浮起，而心亦如是。**坐骨、恥骨和尾骨都下沉，

而骨盆底收緊。隨著呼吸柔和，你可能在呼吸的浪上感受到持續的調整、再調整，甚至是非常精細的微調。只要你記得在姿勢中持續的吸吐，就一切具足了。這與禪修坐姿的過程相似，只是現在是站姿。

3. **吸氣模式的發光種子點位於心。**這種傳遍全身的模式，感覺如向上開展和浮起。**吐氣模式的種子點位於骨盆底部中心，**使身體感覺向下收縮和穩固。吸氣時，讓專注力宛如絲線般，將線穿過吐氣種子，從骨盆底部中央向上拉起。吐氣時，上顎放鬆，保持心的開放。每次吸氣時，你專注於吐氣的餘韻，而每次吐氣時，你的心智休憩在吸氣的感覺和感受中。在姿勢中保持五到十次的呼吸，雙手在心前合十 [19]。此時，你可以唱誦祈禱文，使心智集中，開始練習（見附錄二）。

4. 以這種方式立在山式，即是調息法練習，而實際上，在其他所有姿勢也是如此。**當以冥想的方式練習瑜伽體位法，彷彿以呼吸的線將姿勢的珠寶串在一起，就像是動態的調息法練習。**吐氣時，品味吸氣的精華；吸氣時，享受吐氣的精華——這便是所有練習的根基。

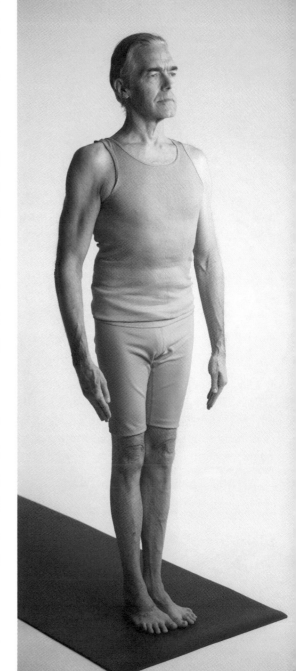

---

19 Añjali Mudrā，是一種手勢，雙手掌心重疊，指尖朝上。Añjali 意思是崇敬、奉獻或祝福。Mudrā，印。

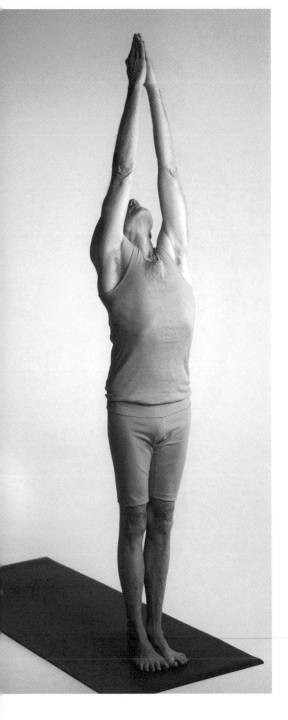

EKAM

　　Ekam（一），是拜日式的第一個姿勢。它開啟了 Vinyāsa 的過程，與呼吸和凝神同步。

1. 站在山式。吸氣時，將手臂向上與向外抬起略至身體前側。旋轉手臂，向天花板延伸並將雙掌合十。

2. 延長手臂時，應該感覺到它們彷彿是橫膈膜後方——腎翅的開展，並保持尾骨和骨盆底的覺知，感覺到腰肌線完全伸展。腿部啟動，包括股四頭肌和膕旁肌，使吸氣充滿身體，橫膈膜的邊緣像傘一般開展。

3. 掌心轉向互對時，肩胛骨寬闊延伸（外展），因此你可以在吸氣頂端將手臂抬至最高。

4. 最後，頭部向後傾斜，將其保持在手臂後方。眼神順著鼻尖線凝視拇指，而頸部應該沒有任何壓力。喉嚨伸展，下頸部可以進入寬闊且舒適的後彎，而不會讓頭部壓向寰椎（第一節頸椎）。整個頭部，包括下巴（即使有蓄鬚）應該完全在手臂後方。

5. 在吸氣頂端的空隙中，手臂上提得更高，彷彿試圖摸到天花板。這樣抬高雙臂可使肩胛骨外展並刺激橫膈膜的邊緣，使橫膈膜邊緣活躍起來。

6. 吐氣時，橫膈膜所感受的餘韻擴散，並使手臂緩緩落至身側。手臂在下降時保持收緊，

腿有力的站得更高，一路延伸至穿越頭頂向上。這有助於創
造出穩定的感覺，揭露身體內適當的幾何分布。

7. 記住，所有的動作都是以烏加伊呼吸的聲音為出發點。如果你
能領會呼吸的聲音，一切就會很簡單。手臂的動作中，保持
腿部啟動，在吸氣時向上伸展，彷彿在游泳。接著，以烏加
伊呼吸輕柔的氣音吐氣，從頭頂更向上推出，滑回山式。

8. 富含感受地，從山式至 Ekam 再回到山式，至少再重複三次。

EKAM、DVE、TRĪŅI

一、二、三

接下來，我們加上拜日式的第二和第三式。從這裡，隨著凝神
和呼吸，開始進入全身的律動。

1. 吸氣時，收緊股四頭肌，膕旁肌將坐骨向下拉。當你提起並
旋轉手臂時，將腎翅極寬地展開，進入第一式。

2. 將股骨頭稍稍退回髖關節中，因此鼠蹊是空洞的。這使得骨
盆底中心保持在鉛垂線上，並使中心點浮起。

3. 肩胛骨寬闊地外包、上提，將如鍋狀的腹部上提，從骨盆腔
浮起。這可以巧妙地喚醒根鎖，就像骨盆底中央的小火焰，
將使接下來的動作擁有可反轉的穩定性和核心意識。

4. 注視拇指，運用眼鏡蛇頭罩的意象，讓頭的後方上升並開展，
這使你的頭部留在手臂後方，下頸部微微彎曲進入背彎。

5. 吐氣，如「燕式跳水」[20]。當你開始前彎時，保持脊椎平直，
雙臂氣飽滿，雙腿緊實。從太陽般的心，伸展至頭頂，這會

20 原文為 Swan-dive，等同於 Swallow dive，中文常譯為燕式跳水。跳水者會將手臂
向外伸出，直至落水前才將手臂合併高舉過頭。

讓骨盆底部保持「上線（Online）」，並為接下來的反行動做
好準備。

6. 在前彎的前 90％，持續保持下巴略微向前，隨著吐氣接近尾
端，朝鼻尖看，使脊椎開始屈曲。在吐氣結束的點，收縮腹
部和恥尾肌，創造一種蜷曲感，完成 Dve 姿勢。

7. 如果你的手無法碰到腳旁邊的地板，就在前彎時，彎曲膝
蓋。即使彎曲膝蓋，仍應透過大腳趾球和腳板的其他角落向
下紮根，來使腿部保持有力。提起膝蓋骨。保持雙腿啟動，

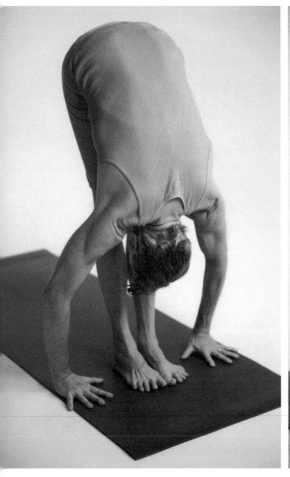
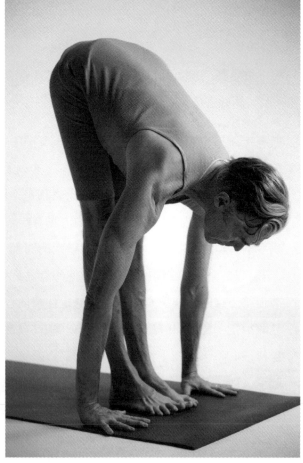

在你的前彎中，耕耘感受的邊緣，注意不要過度用力或伸展，以免這些動作所喚醒的肌肉模式失去整合性。

8. 吸氣抬頭並從脊椎延伸至頭頂，進入 Trīṇi。在吸氣中保持恥尾肌的緊實，從腹部下方舀起肚子，在骨盆底部的正上方，創造一個真空的狀態，從彷彿在兩腿間的吸管，往身體的中軸，向上拉入氣息。再次強調，**你是利用吐氣尾端來安置特別強的下行氣，然後吸氣，並將吐氣的種子點向上拉至身體中。**

9. 在下一次吐氣時，延長脊椎，有韻律地回到完整的 Dve 姿勢。

10. 在下一個吸氣，感覺雙腿、雙腳和尾骨的形式，抬起生氣蓬勃的手臂向上延伸，回到 Ekam。

11. 吐氣時，手臂緩緩降落至身側，心向上浮起，回到山式。保持凝神沿著鼻尖線，穩定注視前方的一個點。

12. 重複這動作序列（Ekam、Dve、Trīṇi），至少再三次。

EKAM、DVE、TRĪṆI 變化式

如果你很僵硬，那其實很好。畢竟，誰會想要用臉去撞自己的小腿脛骨？在前彎之後，你仍可以在吐氣結束時，朝肚臍的方向看，以體會下行氣的蜷曲。與其擔心自己的柔軟度，不如在骨盆底建立行動的基礎，保持喜悅。

1. 雙腳與臀部同寬，吸氣，打開彷彿是腎翅延伸的雙臂。當你吸氣時，以意識收緊腿部並保持平行，抬起雙臂至 Ekam 替代式。

2. 燕式跳水般前彎，保持向上看。慢慢彎曲膝蓋，將手肘放在膝蓋上方的大腿上。

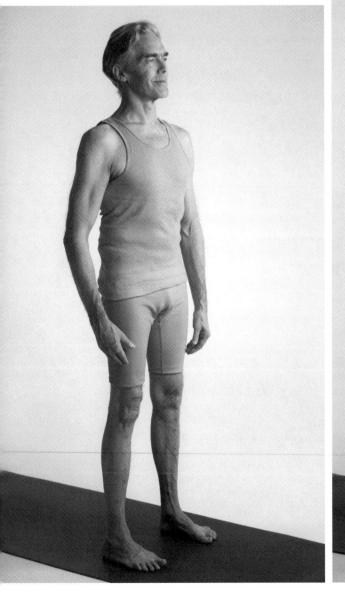

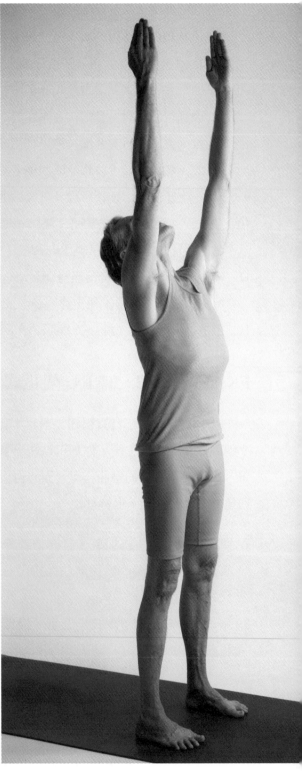

3. 前彎到適合你的深度，在吐氣結束的點，腹肌結實，頭部下
　　垂。這是 Dve 替代式。

4. 當你吸氣時，找到恥尾肌的線和腹部，抬頭至 Trīṇi。頭頂延
　　伸，脊椎伸直，想像恥骨和尾骨向內、朝著彼此延伸。放鬆
　　你的上顎，享受這一刻。

5. 吐氣並前彎，再次進入 Dve，如同前次，保持雙腿收緊、脊
　　椎伸直。

6. 抬頭、吸氣起身，腿伸直的同時，將雙臂向天花板延伸。吐氣
　　時，手臂緩緩落至身側，回到山式。

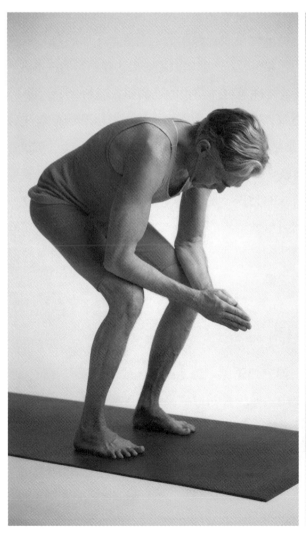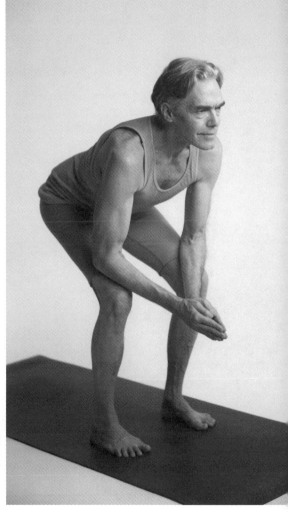

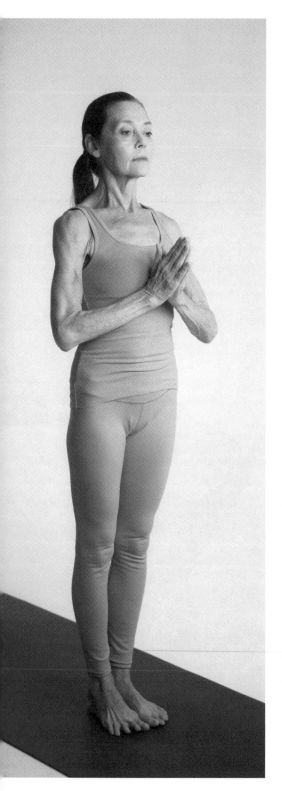

為拜日式打地基

對於一天裡的第一次拜日式，或正在學習拜日式，又或者因傷病而無法做到完整的形式，將序列分解成不同的部分會有所幫助（見附錄五：拜日式 A 的完整序列）。但請記得，**即使分解動作，仍必須與呼吸和凝神保持同步律動**。當你放慢動作，並專注於某個形式的細微之處或精確的順位點時，心智可能視之為一種散漫的邀請，或者擅自將練習變成純理論的心智遊戲，而脫離了內在的體驗。因此，**緊緊跟隨呼吸、凝神和內在形式，正念地隨著你所體現的通體模式流動**。

探索替代式，有利於去除一些限制或分散注意力的外在因素（如：膕旁肌太緊、順位理論，或薦髂關節疼痛），因此更易於觀察內在形式。放慢拜日式的動作，提供了「重新學習」動作的機會，它可幫助傷害的復原，以及避免創造不平衡的習慣性動作模式，防止這些模式帶來的限制與最終的受傷。

山式

建立鉛垂線，穩定凝神，放鬆舌頭與上顎，進入山式。將覺知帶到烏加伊呼吸的聲音，注意到呼吸的末端，氣匯聚在肚臍後方的深腹之中。

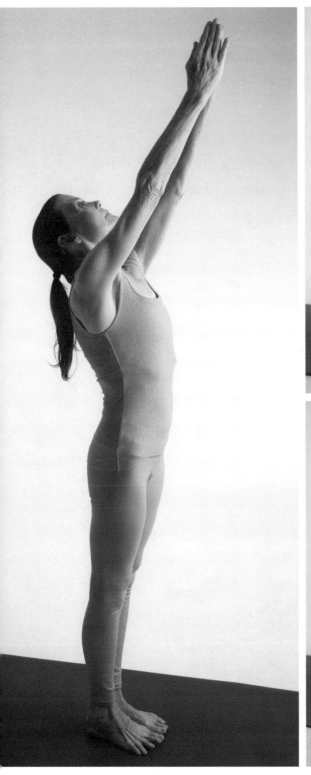

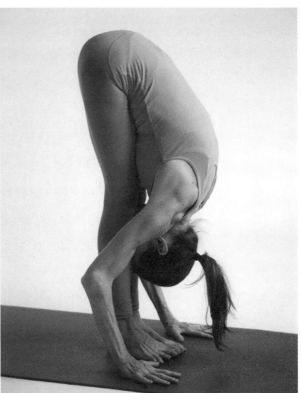

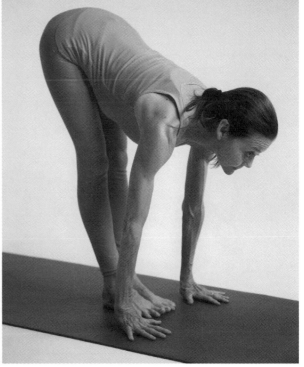

EKAM、DVE、TRĪṆI

1. 吸氣時，在下腹部、骨盆底部的正上方，創造一個真空的狀態，從彷彿在兩腿間的吸管，往身體的中軸，向上拉入氣息。讓手臂充滿氣，轉臂、上提，在 Ekam 凝視大拇指。
2. 吐氣時，上顎往上、向後放鬆，做燕式跳水——向上、向前與向下前彎，進入 Dve。保持腳趾和手指張開做為引導。
3. 吐氣結束時，屈曲脊椎，收縮腹肌，調和恥尾肌，並看向鼻尖。
4. 抬頭的同時吸氣，脊椎向頭延長、超越頭頂。雙手放在雙腳旁，做 Trīṇi。

CATVĀRI 與變化式

四

1. 吐氣，後踏，腹部碰地趴下。這是 Catvāri 的初階形式，也是拜日式的第四個動作。隨著練習愈來愈進步，你可以從這個初始形式繼續發展。Catvāri 的完整形式就像完整順位的伏地

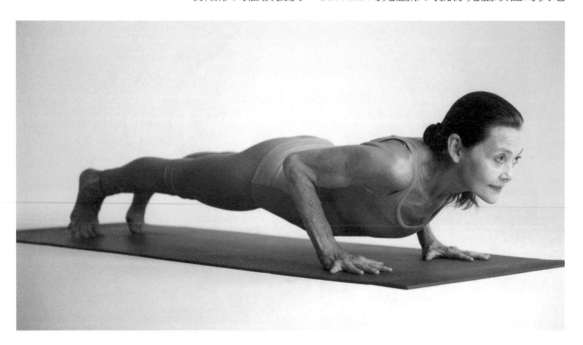

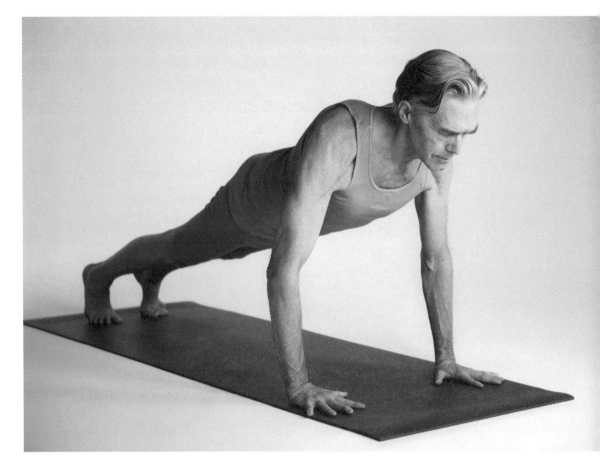

挺身。但當你開始訓練肌力，或純屬教學目的，趴姿是非常
有效的。

2. 或者，學習 Catvāri 時，你可以後踏進入高平板式。這個形式
中，手臂垂直地面，手肘稍微彎曲約五度。將肩膀向下推、
離開耳朵，拇指紮根。保持腹部收緊，雙腿完全伸展和啟動，
使身體成為一條直線。沿著鼻尖線凝視正前方。

3. Catvāri 的最終形式是低平板式，使胸骨離地約十公分。肩膀
頂緣對準手指尖，雙腳打開約臀部寬，腹肌有力，鼠蹊向後
拉。保持肩平，手肘靠近身體。沿著鼻尖線凝視前方地板。

PAÑCA

五

拜日式第五個完整的形式，是上犬式（Ūrdhvā Mukha Śvānāsana）。

1. Catvāri 吐氣結束時，將恥骨拉離地板約二至三公分。開始吸氣時，讓尾骨直接向下潛入骨盆底。將脊椎向前拉，腳滾至腳背壓地，同時伸展脊椎進入背彎。手推地使手臂伸直，但手肘不鎖死 [21]。

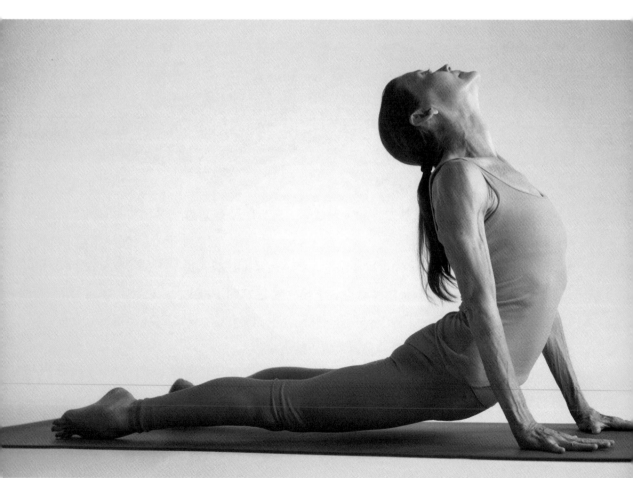

2. 心的部位在手臂前方向上高高浮起。感覺骨盆底彷彿被一路
   向上拉入身體，同時手臂保持些微的內旋，所以肘「眼」[22]
   不會看向正前方。這會使重量均勻地分布在拇指指根、食指
   和中指之間。

3. 伸展脊椎時，彷彿脊椎由底至頂完全展開，最後才向後捲開
   頭部，凝視鼻尖，這是 Pañca，拜日式的第五個形式。

PAÑCA 變化式

人面獅身式

　　有兩個重要姿勢可以為身體做好進入上犬式的準備，分別是人
面獅身式（Sphinx）和眼鏡蛇式（Bhujaṅgāsana）。

1. 趴著，手肘約在肩膀下方撐地。讓左右前臂、上臂 [23] 相互平
   行，掌心朝下。

2. 吸氣時，前臂沿著身體兩側的方向往後拉。胸骨向前、略向
   上，溫和地鼓勵脊椎延伸至微細的背彎。感覺鎖骨彷彿向後
   轉、向上拉高、向後越過肩膀。保持恥骨貼在墊子上。

3. 同時，想像尾骨彷彿金塊一般沉重，使其易於向下沉。保持
   眼神穩定，沿著鼻尖線注視地板的一個點。轉動手臂頂端，
   使其向上、後、下，以提醒肩胛骨在背部下滑，鎖骨開展，
   使心浮起。保持頭穩定，腎翅寬，上顎鬆，頭頂輕盈。

4. 吸氣時，應感覺到尾骨的重量，彷彿一條略沉重的尾巴，流
   入恥尾肌。吐氣時，放鬆前臂，柔和融入姿勢。在接下來的

21　在伸直手臂時，手肘保持些微彎曲，以保護關節。

22　解剖學稱之為肘窩，為手肘內側的凹陷處。

23　前臂和上臂：前臂為肘關節至腕關節。上臂為肩關節至肘關節。

吸氣，再次將脊椎向前拉，在展開臀翅時感受呼吸。尾骨下沉，但保持臀部柔軟。

5. 如果在下背或薦髂關節產生壓迫或疼痛，試著微調姿勢以舒解不適——稍微移動手肘向前或向後，稍稍分開寬些或靠近些。或是，當前臂拉向身體時，完全專注的，使雙臂頂端後捲，尾骨下沉，同時放鬆腹部，又或許上半身可以下沉一點點。雙腿收緊並向後方延伸，從坐骨均勻地朝後方穩固，創造脊椎被拉向前的相反力量。

6. 吸氣時，延長腹部後方的腰肌，彷彿從腰肌吸入空氣。最終，吸氣會將骨盆底的中點拉入身體的中線。吐氣時，維持、觀察和保持骨盆底與整個身體所建立的品質。

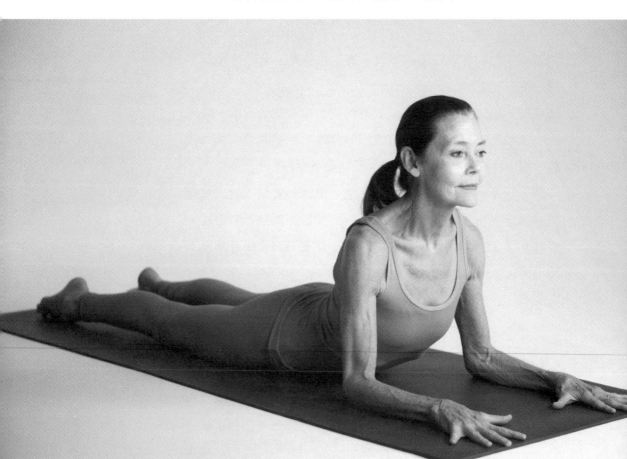

PAÑCA 變化式

眼鏡蛇式

1. 在人面獅身式中維持五次烏加伊呼吸之後，深吸氣。吸氣頂端，將手肘上提、張開。用手掌推地的力量，將自己向前拉至眼鏡蛇式。你也可以從 Catvāri 的任何變化式中，直接進入眼鏡蛇式。

2. 將手臂頂端捲向後，而肩胛骨會自動在身後下滑、變寬，並自後方輕柔地支持心的上提。保持尾骨下沉，恥骨和大腿貼地，雙腿微微收緊。留在眼鏡蛇中幾次呼吸，或隨即進入第六個形式，Ṣaṭ。

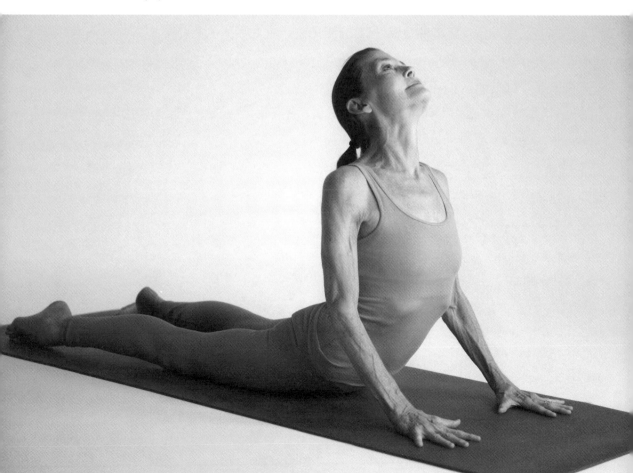

ṢAṬ

六

拜日式的第六個形式是下犬式（Adho Mukha Śvānāsana）。在阿斯坦加 Vinyāsa 練習中，**練習者在下犬式的時間，超過任何其他的姿勢**。這是一個需要無止盡地練習和琢磨的動作。

1. 在上犬式吸氣頂端，放鬆上顎，以促進如波浪般，起伏的律動。吐氣時，引發腳部向後拉而翻面踩地。這個動作關閉了髖關節，就形成了上犬式完美的相對應式。

2. 進入姿勢，肩胛骨必須完全外展。當重量由大拇指根部向前移動至食指和中指的根部時，肩胛骨回轉。注意鎖骨，你可能會感受到它們向後捲、左右開展。

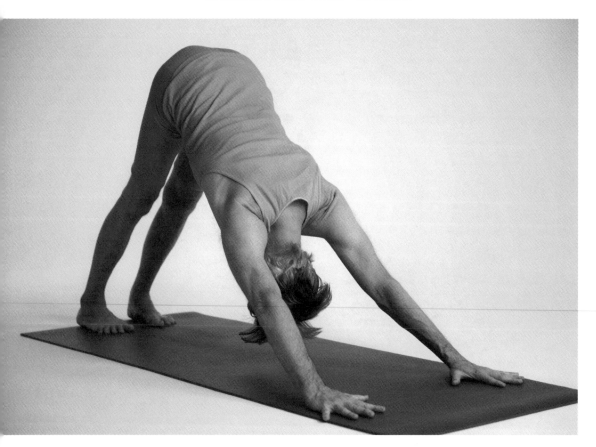

3. 頭部逐漸由兩臂之間落下，達到完成式。保持腿和手臂啟動，手指和腳趾開展。

4. 停留在姿勢中至少五回飽滿的呼吸，凝視雙腳之間地板上的一點，或最終可以凝視肚臍。逐漸延伸手臂，以使坐骨更向後移，好放鬆和延長腰肌，這會讓你找到根鎖和中脈。

ṢAṬ 變化式

小犬式

1. 從 Pañca 或任一變化式吐氣推起身體，立於膝蓋，腳趾踩地。

2. 讓大腿垂直地面，雙臂盡可能地向前延伸，額頭放在地板上（如果額頭無法碰地，用瑜伽磚支撐額頭）。

3. 指尖立於地，伸展手臂，手心呈現杯狀離開地面，外展肩胛骨。指尖向下推，腋下中心向後、向上帶離地板。這個方式可以學習下犬式難以捉摸的肩膀形式。

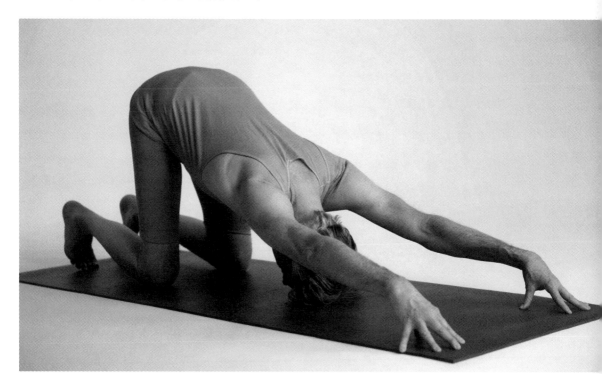

ṢAṬ 變化式

老犬式

1. 你可以從 Pañca 推起身到膝蓋跪地，直接進入這個變化式。
   或者，可以先練習小犬式，再練習老犬式。

2. 從四足跪姿開始，手臂和大腿與地面垂直，腳趾踩地。將臀部向後方的空間移，直到膝蓋開始自動離地。在膝蓋自動離地之前，你會感受到臀部開展。這是件好事，因為會使骨盆底收縮。

3. 保持膝蓋深彎，並注意大拇指自然地紮根於地。保持膝蓋彎曲，直到你將尾骨、恥骨和坐骨都移動到最遠的位置。

4. 這種變化式特別適合膕旁肌緊繃，無法在下犬式深摺鼠蹊的練習者。緊繃的膕旁肌也可能抑制主要上行氣的動作，因恥

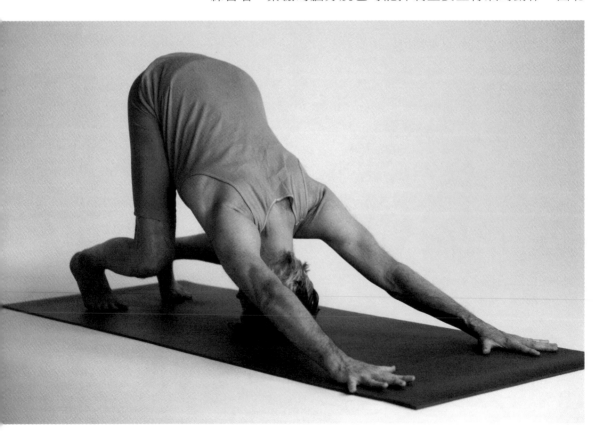

骨無法向後上方移動至完整形式。膕旁肌是非常強壯的肌肉，當它緊繃時會下拉坐骨，使骨盆無法繞著股骨轉動，並使尾骨下捲。這一切都抑制了恥骨的主要行動。在完成式中，會同時呈現兩種行動：恥骨向後、向上移動；尾骨向後、向下移動。初入姿勢時，若尾骨過強，可能使薦骨沿著與尾骨相同的方向移動，並壓制了恥骨往後上方的移動。

5. 在姿勢中停留五次呼吸。適當之際，逐漸將腿伸直至完整下犬式，再持續五次呼吸。

連接動作

1. 若是從小犬式繼續，就抬起臀部，向前走到雙手中間，站在墊子前方，準備拜日式的下一個動作。

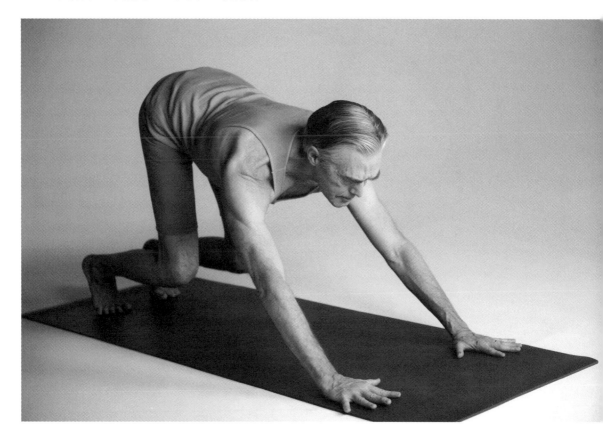

2. 對於老犬式或完整形式的 Ṣaṭ，在第五次吐氣的尾端，彎曲膝蓋，準備向前跳。吐氣結束時，透過收緊恥尾肌來下拉尾骨。這種穩定性，給予雙腳回到墊子前方的控制力。

3. 彎曲膝蓋時，抬頭看雙手間的地板。頭部提離地板，帶到手臂後方，用走、跨步、跳或輕飄向前，讓腳大致落在墊子前方的雙手之間。不論用哪種方式到達都好。久而久之，動作所需之力量與信心能逐漸增進，最終就能夠輕鬆前跳、輕盈著地。

SAPTA、AṢṬA、NAVA、SAMASTHITIḤ

七、八、九與山式

1. 隨著腳落地，伸展脊椎並吸氣，抬頭看向前方，進入 Sapta（第七個動作，與 Trīṇi 同）。

2. 吐氣並前彎，腿部和腹部啟動，凝視鼻尖線。這是 Aṣṭa（第八個動作，與 Dve 同）。

3. 抬頭，吸氣並站起身。雙臂向上延伸，雙手合十於頭的前方，眼神順著鼻尖凝視大拇指。這是 Nava（第九個動作，與 Ekam 同）。

4. 吐氣，延長中線，返回山式，讓雙臂降落至身側。

5. 一旦熟悉了拜日式 A 的動作，了解基礎結構，就應該乘著它的韻律，讓呼吸、凝神、動作同步，成為順暢和連續的模式。從 Ekam 回到山式之間，除了 Ṣaṭ（下犬式）之外，所有的動作都只停留一次呼吸——吸氣進入動作，吐氣離開動作。在 Ṣaṭ 停留五次呼吸，然後前移至 Sapta。

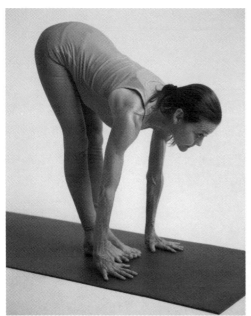 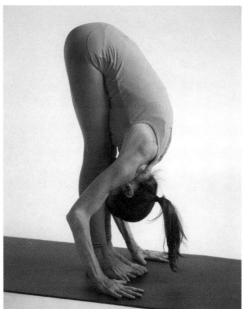

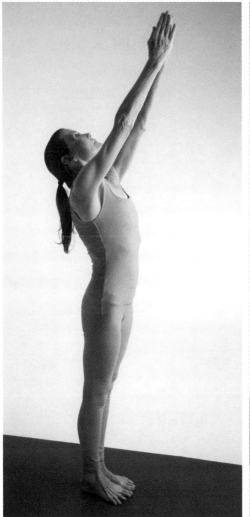 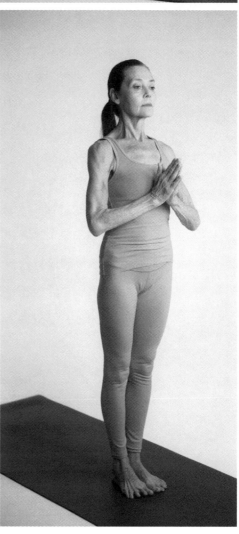

拜日式 B

　　拜日式 B（Sūrya Namaskāra B）有十七種形式，是完整練習前的熱身。這些動作更多的相關細節，可參考上述拜日式 A 的描述（拜日式 A 的完整序列請見附錄五）。

1. 站在山式，雙手胸前合十。

2. 吸氣進入 Ekam。開始吸氣時，膝蓋彎曲九十度進入半蹲，手臂高舉過頭，手掌合十，沿著鼻尖凝視拇指。恥骨上方的下腹部保持空洞感，膝蓋內側互碰，手臂在頭前方高舉。這是椅子式（Utkaṭāsana）。

3. 吐氣進入 Dve，雙腿伸直，乘著呼吸的浪，向前彎。

4. 吸氣進入 Trīṇi，抬頭同時延長脊椎。

5. 吐氣進入 Catvāri。隨著適當的凝視，後跳或後踏步，到高或低平板式（依循適合你的形式）。

6. 吸氣進入 Pañca。將自己向前拉，翻轉腳板，到上犬式。

7. 吐氣進入 Ṣaṭ，後推到下犬式。

8. 吐氣結束後，左腳跟轉向墊子的中線，腳趾向外，右腳前踏到雙手間，進入弓箭步。吸氣進入 Sapta，雙臂上舉、雙手合十，雙腳保持紮根。右膝蓋彎曲至腳踝上方，左腿保持有力與伸直，左腳板穩定紮根。尾骨、恥骨和坐骨下沉，左鼠蹊保持打開。手臂在頭後方，凝視拇指。這是戰士一（Vīrabhadrāsana A）。

9. 吐氣進入 Aṣṭa。手放在墊子上，與肩同寬。右腳後踏，降低身體進入適合你的 Catvāri 形式。

10. 吸氣進入 Nava。心上提，腳尖後指，進入上犬式。

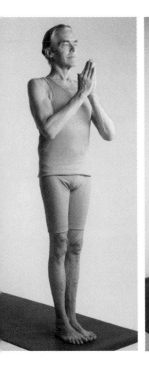 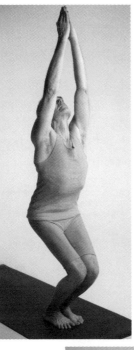 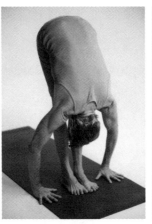 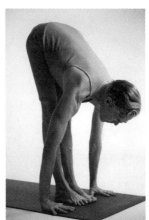

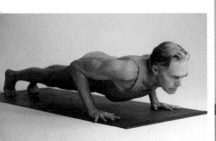 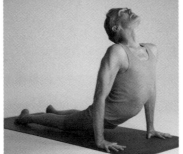 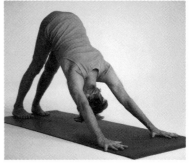

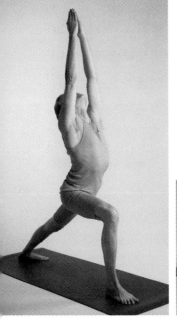 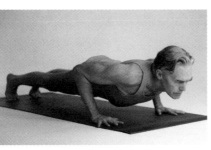 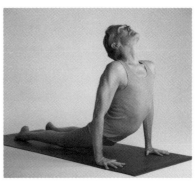

11. 吐氣到 Daśa（第十個動作）。吐氣時向後拉回下犬式，在吐氣尾端，右腳跟進入中線，左腳前踏到雙手間，進入弓箭步。

12. 吸氣進入 Ekādaśa（第十一個動作）。手臂上提，左膝彎曲至戰士一。這是第八個動作的影像倒影。

13. 吐氣進入 Dvādaśa（第十二個動作）。將手放在墊子上，退回適合你的 Catvāri，手肘彎曲、拉向身側。

14. 吸氣進入 Trayodaśa（第十三個動作），身體前拉進入上犬式。

15. 吐氣進入 Caturdaśa（第十四個動作）。臀部後退，肩膀向外包覆，啟動前鋸肌使肩胛骨容易外展，進入下犬式。停留在這個姿勢五個呼吸。

16. 吸氣進入 Pañcadaśa（第十五個動作）。在第五次吐氣結束時，彎曲膝蓋，抬頭，前跳，將腳放在山式的位置。當腳著地的當下，吸氣並抬起頭。

17. 吐氣進入 Ṣodaśa（第十六個動作），前彎，朝鼻尖看。

18. 吸氣進入 Saptadaśa（第十七個動作）。深屈膝，手臂上提，進入椅子式。

19. 吐氣，腳壓地站直，回到山式。

　　每回練習之初，拜日式 A 和 B 應該至少各做五次。**最好是練習至穩定感浮現，而呼吸彷彿滲透全身**。拜日式是瑜伽練習中絕妙的甘露，初學者與感到虛弱或心情煩躁的人，應該重複練習數次！拜日式能夠打造協調性、耐力和力量，為序列中的其餘動作建立起基礎，其重要性值得再三強調。

　　拜日式 B 有助於打開薦骨周遭的能量淤塞（Granthis）。在所有的動作中，**記得讓肩膀離開耳朵，保持開放的心**。

　　在 Vinyāsa 練習裡，姿勢間的關係並非獨立。它們有如動態的

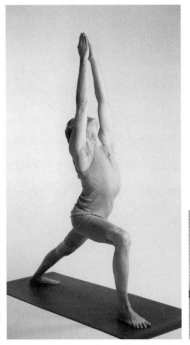

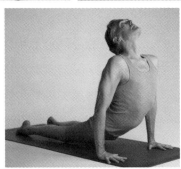

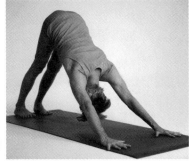

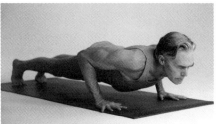

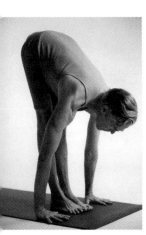

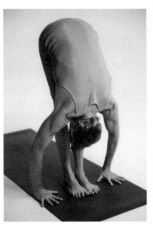

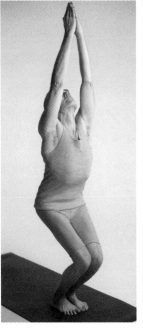

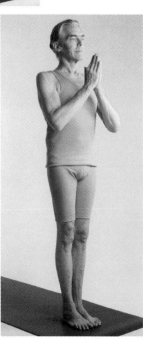

冥想，透過呼吸和凝神的連結，從一個姿勢開展成下一個姿勢。這股自然流動的波浪，在呼吸、動作、順位、形式和心智模式中律動著。烏加伊呼吸、穩定且不攀附的凝視，結合鎖與印，構成了身心融合的基礎。為了維繫動作和形式的感知，而非只關注於看似獨立的姿勢，整合姿勢進、出之際，與姿勢本身同等重要。不論各個姿勢間，是透過完整或一半的 Vinyāsa，或是以一個完整的呼吸回到山式，我們都應保持與內在、冥想鮮活地連結。

完整與一半的 VINYĀSA

在時間和精力許可的情況下，可以在任一或所有姿勢之間，練習完整的 Vinyāsa。然而，完整的 Vinyāsa 通常在站姿序列後半段練習。而一半的 Vinyāsa，通常在站姿序列後的每個姿勢間練習（最終在大多數姿勢換邊之間加入練習）。這兩種形式增強了力量和穩定性，有助於保持姿勢動作間的相互連結，讓心智和神經系統重設，回歸中立狀態。上犬式、下犬式，以及進出這兩個姿勢間的律動，展現了完整、對稱、相互聯繫的上行氣與下行氣模式，有助於消化姿勢的餘韻，並帶領你回到呼吸、鎖印、印與凝神的中庸之道。

完整的 Vinyāsa 依循拜日式 A 的模式，在兩個犬式之後回到站姿，然後再做一次拜日式 A，從下犬式中，以吸氣進入下一個姿勢。一半的 Vinyāsa 是在姿勢之間跳入 Catvāri，在接下來的吸氣，進入上犬式，接著吐氣進入下犬式，然後在下一次吸氣時滑入下一個姿勢。

兩個非凡的連接動作

為了連結不斷循環的兩個犬式，還有兩個很棒但卻無法輕易被分類的動作：回跳（Jumping Back）和輪式（Cakrāsana）。當你仍在學習動作中，或是有身體上的限制，很有可能會覺得做不到（而且也的確做不到）這兩個姿勢。然而，有一些替代方案，可以讓每個人都體驗到相同的力量、反行動（Counteraction）和動作的模式，或許有一天就進入了完整形式。

記得，**我們該關注的，是氣的模式，以及乘載於氣的念頭**。在智慧的 Vinyāsa 中帶著正念、冥想的品質，來經歷正、反行動的過程，才是真正的練習。**讓無偏見的智慧，觀察心智所建構的成就遊戲**。

回跳

1. 從地板上的坐姿開始，先將雙腿交叉，把大腿和膝蓋拉向胸部，並將雙手放在身側，同時穩定地把氣吐盡。這有益下行氣模式，使腹直肌進入最緊縮和紮實的形式。
2. 將臀部從地板上提起，利用吸氣提得更高些。當你上提，並讓腿穿過手臂間向後滑之際，將胸部向前、向下移動。
3. 一旦胸部和肩膀下降至正確的 Catvāri 姿勢時，將腿伸直、腳著地，進入 Catvāri。
4. 如果你無法做到這個完整動作，只需用手平衡地將臀部和腳部從地板提起，吸吐一次。然後降回地面，將手放在膝蓋前方，然後踏回或跳回 Catvāri。光是練習將身體向上抬起，就可在

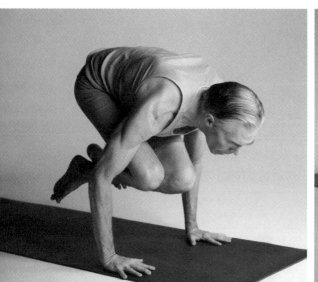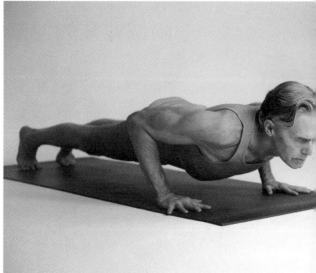

體內啟動所需的模式。無論是跳回或簡單的抬起和踏回,動作
都應該保持優雅,乘著呼吸的波浪。長期來說,過度的使勁,
以及把瑜伽當作小我的競爭運動,只會徒勞並招致反效果。

· · · ·

輪式

另一個有益和可能相當美妙的連接動作是輪式,一個向後的
翻滾。這個姿勢可能會引起恐懼或驚嚇,因為後滾時容易迷失方
向,而且彷彿讓脖子陷於險境。實際上,隨著練習與對呼吸的信
任,大多數人都可以做到。

1. 躺在池塘身印中。深吸氣,紮實腹直肌。
2. 吸氣之前,先抬起腿。當抬到約一半高度(與地板呈四十度)
   時,開始吸氣。
3. 將骨盆從地板提起,手放在耳邊的地上。當雙腳越過頭部時,
   稍微向上凝視。

4. 隨著重心漸漸移動至雙手之間，開始推地，彷彿要向上推入後彎。保持雙腿伸直並朝後方的牆延伸，身體向後捲，直到進入 Catvāri。在下頸部達到最大屈曲度時，心會靠近下巴。

5. 在向後捲的最終階段，沿著鼻尖線凝視，保持身體兩側的對稱。切勿將下巴拉向喉嚨，也不要轉動頭部。

6. 完成 Catvāri，藉由做一半的 Vinyāsa，進入下一個姿勢。

7. 一位合格、有耐心的老師，可以這個動作的學習帶來極大幫助。向後捲時，重要的是不要偏向任何一側的耳朵，這是作弊的方法，也是不安全的力學，因為它不對稱的延展，會破壞 Vinyāsa 冥想的動禪過程。

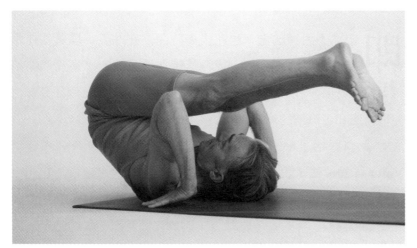

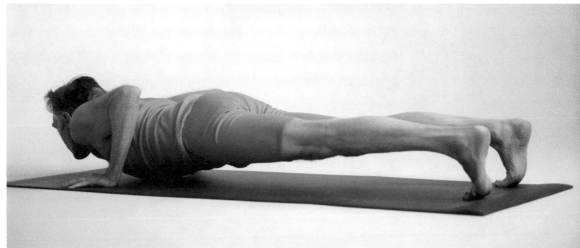

第六章

站姿

即使你不太練瑜伽，也花很多時間立在站姿：早晨站在水槽前刷牙、等公車，或日落時在沙灘散步。當我們開始練習體位法時，我們發現也有許多「正式」站姿，每個都具有特定的益處和可識別的形式。我們將在本章中探討這些站姿。

當我們開始了解形式、順位的基本原則，並透過它們練習 Vinyāsa 體位法，我們就明白了**站姿的極其珍貴之處——它們令人感到開心、穩定與完整**。在我們的練習中，如山式或三角式（Trikoṇāsana）等的大多數站姿，因為它們實而不華的特質，讓我們可能視之為理所當然，或忽略其重要性。然而，**正因為站姿的智慧與實用性，開啟了我們對內在形式的體會——上顎至會陰的連結，向大地真切地紮根**。相較於其他的形式，良好的站姿更能帶來醒覺，連結當下知見，即便只是如遛狗等的日常生活「站姿」。

將體位法就站姿分類有許多優點。首先，即便是沒熱身或只做了一些熱身動作，都可直接練習大多數的站姿——隨願、隨時、

隨地。站姿與大多數坐姿、平衡、後彎或倒立的姿勢不同，通常無需正式的 Vinyāsa 姿勢（以及預先準備和做身體伸展），就可以輕鬆安全地進入練習。

其次，這些站姿讓我們連結頭頂至腳底、大地至天際。所有的站姿，都自然地著重腳板和腿部，從而得力的整合髖部，否則，練習者就可能跌倒。**隨著全然醒覺的雙腳聰穎地紮根，我們的站姿從打地基開始**。將注意力帶到足弓，然後專注於腿部肌肉從雙腳向上拉的感覺（彷彿要穿上一件褲襪），透過雙腳，體會與大地連結，向大地紮根。如此一來，我們可以很容易了解：**覺醒的雙腳，直接反映在骨盆底部**。

在細微的層面上，站姿的穩固力，不僅在字面意指我們與大地的連結，更因為站姿力學的要求，讓我們聚焦於可帶來穩定性的練習重點：**正確的運用骨盆底部，保持對立肌群的共同收縮，以及同時進行主旋和反旋** [24] 的寶貴價值，如此一來，不僅加深了站姿所帶來的影響，我們也在健康、有效的姿勢進與出中，獲得最大的助益。

所有的站姿也需要平衡性，因此，依不同的姿勢外型，我們也以鉛垂線為標竿，持續調整身體的力量和動作的技巧。在細微身的層面，這就是氣（智慧）的功能，它從內在迅速地傳達依循中道的智慧給我們。因此，站姿正如同神祇的觀想，自然引領了中庸之道的內在體驗。

站姿的另一項好處，是它們的數量很多，單單做這些姿勢群組，就能達到完整與平衡的瑜伽練習。假設你必須長時間待在狹

---

24 Primary rotations, Counferrotations，進入姿勢時，會先做主旋，如大腿的內旋或外旋。接著，再做反旋來對應主旋，微調姿勢，彷彿為一道菜餚加上畫龍點睛的調味料，達到穩定與平衡的完成姿勢。

小空間，比如說被卡在電梯裡一整天，只需要一小塊地面，就能完成整個練習，其中可完整包含伸展、屈曲、扭轉、平衡和冥想等姿勢。即使如扭轉三角式（Parivṛtta Trikoṇāsana）這類不對稱的站姿，因為涵括了左右兩邊，仍有助於冥想，並帶領你回到有力的對稱感，邀請你進入身體的中線。

對於多數人來說，站姿在大部分情況下比其他姿勢更安全。那是因為人類行走於世，站立本就是我們熟悉的形式。站立會讓我們保持警覺，以應對周遭的環境；因此在站姿練習中，我們比較不會因為執著與勉強，而造成受傷或忽視了身體其他部分（在做其他類型的姿勢時，就常有這種情況）。

站姿的形式簡單，它蘊含在細微身的所有訊息，都不斷將我們的焦點帶回到平衡，一種不跌倒的熟悉感。在更困難的姿勢中更是如此，例如：手抓腳趾單腳站立式（Utthita Hasta Pādāṅguṣṭhāsana），即便它的完成式超出了練習者當下的能力範圍，練習者仍不太可能在姿勢中過度用力或分心，因為我們需要準確並兼具智慧地連結動作和氣的律動線。而相較於其他形式，站姿讓我們比較容易辨認出這份動作與呼吸同步所需的模式。

站姿簡單而直接地邀請我們，感受、融入全身整合的動線以及覺知。

本章討論阿斯坦加 Vinyāsa 形式中，傳統所謂的「站姿序列」。這個家族的定義，指的是透過腿部向大地紮根的姿勢。**站姿把我們從上到下、從手指尖到腳趾連結起來，因此，當透過站姿覺醒時，心智就不再傾向於將體位法、瑜伽練習，與生活中其他的時刻分離。站姿帶來清明、成熟和能力，使身體和情感都穩固在真實的世界裡。對於因錯誤的態度進入練習（冥**

想、調息法，或極限的瑜伽體位法），而衍生的神經質模式，站姿可以成為解藥。對於那些難以專注於當下實相的人，站姿特別重要。而正確執行的站姿，也是呆滯、分心、苦惱或功能失調等狀況的良方。

有個有趣的爭議點，如三角式家族或金字塔式（Pārśvottānāsana）等站姿中，雙腳之間應該分開的距離。一般的規則是雙腳間應分開約一條腿的長度（從股骨頂部至腳踝）。重要的是，雙腳之間的距離要能夠邀請姿勢進入「啟動」狀態，使腳和腿保持覺醒，因而體驗姿勢的「精髓」。你必須找到——依你的條件——最有益健康的距離。當腳放在最佳距離時，姿勢就能影響全身，包括脊椎、頭部、頸部和肩膀，使姿勢展現美妙的整合。

瑜伽姿勢不應該損傷關節、韌帶、肌腱或軟骨（或任何其他身體系統）。例如：你可以在三角式或戰士式（Vīrabhadrāsana）中，拉近雙腳之間的距離（短於一條腿長度），創造對你有益的姿勢，尤其是當你的身體較虛弱、年齡較大或缺乏柔軟度，這可能是很有用、甚至是必要的調整。但是，如果你比較健壯、年輕、柔軟或行動敏捷，雙腳就可以相距較遠。同理，由於腳的距離太遠，超過了結構的限制——包含髖關節與許多穿過關節的肌肉組織，就可能受傷。

總括來說，我們必須了解姿勢的結構條件，以及整合形式所需的呼吸模式，帶著喚醒身心的意圖，練習每個動作、細微動作，相連的進、出轉折與呈現完整形式。

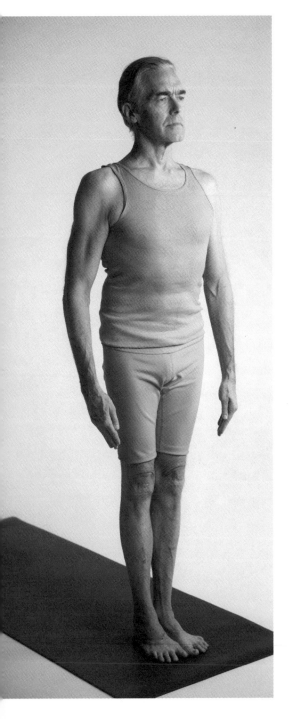

山式

平衡的站姿

　　站在山式相對來說可能並不困難，它甚至不像是個瑜伽姿勢，因為我們常常站著。然而，這其實是一個非常進階和重要的體位法。Samasthitiḥ 被翻譯為「山式」與「平衡的站姿」，因為在深深紮根站立的同時，我們在時空軸裡，進入鉛垂線中的一點，融入當下。所有的一切在各個方向都達到平衡：與地心引力的關係呈現完美效率；左右、前後、上下都完全不偏不倚；而當全然潛入，**過去到未來，亦入中道。山式是一個有力而具禪修特質的姿勢，其特點是一顆清醒、柔軟、開放的心。**

　　最重要的是，它為其他困難的姿勢，提供了維繫當下的細節指引。穩定的山式是整體練習的要旨，當我們一再回到這個形式，連結當下的種子，就能順應而生，邀請我們覺醒！

1. 大腳趾互併的站姿。可依個人偏好或身體限制，腳跟靠攏或稍微分開。在姿勢中稍候，乘著呼吸，引導注意力至身體的鉛垂線——連結頭頂、身體的核心到雙腳間，平均向下。

2. 腳趾均勻張開，透過每個腳趾球紮根入地，重量隨即移動至腳根前方。膝蓋骨上提，讓整個身體前側的皮膚，也感覺隨之上提。身體

後側皮膚向下沉。

3. 心區上提，平均擴張。腋窩前緣上提、變寬，腋窩後緣下降、變寬。在腎臟後方的浮肋——腎翅，與心同浮。

4. 耳朵中央在肩膀中央的正上方，肩膀中央的正下方對齊髖關節中央。會陰中心——根鎖——升起，輔助了身體核心的上提，並使頭頂也升高。

5. 在恥骨正上方，收下腹，覺知根鎖。眼神保持穩定，視線略微向下，或保持休憩在正前方水平線上的某一點。

6. 進入身體的中心軸——從頭頂中央穿過會陰中心，落至雙腳根前。如果你願意，可以於心前雙手合十（祈禱式）。

手抓大腳趾前彎式

手抓大腳趾前彎式（Pādāṅguṣṭhāsana）與接續在其後的踩手掌前彎式（Pādahastāsana）通常會共同練習，直接相連，中間不需做一半的 Vinyāsa。當然，分開而單獨練習亦可，然而它們互助互益，兩者都提供了絕佳的機會，使我們透過簡單的前彎，學習讓骨盆順著股骨頂部旋轉，而不造成下背或膕旁肌的損傷。

1. 兩腳打開，與髖同寬，吐氣，雙腿和雙腳穩定紮根。雙腿間距離最終要夠寬，讓深度前彎時，頭部夠安置在小腿上緣間。

2. 手放腰部，吸氣，抬起身體前側，有力但非強迫，感覺身體的核心平均延伸向上，彷彿正準備做一個細膩的後彎。將意識帶到調和的骨盆底，尾骨下沉、向前；恥骨下沉，向後。

3. 吐氣，開始前彎。保持脊椎打直、雙腿啟動、警覺，使骨盆繞著股骨頂部旋轉。如果膕旁肌很緊繃或受傷，可微彎膝蓋。然而，即使膝蓋彎曲，雙腿也應保持啟動與活力，並透過雙

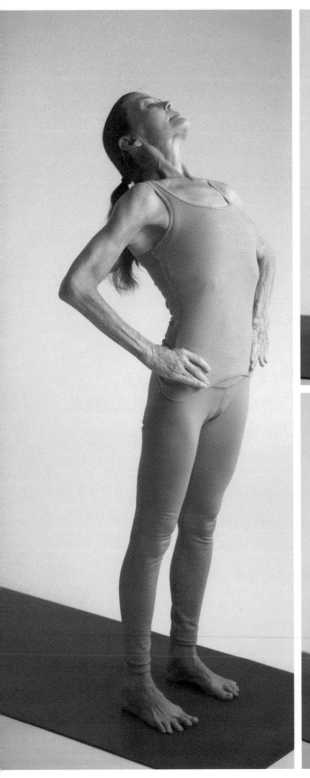

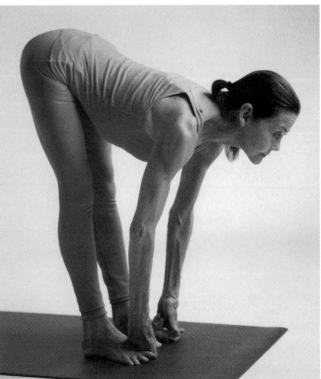

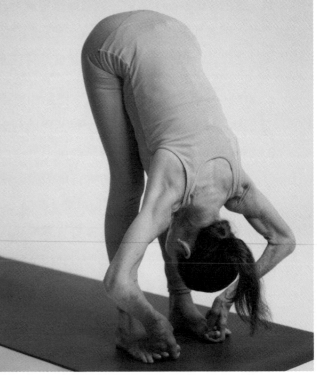

腳推向地面，特別是大腳趾球。

4. 吐氣結束時，雙手的食指與中指勾住大腳趾，然後吸氣，抬頭，重新調整姿勢，使脊椎延伸彷彿穿過頭頂（記得，可以彎曲膝蓋）。

5. 吐氣時，完整前彎，沿著地板的方向將腳趾向前拉（非上拉）。彎曲雙臂，手肘向兩側彎曲而使鎖骨變寬。姿勢中，讓頭、頸部和脊椎自然下垂，隨之感覺鼠蹊加深，而頭部的重量有助於脊椎延伸。手臂有拉力，但頸部、喉嚨或上顎沒有任何壓力。若情況許可，打直雙腿。注視鼻尖。

6. 五次呼吸後，在吐氣尾端，收緊腹肌和骨盆底，將意識帶到沉重的尾骨。吸氣時，保持意識在骨盆底和尾骨，伸直手臂。雙手仍然抓腳趾，抬頭、頭頂延伸，脊椎拉直，半起身。

7. 雙手放到雙腳下方，手心朝上，直接進入踩手掌前彎式。或者，若要退出姿勢，請參照下方踩手掌前彎式的第四步驟。

踩手掌前彎式

比起手抓大腳趾前彎式，踩手掌前彎式需要更柔軟的膕旁肌和手腕。你可以彎曲膝蓋讓手能夠放在腳板下，然而，注意要保持腿部啟動與清醒，這樣可以使膝蓋保持「微彎」（micro-bend）與有助於膝蓋骨上提，而雙腳完全紮根。

1. 由手抓大腳趾前彎式的最後一個步驟開始，抬頭，手心朝上，雙手從雙腳前滑到腳下，使腳趾碰到手腕。若需要可彎曲膝蓋，但保持腿部啟動（若在此姿勢之前沒有做手抓大腳趾前彎式，依手抓大腳趾前彎式的第一至三步驟進入姿勢）。

2. 吐氣時，腳趾張開，從髖關節向前折。將手朝墊子前方拉，

彷彿試圖將手從腳下抽出來。彎曲手臂，將手肘朝兩側延展。

3. 凝視鼻尖，空上顎，平順、完整的呼吸。在姿勢中停留五個
   呼吸。

4. 離開姿勢：吐氣，收緊腹肌和恥尾肌。在吐氣結束時，保持尾
   骨沉重（啟動恥尾肌）。吸氣時抬頭，伸直手臂和脊椎，半起
   身。當吸氣結束，手置於骨盆，吐氣，用手將皮膚向後推。
   吸氣，保持脊椎伸直、上顎放鬆，回到站姿。

5. 雙腳跳回併攏，停留在山式一個呼吸。進入下一個姿勢。

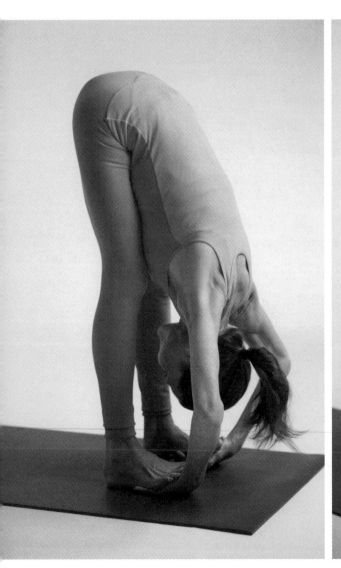
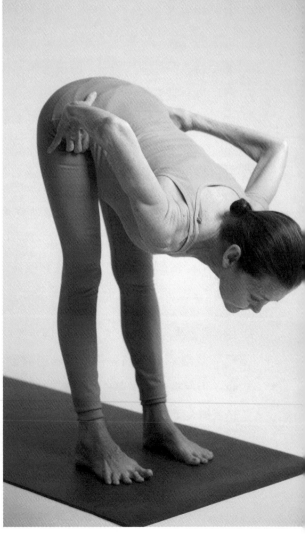

三角式

三角式及其反式（扭轉三角式）通常會共同練習，前者做完之後馬上接著後者，中間不回到墊子前方。當然，也可以分開而單獨練習，但是它們在許多層面上相輔相成。

三角式進出姿勢的重點，在於保持脊椎直立，如此能傳達腿部做適當的主旋與反旋，使骨盆可以被動地繞著股骨頂部旋轉，方可獲致姿勢的完整益處。

1. 從山式開始，吐氣，朝右側跳開，雙腿之間保持約一條腿的寬度。將右腳的腳跟對齊左腳足弓。右腳趾轉朝墊子前緣，左腳朝內約二十至四十度。確保右膝蓋與右腳方向相同，啟動雙腿。

2. 手臂外伸，平行地面，肩胛骨向下，軀幹朝向墊子長邊。吸氣，上提股四頭肌、腎翅、骨盆底中心，同時從薦骨洞穴舀起。吐氣時，保持恥尾肌緊、脊椎平直，將骨盆向右傾斜，來到初始姿勢。

3. 右腿略外旋，左腿稍內旋——這是姿勢的主旋組合。保持脊椎平直，右手臂向外伸展。

4. 將右手放在適當位置——視個人身體狀況而定。正式的位置，是用右手的食指與中指抓住右腳大腳趾。如果過於僵硬而無法做到，可以把手放在右腳踝或脛骨上，或者放在右腳外緣的瑜伽磚上，做為通達完整形式的練習起點。在這個階段，不可犧牲脊椎的平直，只為了抓到大腳趾而傾斜軀幹。反之，藉由腿的旋轉與脊椎平直來進入姿勢，同時也有助骨盆就著股骨頂部旋轉，自然地進入姿勢。

5. 一旦進入基本姿勢,在下一次吸氣中,帶入反旋──在雙腿、骨盆和軀幹。這個吸氣,喚醒尾骨,使其靠近恥骨。左腳外緣踩地,同時透過右大腳趾球向下紮根。保持雙腳足弓靈敏,當左臂延伸向天花板時,想像雙臂往相反的方向均勻延伸,如此創造了讓脊椎持續延長的空間。

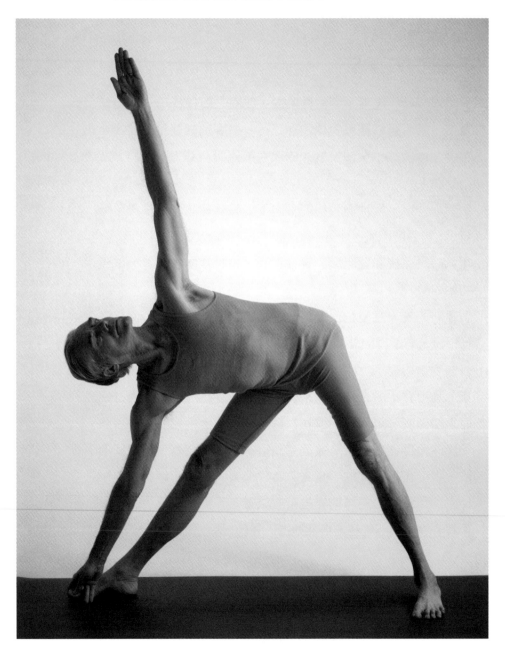

6. 雙膝蓋和大腿上提，轉頭凝視左手指。臀部保持結實，肩胛骨在身後下拉。右膝保持微彎，從薦椎開始，將身體後側拉向前側，保持恥尾肌緊實。

7. 在姿勢中停留五個呼吸。吐氣結束時，保持腿部啟動，脊椎平直，骨盆底收緊。順暢地吸氣，從左手指尖向上與向外延伸，引領你回到站姿。

8. 在下一次吐氣，將腳轉向另一側。吸氣時，在左側重複進入姿勢。同樣地，經過五次呼吸後，吸氣離開姿勢。當吐氣時，進入反式——扭轉三角式，或回到山式。

扭轉三角式

這是三角式的反式，屬於難以分類的姿勢之一：既是站姿序列中的重要姿勢，也是重要的扭轉式。為了達到完整姿勢，進入扭轉時，脊椎應該要向前延伸，這會誘發骨盆腔與臀部對應的行動關係，產生適當的轉動與肌肉的緊實。一旦進入姿勢後，觀察、玩味姿勢之中相互貫穿的行動，絕不鎖住骨盆或髖關節，才有助於細膩琢磨這些關係。

1. 站在山式，吐氣，向右側跳開。因是反式，在完成三角式的第二邊後，就可進入這個姿勢。雙腳分開約一條腿長的距離，右腳趾外轉朝墊子前緣，左腳內轉約四十度至六十度。骨盆轉向右腳，雙腿前側上提。喚醒雙腳足弓，並確保不要鎖住或過度伸展膝蓋。

2. 左腳內轉的角度要足以配合骨盆的旋轉，而骨盆應該平行（但不是鎖定）右腳前方的牆面。確保左腳跟外緣、右腳內緣紮根。為了更穩定，可加寬雙腳的距離——往墊子長邊稍微分開，

因為若直接從三角式進入本式，可能會容易跌倒。若非常僵硬、膕旁肌受傷或難以保持平衡，這個增加的寬度會有幫助。

3. 吸氣時，將右手放在右骨盆，左臂向天花板延伸，左肩胛骨外展，左手指尖向上延伸。

4. 吐氣時，髖關節開始前折。當左手臂向前、向下延伸時，脊椎延長，讓左手平放在右腳外側的地板。如果手放在地板會使脊椎過度屈曲，可將手放在右腳外緣的瑜伽磚上。

5. 下一個吸氣中，右臀部略向後移動時，頭頂延伸，右臂向天花板延伸。雙肩胛骨在身後下沉，腋窩前側打開。注意左肩，讓肱骨頂端不前轉並導致心的塌陷。腎翅展開、右手指尖向

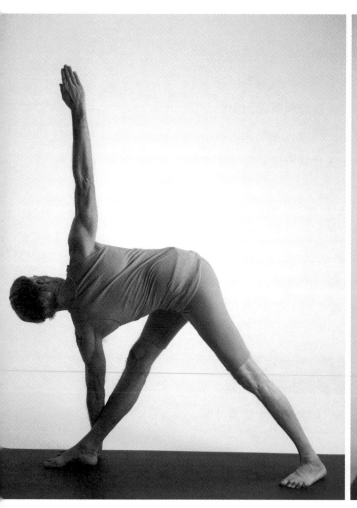
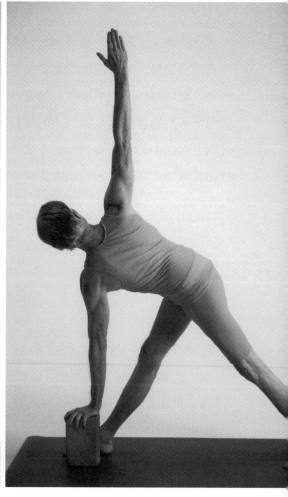

上延伸，以促進脊椎的扭曲和延展。輕柔地看著右手拇指。頸部、下巴、上顎都沒有壓力。檢查腳部是否保持完全紮根，特別是左腳外緣。

6. 在姿勢中停留五個呼吸，順暢的呼吸，用細微的行動和反行動調整姿勢，這將引領著你進入完成形式。

7. 離開姿勢：吐氣結束時，向左手看。腿有力、脊椎延長，像風車般的吸氣起身、出姿勢。下一次吐氣向左轉，進入另一側的姿勢。順暢且具韻律地進出這個姿勢，以利從形式中獲得最大的益處。**不要過度分析姿勢，或是「思考」該做的微調。**反之，傾聽升起的感覺和感受來進行調整與反應，配合開放的心、有力的雙腿和放鬆的上顎，讓姿勢的生命力自然化現。

8. 在姿勢中停留五次呼吸。順暢的吐氣，向下看，順暢地離開姿勢，從有力的雙腿轉回站姿。跳或大步跨回至山式。

側角式

側角式（Pārśvakoṇāsana）是建立腿部力量和學習臍鎖的重要姿勢，有助於從骨盆腔中舀起下腹部。重要的是——特別是那些膝關節損傷，或做過膝關節手術者，更需特別注意這點——**讓重量透過彎曲的腿部，直接向下穿落腳跟，使力量不會向前卡在膝關節。**

1. 從山式開始，吐氣時往右側跳開，雙腳距離約一條腿的長度。軀幹面對墊子長邊，手臂向兩側延伸，與肩同高，開始下降進入姿勢。腳趾張開，右腳跟平均紮根，右膝蓋彎曲直到大腿平行地面。保持左腿延長而穩定，左腳外緣紮根。

2. 確保右膝蓋在右腳踝中央的正上方。進出姿勢時，保持膝蓋在

兩個腳跟的連線上。一開始進入姿勢時，保持上半身向天花
板延伸，坐骨沉重。

3. 吸氣，延伸右臂、伸展右腰。吐氣時，保持脊椎平直，骨盆向
   右傾，將右手指尖（最終可以用手掌平貼在地）放在右腳外側的
   地板上。

4. 保持雙腿有力，左腳外緣紮根，左大腿上提、離開地板，同
   時讓右膝蓋精確地保持在腳踝的正上方。

5. 吸氣時，從薦骨洞穴產生螺旋的延伸，順著脊柱前側向上，
   同時上滑左臂、指尖朝向頭頂方向的牆壁。左手心朝下，指
   尖延伸，左手臂保持與左腿相同的角度。臀部緊實，讓薦骨

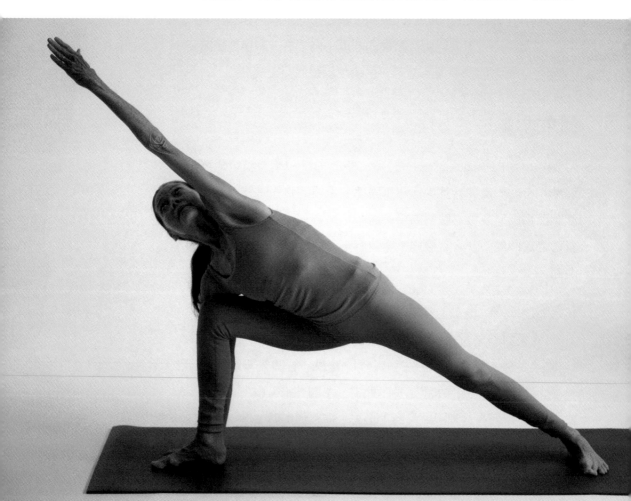

進入身體。尾骨捲近恥骨，凝視左手掌，以伸展腰肌線。

6. 不要聳肩。左肩胛骨外轉、上提，使頸部後側的肌肉順著背部向下沉。確保做到足夠的旋轉，使頭略後傾看向手掌心時，不造成緊繃。左指尖盡可能地延伸，彷彿試圖觸及無限。

7. 在五次呼吸結束時，透過腿部穩定紮根至地板，並保持腿有力，吸氣，回到站姿。立即轉到第二邊，吐氣，彎曲左腿進入另一邊的姿勢。凝視右手掌，保持右側大腿內側上提，離開地板。

扭轉側角式

正如同扭轉三角式一樣，將這個姿勢作為站姿和重要的扭轉來研究是很有助益的。在傳統的阿斯坦加 Vinyāsa 練習中，側角式結束，就立即接著練習它的反式——扭轉側角式（Parivṛtta Pārśvakoṇāsana），而不回到墊子前方，因此我們將這個姿勢放在本章中。進入本式時，屈曲脊椎是非常重要的。如此髖關節前側才不會形成塌陷，否則最終將使髖關節受傷，並且可能造成股骨髖臼夾擊症（Femoroacetabular Impingement）。

1. 如果是從側角式開始，保持左膝彎曲退出姿勢。吸氣起身回到中央，吐氣，右腳趾外轉，右膝彎曲，左腳內轉約四十五至六十度。若從山式開始，向右側跳開，雙腳打開約一條腿的長度，接著如上述旋轉腳和腿。

2. 雙腿保持有力，吸氣時從下腹深處拉長脊椎、左臂向上伸展。然後，完整吐氣時，保持左手臂向前延伸，捲曲脊椎，彷彿將肚臍拉入脊椎，將左上臂包覆至右大腿和膝蓋外側。

3. 將左手指尖或掌心放在地上，手指與右腳朝同方向。左腿

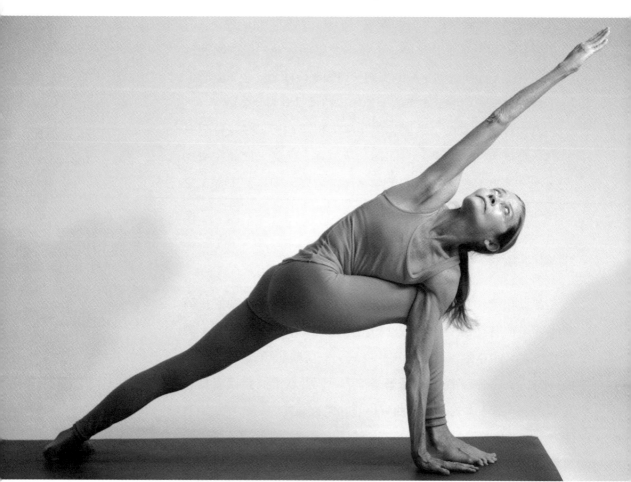

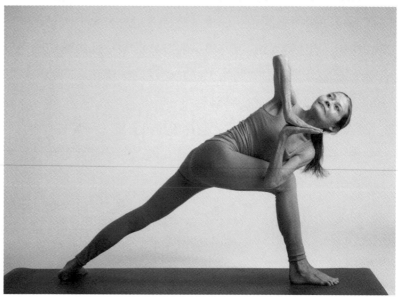

保持啟動。左腳外緣持續向後、向下，同時左大腿不塌向墊子。起初，腳可能未能完全紮根，但如果保持紮根的意圖，這問題就不大。

4. 一旦腿部穩定，將右臂加入姿勢中。吸氣時，右臂伸直並繞圓弧線帶到頭頂上方，與後腿在同一條線上。手掌應朝向地板。啟動前鋸肌，使肩胛骨外展、肱骨離耳，保持從左腳外緣一路延伸穿過右手指尖。

5. 進入姿勢時，如果左肱骨的頂部，無法在旋轉後、越過右膝，就讓雙手合十來取代，直到身體夠柔軟才進入完整形式。不要因為雙手合十比較容易，就放棄了完整形式的目標。**以完整形式為目標，持續練習，而非自滿與停在替代形式中，才能加深練習，帶來嶄新的領悟。**

6. 在姿勢中停留五次呼吸。吐氣時，下看左手。重建兩腿和骨盆底的力量和穩固性。吸氣，腿部有力、旋轉手臂起身，轉向第二邊繼續。

三角前彎式 A、B、C、D

在阿斯坦加 Vinyāsa 系統中，四種形式的三角前彎式（Prasārita Pādottānāsana）合併練習，一個接一個，無縫流動。它們彼此互補，並建立在腳、腿、脊椎和骨盆底的行動。當成組練習時，會形成開發骨盆底部和根鎖的絕佳過程。因為彼此相關，且具有很多相同的順位細節，這些細節會在形式 A 中詳述，再如是運用於其他形式。若單獨練習其中之一，請按照本節中闡述的說明，來進入與離開姿勢。

三角前彎式 A

1. 從山式開始。吐氣時向右側跳開，雙腳相距約一條腿的長度。
   手放在骨盆，飽滿吸氣，喚醒腳和腿，保持尾骨沉重，心中
   央上升與擴張，脊椎延長。隨著吸氣至頂端，保持骨盆底的
   連結與髖關節的空間感。

2. 吐氣時，保持脊椎伸直，下巴向前，前彎，將手掌放在雙腳之
   間的地板上。若需要，可彎曲膝蓋並將雙腳內旋（內八），讓

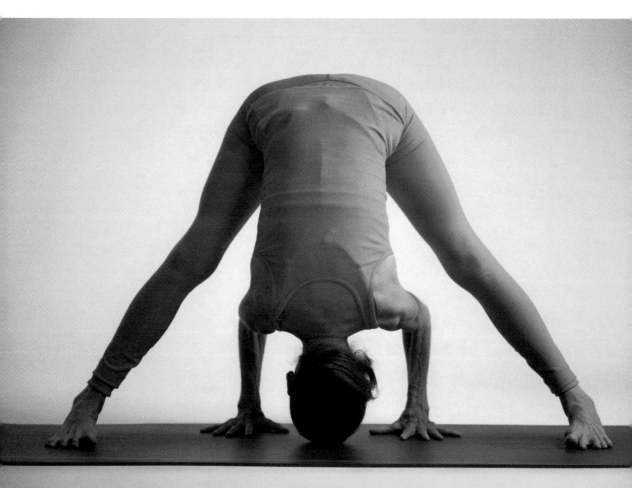

手可以摸地。

3. 保持雙腿伸直但不鎖住膝蓋，保持雙腳平均紮根。特別在進入前彎時，注意保持腳的內緣穩固。先紮根大腳趾球與腳跟內緣，然後才穩固腳外緣，並邀請雙腳足弓啟動。這是可行的。

4. 吸氣，再次抬頭，手臂伸直，胸上提，頭頂向前延伸，脊椎伸直。下一次吐氣，收縮腹肌，前彎，讓頭部沉向地面。雙手與肩同寬，置於雙腳間，由掌根推向指尖，使頭可以更靠近雙腿之間。

5. 保持肩膀開展、遠離地面，上臂平行，凝視鼻尖線。在所有外在形式中，透過緊實的恥尾肌創造臍鎖與根鎖，連結呼吸的兩端，並將視線順向鼻尖。這些都將幫助你更了解姿勢的真正內在順位。在姿勢中停留五次呼吸。

6. 吐氣尾端，將意識帶到腳、腿和骨盆底中心，雙手保持在原位。吸氣抬頭，伸直手臂和脊椎，使背部大約平行地板。

7. 吐氣將手放回骨盆，將臀部外側的皮膚向後推。吸氣，脊椎伸直，回到站姿。

三角前彎式 B

1. 保持雙腿寬開，深吐氣使腳和腿紮根。吸氣，將手臂向兩側伸展並旋轉，以利肩胛骨沿著背部向下沉。吐氣，手放回骨盆，然後吸氣，提起胸骨，伸展脊椎，並用食指與中指輕壓下腹的腰肌按鈕。

2. 下一次吐氣時，前彎，保持脊椎延長，手指維持放在下腹部，讓手肘均勻地向兩側張開。保持肩膀開闊並拉向臀部，穩定凝視鼻尖線。

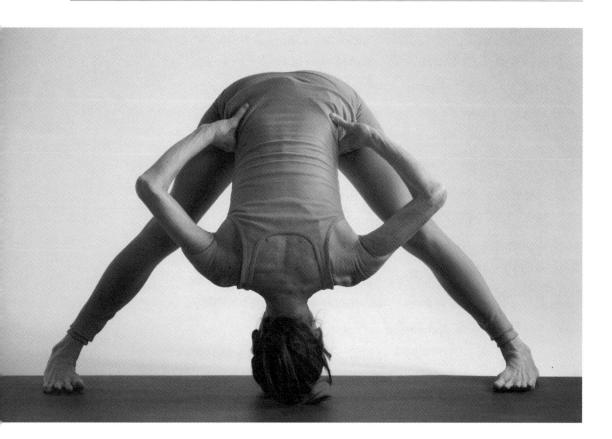

3. 放鬆下顎和上顎，將意識帶到下腹部（指尖之下），並連結此
   處與骨盆底。在姿勢中停留五次呼吸，凝視鼻尖線。

4. 吐氣結束時，啟動腿部，重設骨盆底（抓住蛇尾巴），下次吸
   氣時，回到站姿。

三角前彎式 C

1. 保持雙腿寬開，雙手置於骨盆。吐氣使腿和腳穩固，確保雙腳
   足弓啟動。前彎之前，吸氣，將手臂打直並向兩側延伸，手
   臂頂端向前轉，以利手掌在身後十指交握。使尾骨沉重，以
   避免腰椎塌陷。手臂稍微彎曲。接著，略微將手臂頂端向上、

　向後、向外轉，同時打直手臂。

2. 吐氣前彎，將十指交握的雙手落到頭後，沉向地板。掌心應
　 互對，肩膀應向後，向下流動。若雙手碰不到地板，別擔心，
　 保持耐心。

3. 如果你的身體比較有彈性，可以嘗試內旋手臂，翻轉手掌，
　 因此仍十指交握的掌心可以貼地，使姿勢更具挑戰性。如果
　 是初學或身體較僵硬，可以用雙手握住一根棍子或者一條繩
　 子，將拇指朝向兩側，讓姿勢的益處發揮到極致。

4. 五次呼吸後，完全吐氣，然後在下一次吸氣離開姿勢回到站
　 姿。吐氣，將手放回骨盆。

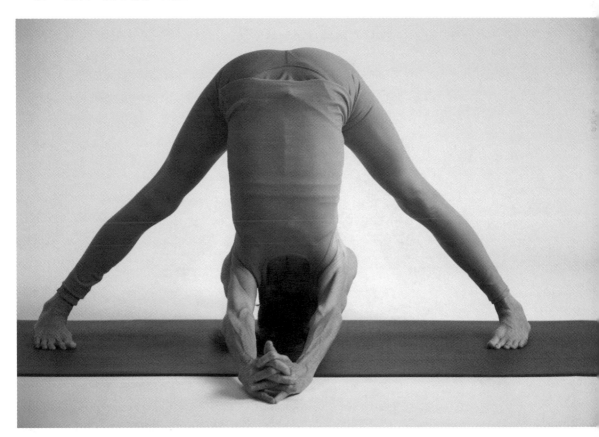

三角前彎式 D

1. 保持雙腿寬開,雙手置於骨盆。吸氣,提起胸和心。吐氣,保持脊椎伸直前彎,用雙手食指和中指抓住大腳趾。手臂穩定地拉,手肘向外延伸,但不聳肩或造成頸部緊繃,讓頭部懸掛著。將大腳趾球向下紮根,以對抗手指輕微向上拉的力量,確保不過度伸展或鎖住膝蓋。若需要,可以彎曲膝蓋來抓腳趾。凝視鼻尖線。

2. 五次呼吸後,在吐氣尾端,使腿部有力並啟動腳板,同時手留在原位。吸氣抬頭,手臂伸直並將脊椎提離地面。

3. 吐氣時,手置於骨盆,將臀部外側的皮膚向後推。吸氣時,保持脊椎伸直回到站姿。

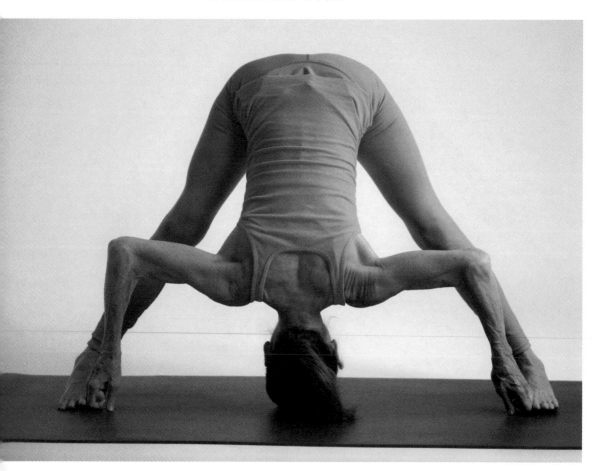

4. 如需要，稍微將雙腳靠近彼此，以利安全地跳回墊子前方。
   吐氣時，跳回山式。

手臂反轉祈禱式

手臂反轉祈禱式（Pārśvottānāsana）這個站姿，示範了從腎臟
扭轉向膝蓋的重要扭轉行動法則——啟動成對角線、連結身體前
側的肌肉，從一側的前鋸肌經過同一側的腹外斜肌，連結至另
一側的腹內斜肌。這類有益的扭轉行動，也出現在一些其他的姿
勢，是下行氣形式的基本表現。

1. 從山式開始。吐氣時，向右側跳開，雙腳距離大約一條腿的長
   度。右腳趾轉向墊子後方，左腳內轉約四十度，骨盆略向右
   帶，使其平行墊子前緣。不要鎖住膝蓋或髖關節。

2. 手臂頂端前轉，彎曲手肘將雙手帶到身後合十。手到位後，
   手臂頂端後轉，肩胛骨保持寬度並下沉。如果較僵硬，可以
   用雙手拳頭在身後互抵，借力使手肘提起，鎖骨延展。

3. 吸氣時，雙腿啟動，保持膝蓋骨上提、心中央上提。雙手最
   終會在胸椎的高度，正是心的後方，因此當吸氣時，它們可
   以幫助你進入些微的後彎。凝視鼻尖線。

4. 請注意，在這個姿勢中，**前彎之前先背彎，是進階且選擇性的
   動作**。它需要有適當穩定紮根的雙腳、強壯的雙腿，與完整
   旋轉的髖部。

5. 吸氣並完全伸展後，在下一次吐氣時，開始朝右腿前彎。保
   持雙腿啟動，將左腎翅包向右膝。最終，下巴會來到脛骨，凝
   視鼻尖。在此之前，前彎時凝視右腳大腳趾，休憩在姿勢中。

6. 右腳內緣與左腳跟外緣保持紮根，特別在進出姿勢之際。保

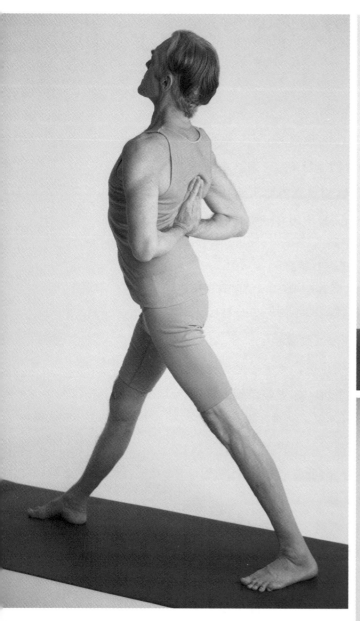

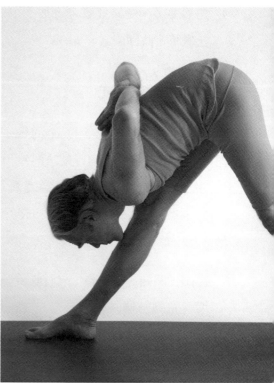

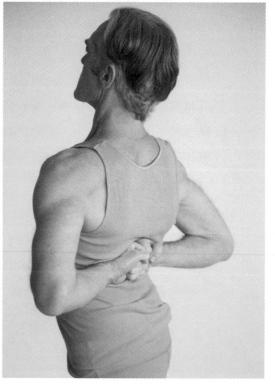

持重量落在腳跟正前方。當重量落在腳的不同區域時，不妨
注意姿勢產生的明顯變化。將手肘朝天花板提高，可以幫助
上半身保持浮性，使心開闊。

7. 在姿勢中停留五次呼吸。吸氣尾骨沉重，透過心和頭延長軀
幹，脊椎延伸，並保持雙手在背後合十，回到站姿。

8. 將腳轉向另一側，重複姿勢。五次呼吸後，吸氣恢復站姿。轉
動腳板使其平行，雙手鬆開，然後跳到或大步踩回墊子前方，
進入山式。

手抓大腳趾單腿站立式

在阿斯坦加 Vinyāsa 的姿勢序列中，手抓大腳趾單腿站立式
（Utthita Hasta Pādāṅguṣṭhāsana）排得比較前面，而對於許多初
學者來說，這是第一個主要的障礙，他們因此而無法快速地向其
餘序列邁進。這個姿勢是不對稱的扭轉姿勢，同時也需要平衡。
當學生為了不讓自己摔倒，在教室裡跳來跳去維持本式，帕達
比·喬艾斯經常會笑著說：「為什麼跳舞？」**這個姿勢需要耐心
和專注，即使你覺得自己希望渺茫，只要練習，仍會進步。**

1. 從山式開始。左腳和左腿均勻紮根，左手放在腰部。提起並
   彎曲右腿，股骨略微外轉，右手的中指和食指牢抓右大腳趾。
   沿著鼻尖線，在地板找到一個穩定的凝視點。

2. 吸氣時，右大腳趾推向食指、中指，伸直右腿、旋轉右腳，使
   其向正前方平均伸展。微彎右臂，將腳趾上拉，感覺肩胛骨沿
   著背向下流。同時，右腿向下拉，彷彿試著要逃離右手。

3. 下一次吐氣時，從腰部開始前彎，將下巴放在脛骨上。讓左
   臀翅包向右膝，向你的腳鞠躬，輕柔地凝視鼻尖線。繼續用

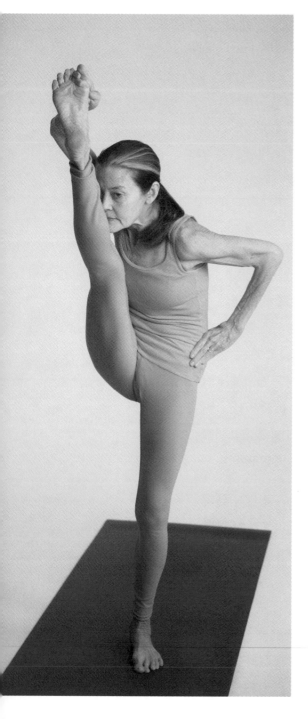

右臂向上拉，同時右腳跟下拉向地，這有助於臀翅的包覆與前彎。手和腳之間的互補行動，可以使姿勢更加穩定。

4. 在姿勢中停留五次呼吸，然後吸氣伸直脊椎，離開前彎。下一次吐氣時，右腿向外側打開，右臀外側下沉向地，身體站直以防止左鼠蹊向前突出。轉頭凝視左肩水平線上的一點。初學者可以看向地板上的一點。在姿勢中停留五次呼吸。

5. 吸氣時，腿拉回中央，再次吐氣鞠躬，在下一次吸氣時站直。把腿提得更高，然後手放開大腳趾。右腳保持同時腳板回勾和腳尖前指，使腿可以浮在半空中，維持五次呼吸。保持心間輕盈、上浮，面部從容不迫。五次呼吸後，吐氣，右腳回到地板，進入左邊的姿勢。練習完兩邊之後，站在山式呼吸一次。

6. 如果需要，初學者可以利用牆壁保持平衡，沒有抓腳的另一側手肘，可以靠近牆壁或幾乎碰到牆，以克服對姿勢練習之初的恐懼，但也可能會變成習慣。比靠牆更好的做法，是將沒抓腳的手臂向一側伸展，以及也許停留較少呼吸。注意：靠牆無法迫使你學習平衡。記住，這個姿勢足以稱為謙遜式！失去平衡、失足落地皆非犯罪。許多人做這個姿勢時感到沮喪，

也可能注意到呼吸和情緒在練習時變得緊繃——這完全正常。

情緒，可供作練習所需的能量。

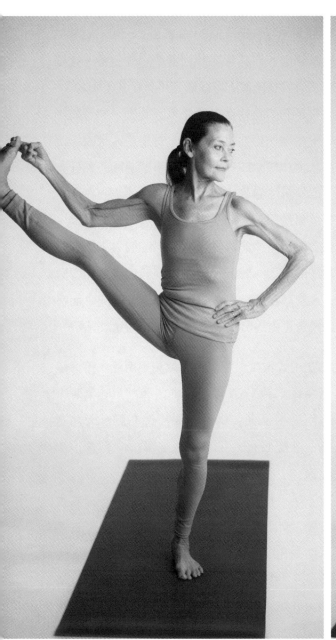

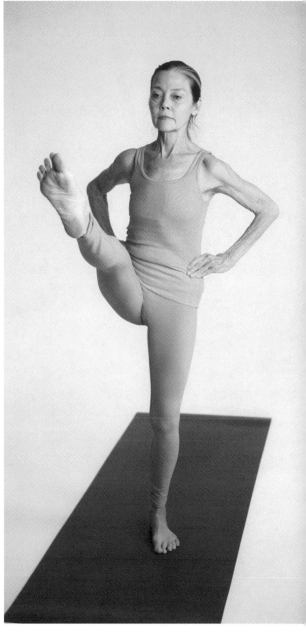

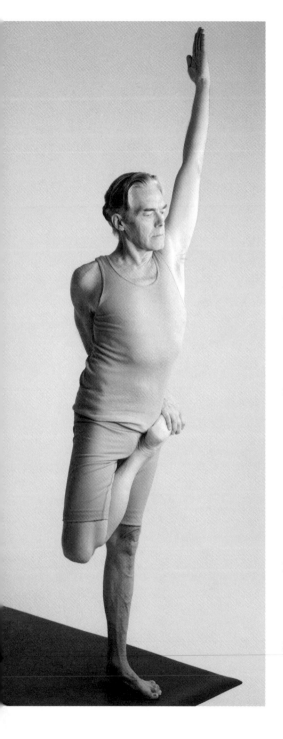

單盤站姿前彎式

在阿斯坦加 Vinyāsa 的姿勢序列中，雖然單盤站姿前彎式（Ardha Baddha Padmottānāsana）排得比較前面，但其實屬於相當進階的姿勢。這個姿勢不但假設練習者可以做到半蓮花式（單盤），且要有足夠的柔軟度來抓住單盤的腳，同時還得保持平衡地做出前彎。然而，對某些人來說，跳入游泳池比較深的那端，就是學習游泳的最好方法！即使無法做到完整形式，替代式、內在形式都可以幫助學習。而且，這類姿勢所需的行動、反行動以及所需的專注技巧，對每個人來說都是非常好的練習。膝蓋受傷或髖關節和膝關節較緊的人，應該謹慎練習，只做第一個準備式，而在數週或數月內逐漸進入姿勢（也可能永遠都無法）。

1. 站在山式。找到左腿的力量和平衡感，確保膝蓋微彎（不鎖死）以穩定進入姿勢，吐氣時，向下紮根進入姿勢。吸氣提起右腳，彎曲右膝。外旋股骨，同時將右腳跟拉向恥骨頂端邊緣。小心地將膝蓋延伸向地面。

2. 接下來，吐氣，右臂繞到身後，右手抓住右大腳趾。如果手無法抓腳趾，別擔心，用右手幫助你在下一個階段保持平衡。

3. 吸氣，左臂向上延伸，伸展腰肌線並穩定姿勢，吐氣前彎，左手或手指放在地上。視線休憩於地板的某個點。根據個人需要調整髖

部和膝蓋，以舒適地前彎，骨盆與肩膀都朝正前方。吸氣抬
頭，伸直脊椎，然後深折進入完整形式，左手平放在左腳旁
邊的地板上。

4. 在姿勢中停留五次呼吸。在這個最後的位置，凝視鼻尖。如
   果柔軟度較好，可以看向左大腳趾。

5. 吐氣結束時，收緊骨盆底部，然後在下一次吸氣時，抬頭並
   伸直左臂，半起身。當脊椎上提到水平的位置時，記得先凝
   視眉心。

6. 再次完全吐氣，待在原處，讓左腳與左腿完全紮根，確保腿
   部微彎。下一個吸氣，站起身。放開右腳並踩回地面。

7. 在另一邊重複本式，然後回到山式。

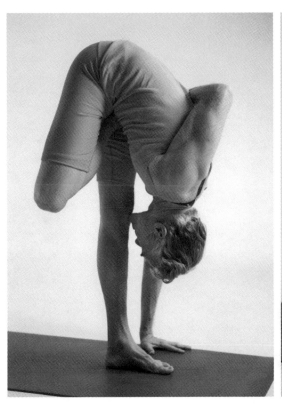
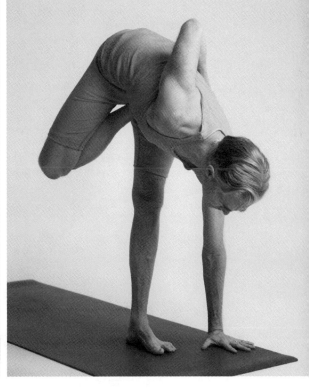

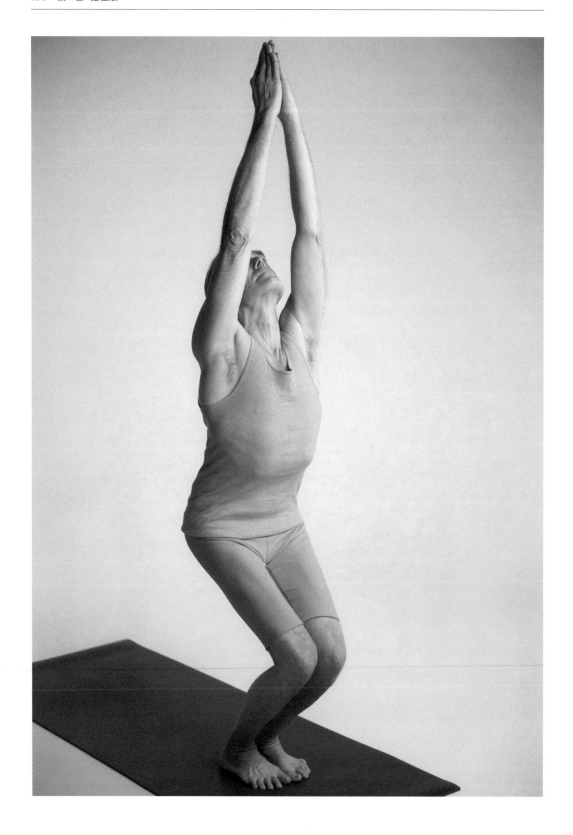

椅子式

　　除了椅子式，有時 Utkaṭāsana 也被翻譯成「可怕的姿勢」。椅子式是一個體驗臍鎖很好的方法，我們學習保持雙腿有力、骨盆底覺醒，以及在向上延展的同時，保持肩膀外展。當你的手臂熱情地向天際延伸的同時，也不要有所保留，讓膝蓋深深地彎曲，使姿勢生氣蓬勃，並且記得深呼吸。

1. 進入本式的傳統方法，是接在一個完整的 Vinyāsa 之後。從下犬式開始，在吐氣結束時，彎曲膝蓋，抬頭看向雙手之間的墊子，跳或大步前跨。當雙腳接觸地板時吸氣，當雙腳落地時，深彎雙膝。

2. 保持腳趾張開，腳跟下紮，內側膝蓋互併，身體下降彷彿坐在椅子上。尾骨應該感覺沉重。同時，收縮恥骨上緣的下腹部。不要將坐骨捲到身體下方！將坐骨向後拉、向下降低。

3. 肩膀向外包覆以利雙臂上提、向天花板延伸，同時，保持心的開放，腋窩前側寬闊，喉嚨不緊繃。手臂在頭的前側向上延伸，雙手掌心互碰，同時不緊縮頸部，不聳肩。若掌心無法互碰，可以讓雙手稍微分開，直到你變得更柔軟。不擠壓脖子。

4. 看向拇指，而因為手在臉的前方，視線最終會沿著鼻尖線向下看。

5. 在姿勢中停留五次呼吸，再吸氣時，透過腳和腿下踩的紮根力量，回到站姿。當回到山式時，手臂垂放身側，或直接進入一次完整的 Vinyāsa。

戰士一、二

　　戰士式真實表達了對立面的結合——戰士的力量和活力,呼應專注、平和的內在。這是我們在本式中培養的感覺。腳、腿、手臂和手掌的醒覺,創造了頭、喉嚨、軀幹的空間,而骨盆完整表達穩定。特別重要的是,保持凝視穩定、舌頭柔軟,上顎放鬆,呼吸自由也輕鬆。在阿斯坦加 Vinyāsa 形式中,椅子式之後會接一個完整的 Vinyāsa,然後來到戰士式。當然,也可以簡單地從山式進入本式。

戰士一

1. 下犬式,在吐氣結束時,膝蓋彎曲,抬頭看雙手間的地面。將左腳內轉約二十度至四十五度,右腳前跨進入弓箭步。吸氣時,雙腿紮根,旋轉骨盆和上半身朝向墊子前方,雙臂高舉過頭。

2. 手臂向上伸直時,勿擠壓脖子。雙臂高舉過頭時,軀幹兩側、腋窩前側上提。凝視拇指,上顎放柔。

3. 不要讓右膝偏移至任何一側,身體也不要過度下沉,使膝蓋超過腳踝。降低身體時,左腿保持非常有力。如欲延展更多,或需更多的空間讓右大腿平行地板,那麼就增加雙腳間的距離。

4. 確保左腳跟外緣接觸或靠近地板,使左腳保持紮根。足弓喚醒、腳趾開展,有益左腳穩定。若腳跟後緣上提,終將造成膝蓋的傷害;也誘發因髖關節塌陷所導致的傷害。當左大腿內側上提、遠離地板的同時,上半身應感覺很輕盈,彷彿向上浮離骨盆。

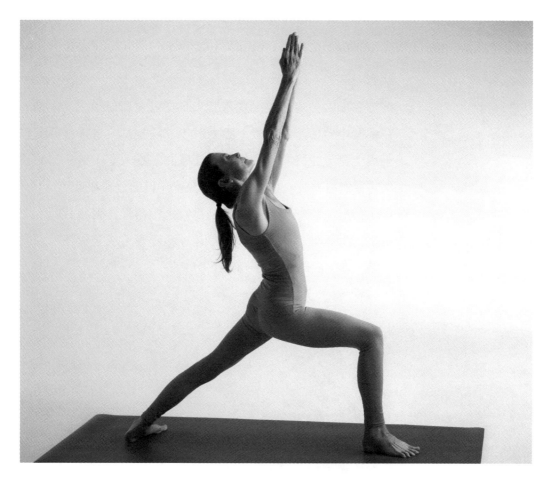

5. 在骨盆和坐骨下降時，收縮骨盆底。凝視拇指，在姿勢中停留
   五次呼吸。吸氣時伸直右腿，手臂維持在原處，向上看，旋
   轉腳和軀幹至左側，彎曲左腿、向下沉，在左側重複姿勢。
   呼吸五次後，直接進入戰士二。

戰士二

1. 吐氣時，將手臂降低至平行地面，掌心朝下。同時，向右旋
   轉軀幹和骨盆。從指尖向兩側延伸，肩胛骨變寬並順著背部

向下沉。收緊骨盆底的同時，保持身體背面下拉。脊椎前側上提之際，保持腿和腳的強壯與活力，以防止身體垮陷至髖關節中。

2. 保持右腳跟外緣和左腳內緣紮根，穿過左肩凝視左手中指。在姿勢中停留五次呼吸。吸氣時，左膝拉直，右腳趾轉向墊子另一側，並將左腳內轉，然後彎曲右膝，進入另一側的姿勢。穿過右肩凝視右手指尖，在姿勢中停留五次呼吸。

3. 退出姿勢：將左腳跟向後滑動幾吋，扭轉骨盆朝向右腿。你可以向上延伸進入戰士一，停留一次呼吸，或直接將前腳向後踏，進入第四個位置，Catvāri。

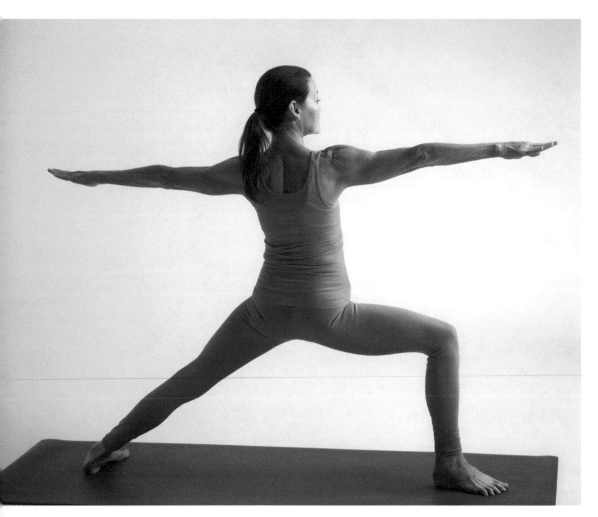

第七章

前彎

研究首要序列時，浮現在我們腦海中的主題即是前彎。除了拜日式序列一開始的幾個姿勢，以及一些站姿序列的姿勢之外，以坐姿前彎（Paśchimottānāsana）為始，直到面朝上直腿伸展式（Ūrdhvā Mukha Paśchimottānāsana），這兩者之間有許多前彎。

正確練習前彎時，同步於順位和氣的模式所提供的內在線索，**姿勢將非常穩定紮根、療癒、平靜和整合**。若過度激進或忽略了創造健康順位的內在形式，前彎將造成心的封閉和或惰性（麻木、沮喪）的心智狀態。對於膕旁肌緊繃或腰椎部位不穩固的練習者來說，忽視內在順位線索的前彎，會造成身體不適和受傷。阿斯坦加 Vinyāsa 瑜伽普遍受到的批評——特別是首要序列，是練習者的脾氣容易暴躁（心的封閉和惰性），還有因為重複進入前彎的動作，而使膕旁肌和下背傾向受到傷害。這些以偏概全的論點，來自於對正確力學的根本誤解，使練習者無法體驗到前彎的益處。重複的錯誤順位的確有可能造成問題，但若以適當的形式練

習，即使身體條件有所限制，也可以安全地一次次進入前彎。

前彎的 Vinyāsa，第一個動作是先吸氣增強上行氣模式，以助骨盆繞著股骨頭旋轉，使脊椎保持挺直、心保持開放。做到這點的方法，是利用臍鎖向後舀起下腹部，來確保骨盆底的參與。這個內在微細的 Vinyāsa 動作經常被忽視，因此可視之為前彎「秘密」的第一步驟。一旦建立了這個基礎並保持脊椎延伸，上行氣模式隨之綻放光芒，接著，骨盆就能夠被動地繞著股骨頭旋轉，以及慢慢重新導入下行氣模式。如此，我們便能帶著智慧進入姿勢，並針對個人特殊情況準確地掌握恰當的程度。

正確的前彎，不應該啟動如腰肌等的髖關節屈肌群。反之，所相對的髖關節伸展肌群——包括膕旁肌、臀肌（Glutes），以及有時會啟動的深層臀肌（髖外旋肌群），必須保持靈敏和參與，略微收縮這些肌群可為動作帶來穩定度和可反轉性。骨盆繞股骨頭旋轉的這個基本動作能夠使脊椎保持平直，並且將呼吸、意識和專注力向上拉出髖關節；因此，前彎時，我們感覺到脊椎延伸和髖關節被動的運行，於是髖關節和脊椎都創造出空間。

前彎下一個階段，是在關閉髖關節這個主要動作後，稍微回轉些髖關節周圍的張力，以利吐氣尾端時，反行動的參與。這個關閉髖關節的步驟，提醒骨盆底收緊，並刺激下行氣模式，確保了髖關節屈肌沒有不必要的緊繃。

記住，**髖關節屈肌參與了上行氣模式，而膕旁肌參與下行氣模式。**

前彎大體上提升吐氣的品質，因為我們彎折身體前側，包涵了腹部器官，尤其是肺部。順暢且完全的吐氣可使髖關節較易做到適當的前折，同時釋放上顎的緊繃。有意識地放鬆上顎可鎮靜神經系統，也是前彎的精髓，因為前折壓縮肺部空間，使吸氣受限，

而這可能引發恐懼感。一旦恐懼出現在任何姿勢中，就縮減了冥想、自由的潛能。

在前彎時，我們釋放了吸氣模式於身體內在與四周所創造的空間，放鬆上顎以保持心的開放，於是姿勢達到深刻的放鬆，而深層療癒和修復潛力就得之彰顯。

一旦進入姿勢，就開啟了內在的行動和反行動間的對話，讓我們在骨盆底進行微調──由前到後、由左至右。如此一來，我們可以研究究竟是上行氣，抑或是下行氣在引導姿勢，並且了解在**所有姿勢中，呼吸的兩端必須相依相生**。

有時，心必須更加向前移動時，恥骨必須是姿勢的前導。有時，腎臟部位必須擴張，而尾骨必須引領下沉，使出姿勢時，牽引向骨盆底部的一個穩定點。

前彎的 Vinyāsa 序列最後一步，是這兩種模式同時覺醒於意識中，當這份合一達到穩定，我們便可以放開它們。離開前彎時，先完全的吐氣以穩定骨盆底，然後讓意識的焦點維持在覺醒和緊實的骨盆底。吸氣有助於舀起下腹部，以引領離開姿勢。理想情況是在吸氣時離開深度前彎，同時不失去下行氣模式的完整性。

前彎可以是對稱的姿勢，如手抓大腳趾前彎式，或不對稱的，如頭碰膝式（Jānuśīrṣāsana）。前彎中，腿內收（Adduction）而靠近中線的姿勢，如頭碰膝式，相較於腿外展（Abduction）或偏離中線的姿勢，如坐角式（Upaviṣṭha Koṇāsana），前者活動範圍比起後者受限。

對稱前彎中，雙腿的動作是均衡的，因此具有簡單和單純的品質。脊椎和骨盆底從一側至另一側的張力是平均的，有助於下行氣模式的流動，帶來非常令人放鬆和穩定的感受。對稱的前彎讓

我們可調整身體固有的不對稱，觀察並在姿勢中保持呼吸，因而容易體驗到這個姿勢家族的助益。以平順、愉悅的呼吸循環來練習前彎，我們可以感受到中脈湧出的自然韻律，沿著脊椎上下，並體驗到骨盆底和上顎之間來回的溝通模式。因此，比較容易連結深層的覺知。透過這些姿勢的經驗與品味，我們就更容易在不對稱的前彎中找到同樣的感受，這也說明了深入姿勢與得到最大益處的方法，端繫於細微意識層和形式的專注力。

一些如坐姿前彎式等的對稱前彎——雙腿靠近身體中線，相較於如三角前彎式——雙腿外展、從中線間超過三十度向外延伸，前者的髖關節無法像後者一樣深折。清楚明白這點相當重要，由於股骨頸的長度和角度因人而異，而如果股骨頸角度過大或較短，股骨頸可能會碰到盂唇或髖臼邊緣，特別是在進出姿勢的過程中。若前彎時雙腳寬開、腿部外展，也可能會發生這個問題，例如：三角前彎式中試圖將頭部放到地面（特別是離開本式時，這問題可能會更嚴重。因此，當離開姿勢時，將雙腳朝身體中線帶近些，來避免股骨髖臼夾擊）。腿外展的深度前彎動作，最終可能造成關節損傷，但只要注意解剖學和力學，這些是非常安全和健康的姿勢。

若不正確或不專心練習前彎，可能造成椎間盤和脊椎問題（特別是腰椎）以及膕旁肌過度伸展。雖然有時這些併發症與每個人獨特的結構有關，但更常見的原因是腿和腳沒有正確啟動（在所有前彎中仍必須保持腿部啟動，包括膝蓋彎曲時），膕旁肌天生較短或緊繃，和／或脊椎在進出姿勢時沒有保持挺直。

前彎或起身時，習慣彎曲脊椎的模式，成因於日常生活的活動。當關注點低於視線，我們自然地向下看，並開始彎向它。此時脊椎自動地從頸椎開始捲曲，而骨盆神奇地向下收。這種模式

甚至近似於純然的下行氣捲曲，彷彿一條蟲從尾骨頂端鑽出。如此前彎在結構上的問題，在於脊椎的屈曲自動觸發膕旁肌和臀肌收緊，造成骨盆後傾，而可能形成卡在姿勢中。以上任一種情況下，骨盆都無法被動地繞著股骨頭旋轉。在骨盆卡住的同時還奮力前彎，尤其若不明智地運用腿和脊椎，就會對膕旁肌和下背部造成壓力。

膕旁肌在前彎也擔任了至關重要的角色。每個人的膕旁肌結構或長或短，因此也或多或少影響了直腿前彎的極限。膕旁肌可以透過伸展逐漸延長，但也會因某些活動而變緊，如跑步、騎自行車，或僅是缺乏使用。由於膕旁肌附著在坐骨上，在前彎時，若它很緊繃、過度伸展，或腿沒有適當啟動，坐骨就會被下拉，而骨盆隨之後傾。如此前彎，外加沒有挺直脊椎，將可能造成下背部受傷。在這些情況下，如果我們又推得太用力，膕旁肌本身也可能過度伸展或拉傷，特別是它附著坐骨的部分。

前彎家族還可大概分為兩類姿勢。一類是較平易近人的姿勢，從挺直的脊椎進入，以帶來最大益處——特別在進出姿勢時，例如坐姿前彎式、束角式（Baddha Koṇāsana）。另外是一些被視為較極端的前彎姿勢，意指髖關節深度的關閉，而且需要始於脊椎極度的屈曲，例如：龜式（Kūrmāsana）和雙腿繞頭式（Dvi Pāda Śīrṣāsana）。

前彎若缺乏完整的下行氣模式來穩固，以及有力的上行氣為互補，將會造成與背彎相反的效果——在心智和身體留下抑鬱或痛苦的情緒滯留。當這種情況發生時，不正確的順位造成了心區的關閉，也因缺乏行動和反行動——於骨盆底、脊椎和肩膀，而使內在的氣息遭到抑制。

初學者在前彎中過度勉強的情況並不罕見，尤其當他們想要

贏取些什麼。我們往往勉力想碰到腳趾，這是常見的目標。但是為了目的而投入太多努力，卻忽略了連結身體和心智所升起的實相，將使膕旁肌變得更緊繃，與「目標」離得更遠。

雖然我們必須努力突破固著的抗拒模式，但太執著於任何姿勢，將使我們越來越難以觀察從骨盆底到頭部之間的身體核心。 如果前彎時發生這種情況，而我們脫離身體升起的感覺和感受，就很容易喪失姿勢的益處。當太過用力嘗試時，穩定和全然放鬆的感受，終將隨著每次呼吸而消散。

在阿斯坦加 Vinyāsa 序列中練習坐姿前彎時，兩個姿勢之間會練習一半的 Vinyāsa。之後，隨著肌力增強而時間也正好允許，每個姿勢換邊時也會做一半的 Vinyāsa。若為了療癒或個人意願（和時間允許），也可以在兩個姿勢之間練習完整的 Vinyāsa。有鑑於此，本章提供以 Vinyāsa 進出姿勢的說明，而若說明中沒有提及，便是傳統上的練習方法——前後姿勢之間無需一半的 Vinyāsa。

坐姿前彎 A、B、C

首要序列中，坐姿前彎的這三個變化式依序練習，一個接著一個，並且在每姿勢中維持五次呼吸。儘管它們之間存在微妙的差異，但也有些共同的內在和外在形式。A 形式中將闡述適用於這三種形式的共同點。在傳統的完成姿勢序列中，也包括了坐姿前彎。

坐姿前彎 A

1. 由下犬式跳到坐姿，雙腿向前伸直。吐氣將意識帶到坐骨落
   入大地的感受。以此參考點為基點，下一次吸氣時，建立與
   身體中脈有力的內在連結，一路由骨盆底中心向上穿過頭頂。

2. 吸氣，雙手高舉過頭，由手指尖到下腹部和大腿後側，延伸
   身側與和腰肌線。

3. 吐氣時前彎，脊椎挺直，用雙手的中指和食指抓住大腳趾。
   脊椎延伸，將腹部自大腿頂部上提，使骨盆被動地繞著股骨
   頭旋轉。

4. 若無法碰到腳趾，就讓雙手各握住繩的一端，彷彿繞著大腳
   趾的韁繩，和／或彎曲膝蓋。當練習延長膕旁肌時，寧可保

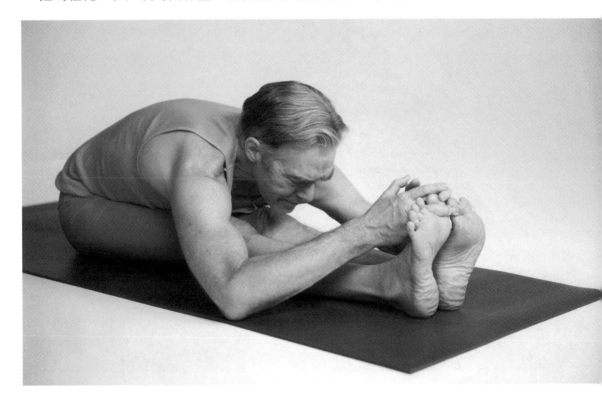

持強固和啟動的順位，而不為了抓腳趾而強迫背部或膕旁肌，從而造成心的關閉。**所有瑜伽體位法都需要耐心**，坐姿前彎更是如此。

5. 抓到大腳趾時啟動姿勢，以脈動的方式，乘呼吸的波浪。每次吸氣，當延伸心和頭頂時，你可能會發現略出姿勢，此時要做的是向前延長，而非向下。每次吐氣，進入更深的彎折並沉入骨盆底時，繼續將腳趾向後拉，來鼓勵脊椎和膕旁肌延長。

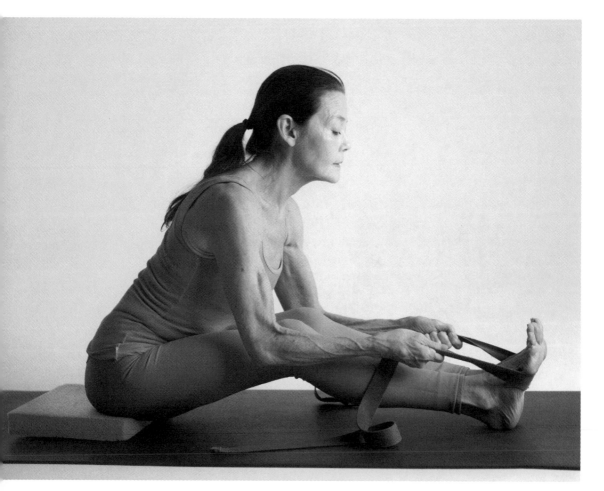

6. 保持腿部有力和伸直，些微內旋。運用啟動的腳板，讓腳趾全部張開，使大腳趾根感覺向前推出，並保持腳板均勻地平行於前，以對應大腳趾向後拉的力量。

7. 在完全前彎之前吸氣，讓鼠蹊和雙腿的頂端內側向下沉，將身體的前側上提，延伸脊椎，鎖骨開展，保持心的開放。透過軀幹向上和越過雙腿頂部，逐漸加深髖關節的前折。反行動的加入，使將身體後側向下拉，坐骨紮根。不要聳肩或擠壓脖子。

8. 柔和凝視鼻尖線。最終，當前彎極深、平貼於腿（像一本闔起的大書）、凝視眉心，但絕對不要拉緊脖子，只為做到你想像自己應該做到的凝神。

9. 在姿勢中維持五次呼吸。最後一次吐氣結束時，將意識帶到骨盆底，坐骨紮根。吸氣，頭頂延伸，並起身回到坐姿。

坐姿前彎 B

1. 與坐姿前彎 A 相同的基本形式，但不再舉高雙臂進入姿勢，而是從 A 形式起身離開後，就進入 B 形式。

2. 在離開姿勢的吸氣頂端，改為用手握住腳板。將四指捲繞在腳板外側，拇指放在第一蹠骨上端（大腳趾球的腳背）。大拇指向前推，腳趾展開，腳板打開，稍微內旋地將雙腿伸直。

3. 乘著呼吸的浪進入完整形式（如A形式），再次吸氣延長身體，吐氣前彎。在姿勢維持五次呼吸，根據個人的柔軟度凝視雙腳或鼻尖線。

4. 若抓不到腳，請彎曲膝蓋和／或用繩子繞過腳底板，抓住繩子兩端。即使在變化式中，仍必須保持腿和腳的啟動和清醒，

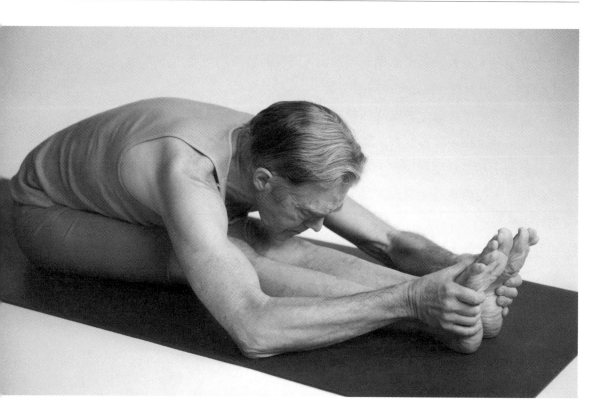

從挺直的脊椎持續練習。只是膝蓋彎曲，沒有理由讓其餘部位打瞌睡！

5. 五次呼吸後，吸氣離開姿勢（如 A 形式）。

坐姿前彎 C

1. 與坐姿前彎 A 相同的基本形式，但不再是舉高雙臂進入姿勢，而是從 B 形式起身離開後，直接進入 C 形式。

2. 在離開姿勢的吸氣頂端，改為用一手握住另一手的手腕，置於腳底。隨著吸氣，手背拉向腳底，然後向上延伸、越過大腿根部的前彎，最後將肋骨放在大腿上。手肘朝兩側彎曲，並略微地用手肘下推向地。使肩胛骨外展、上移，以延長手

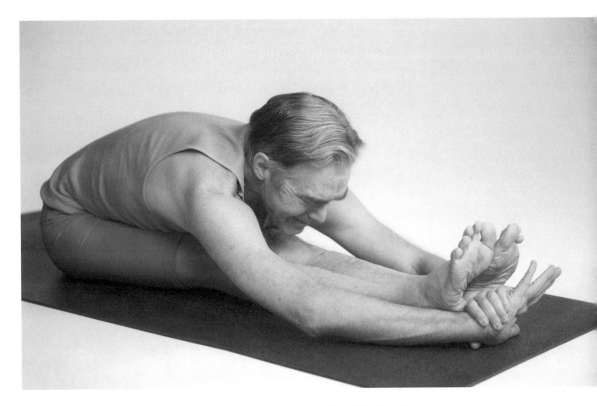

臂。這會延展背闊肌，延續腎翅的模式。脖子根部的斜方肌
上端保持柔軟，放鬆舌頭和上顎。

3. 五次呼吸後，吸氣離開姿勢（如 A 形式）。

坐姿單盤前彎式

單盤是這個姿勢的一部分，並不是所有的學生都可以進入這個
形式，然而，即使因身體限制而永遠做不到，從變化式著手來挑
戰極限，也是建立信心和琢磨的絕佳方法──哪怕永遠都做不到
蓮花式！

膝蓋受傷或髖關節緊繃的人應該謹慎練習，可以用繩子從身後
抓住腳趾，或用磚或毯子墊高骨盆，或在姿勢中只練習第一個預

備動作。當練習者能做到其他的姿勢之後，也會更有能力進入坐姿單盤前彎式（Ardha Baddha Padma Paśchimottānāsana）。

1. 在雙腿伸直的坐姿，彎曲左腿進入單盤，將腳盡可能放置近下腹深處與右鼠蹊。在進入單盤之初，骨盆可以先後傾，但一旦腳到位，就坐直並轉動骨盆，讓彎折的膝蓋向前、向下移動。臍鎖可促進髖關節和膝關節的放鬆，同時提起脊椎前側。

2. 保持右腿清醒，將右腳內緣透過大腳趾球向前推。這裡應有髖關節扭轉的行動──將右坐骨向後拉，並將左腿向前帶。將彎曲的膝蓋向下壓，使股骨產生內旋。

3. 吐氣，左臂從身後反抓左大腳趾。吸氣，使骨盆底的根基向下沉，透過氣息帶領身體中心向上延伸，挺直脊椎。即使左手從身後抓著腳趾，不要把肩膀聳起靠近耳朵。如果無法抓到

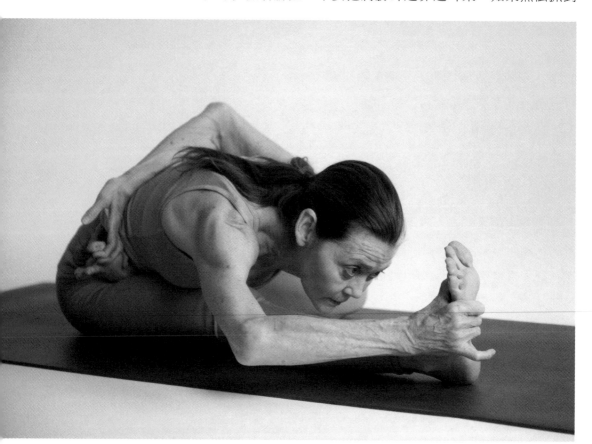

大腳趾，可以用繩繞著腳趾。或者就用左手固定彎折的腿。若你很僵硬，慢慢來！只需彎折腿後，讓腳跟靠近鼠蹊，就像頭碰膝式的腿一般。

4. 吸氣時，右臂延伸向上，肩胛骨外轉並伸展右側腰肌。吐氣前彎，右臂延伸，手握住右腳的外緣。若在第三步驟（上方）無法抓到腳趾，也沒有繩可固定腳，則可以用雙臂向前延伸，雙手抓住右腳。一旦進入姿勢，吸氣，將左肩頂端向後、向下捲，略微抬起左肘將有助於這個行動。

5. 在姿勢中維持五次呼吸。吸氣時開始離開姿勢，延伸脊椎，心中央上提。坐直後，放開左腳趾。可以換腿練習另一邊，或者最好是讓雙腿交叉，做一半的 Vinyāsa，然後才將右腿彎折，進入單盤，練習第二邊。

單腿跪伸展式

首要序列的這個前彎式，單腿跪伸展式（Tiryang Mukha Eka Pāda Paśchimottānāsana），是闡明扭轉之斜線模式的絕佳例子——從身體一側的前鋸肌，包覆向另一側的腹斜肌。若膝蓋彎折進入半英雄式（Half Vīrāsana）會造成膝蓋或髖關節不適，坐在毯子或磚上能有所幫助。

為了減輕膝蓋不適，在膝蓋後方夾住整齊折疊的毛巾，為膝關節製造更多空間，也有幫助。此外，可以嘗試增加雙膝之間的距離，大腿不一定要完全平行和／或併在一起。事實上，這是一個深度的姿勢，因此就像所有的姿勢一樣，你應該慢慢地、逐步地消化強烈的感受，不勉強或造成痛苦。**姿勢應該感覺開放、自由、舒適。**

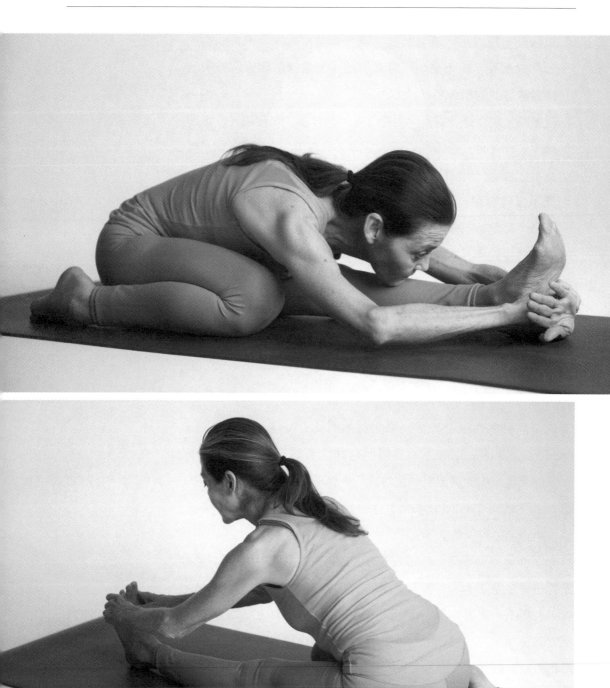

1. 從下犬式輕盈地向前流動到坐姿，右腿彎曲如英雄式，左腿在身前伸直。吸氣雙臂高舉過頭，吐氣前彎，雙手握住左腳。右臂延伸，使右腎向前、往下，靠近左膝。髖關節些微扭轉，朝左腿打正。

2. 若膝蓋較僵硬或受傷，可坐在枕墊或磚上，以免向一側傾斜。通常最好是只支撐直腿該側的坐骨，使另一坐骨稍微下降，以利骨盆在進出姿勢時，擁有較高的活動度。

3. 若右膝關節疼痛，將小腿肌肉確實撥至外側，並將大腿外側的皮膚向下塞、靠近地板。

4. 將左坐骨向後拉，並試著將右坐骨紮根。這個動作可以起始於先用左手當作「懸臂支架」[25]，將身體推向左側的地板，來幫助髖部進入正確位置。將右腳腳趾尖推向地板、彷彿腳背勾地的動作，也會有幫助。

5. 右腎翅有力向前、向下，帶往左膝。使用雙臂拉左腳的力量，來加深前彎、協助扭轉。

6. 左腿保持清醒。左大腿內側的皮膚、右腿大腿外側的皮膚都沉向地面。在姿勢中維持五次呼吸。離開姿勢：雙手放在膝蓋旁的地板，吐氣時傾身向前，提起身體，然後後踏回或後跳，將腿伸直進入Catvāri，再接上犬式和下犬式，然後回到坐姿，練習另一邊。

鷺式（克朗察式）

鷺式（Krauñchāsana）這個體位法是以聖人克朗察（Krauñcha）命名的——傳說他在喜馬拉雅山劈開了一條山徑，好讓喜馬拉雅

25　通常安裝在船身側面，用以增加船隻的穩定性。

雁飛過那條中道。在練習此式時，抬起的腿彷彿一座你必須通過的山，當向前延伸時，感覺要把山劈開，從骨盆底開始向上，穿越中脈。在中級序列，此式緊接在套索扭轉式（Paśāsana）之後，也帶出了首要序列的結論或摘要的元素。

　　鷺式與首要序列的許多前彎相似，也是前彎搭配扭轉之斜線模式的好例子。

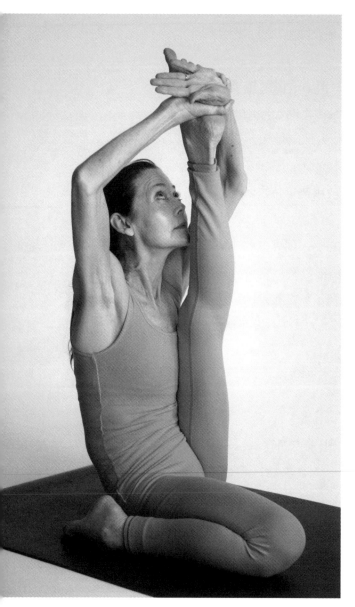

1. 吐氣尾端從下犬式輕盈地向前流動到坐姿，右腿彎曲如英雄式，左腿在身前伸直。

2. 吸氣時，彎曲左膝，用右手扣住左腕，置於左腳底。掃動左腳般地提起左腿，左腿指向天花板，左大腳趾球向上延伸使腳板打正。為了使左腿正確到位，將股骨稍稍外旋——在進入姿勢時，先彎曲膝蓋，讓膝蓋向下、向外打開。如此一來，股骨頭便可以正確地適位於髖臼關節中。

3. 左腿打直進入姿勢，透過左大腳趾球向外推，來加強腿的些微內旋。左腳跟向下推向地，以對抗手臂的內拉力。這就喚醒了姿勢。

4. 抬頭，彷彿凝視著左大腳趾，但眼神是沿著鼻尖向下。讓肩胛骨變寬，沿著背部向下流，肩膀頂

端遠離耳朵。右腳啟動彷彿腳勾地，因為腳背抵著地面，使右腳和右腿的肌肉啟動，穩定了姿勢的根基，骨盆底啟動，也傳達右坐骨沉向地面。進入完整形式時，保持上顎放鬆與舌頭柔軟。

5. 吐氣時，手臂彎曲將左腿拉近軀幹，上半身向上、向前延伸，下巴放在脛骨上，將右臀部位朝左膝蓋的方向包覆。

6. 凝視大腳趾，再次啟動姿勢的根基。在姿勢中維持五次呼吸。在最後一次深吸氣，伸直手臂，雙手仍然抵住腳，回到原來的姿勢，然後鬆開手並向後跳。練習一半 Vinyāsa，再進入姿勢的另一邊。

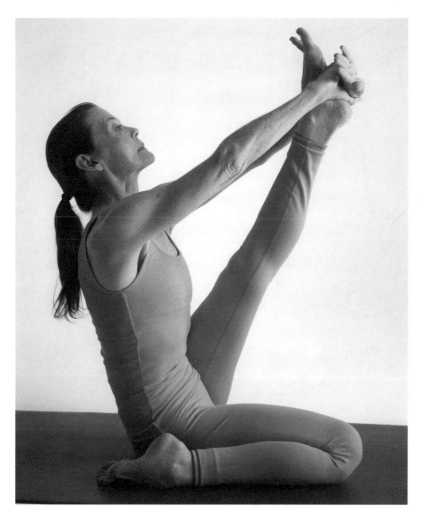

頭碰膝式 A、B、C

傳統上，這三種形式緊接在一起練習，在形式之間做一半的 Vinyāsa。進階的學生在換邊時也做一半的 Vinyāsa。

頭碰膝式 A

1. 進入雙腿向前伸直的坐姿。彎曲右膝（確實閉緊關節），讓膝蓋倒向外側，右腳底靠近或貼在左大腿。股骨之間應該大約九十度，可依個人的柔軟度調整。拉回左側坐骨時，藉由右股骨些微內旋，將右膝向後下壓。這使你在進入姿勢時，能轉動骨盆，朝左腿打正。髖關節周圍不對稱的行動，是這三個姿勢的基本元素。

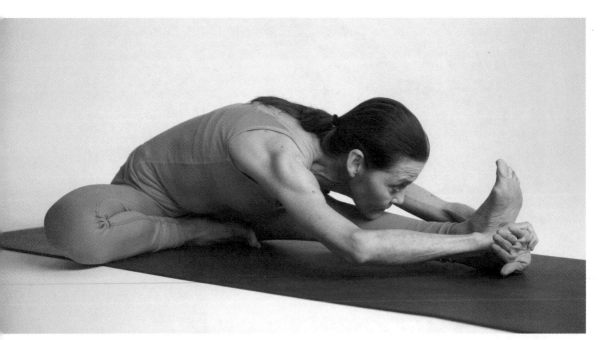

2. 吸氣時雙臂高舉過頭。吐氣時前彎，右手腕在左腳內緣，右手握住左手腕。

3. 骨盆將自然旋轉、朝向左腿。身體略上提、向前延伸，進入前彎。此時右坐骨可能會略微提起，因為右腿主旋是內旋。當深吐氣和前彎時，會產生反旋，使坐骨落向地面。

4. 將手包在左腳底、握住手腕。需要時間和柔軟度，耐心地練習，乘著呼吸的浪來幫助行動。進入姿勢後，繼續整合骨盆底內深層的行動和反行動。在姿勢中維持五次呼吸。

5. 左腿的反行動是內旋，讓褲子內側縫線帶向地面。若左腿保持清醒、左腳朝前打正，尤其是左大腳趾的根部前推，都有助於腿的行動。如在坐姿前彎式和其他前彎中一樣，利用呼吸進入和深化姿勢。透過呼吸，交替的玩味主旋、反旋，來回於腿、腳和髖關節周圍。**當你了解根鎖的功能，這份交互作用將變得更平均和細緻。**

6. 吐氣結束時，將意識根植骨盆底。下一次吸氣，軀幹上提，心中央延伸向前，身體拉直並回到坐姿。換邊，或在練習對邊前，先做一半的 Vinyāsa。

頭碰膝式 B

1. 以頭碰膝式 A 的方式進入本式而坐，雙腿伸直向前。

2. 彎曲、關閉右膝，坐上腳跟，腳跟位於肛門前方。勾腳板（而非壓腳背），而最終可以看到右腳內緣貼在左大腿內側褲子的車縫線。大腿向外打開大約六十五度（若較僵硬，可以縮小角度）。

3. 在姿勢中，骨盆端正地落在腳跟上，因此兩個坐骨與地面大

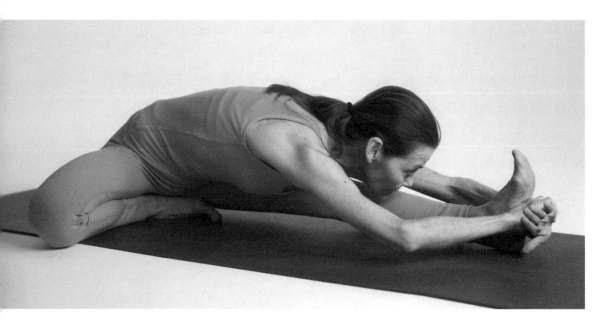

致等距。不要歪一邊！

4. 吸氣時，雙臂高舉過頭，如同 A 形式，前彎握住左腳的兩側。
   若柔軟度更佳，則將雙手扣在腳底。在姿勢中維持五次呼吸，
   換邊，做一半的 Vinyāsa，之後進入頭碰膝式 C。

頭碰膝式 C

1. 以頭碰膝式 A 與 B 的方式進入本式而坐，雙腿伸直向前。

2. 彎曲、關閉右膝，反勾右腳，將腳跟帶到下腹部後，坐直身
   體。右腳腳趾立在地板，緊鄰左腿內側的褲子車縫線，而最
   終右腳腳趾甲朝右，腳底垂直於地。

3. 當開始前彎進入姿勢時，腳趾向下轉將有助右股骨內旋。此
   時，將右膝向前拉，最終向下碰地，因此大腿打開約四十五
   度。保持耐心。如果膝蓋無法輕鬆碰地，不要勉強。記得在
   進入姿勢時有力地勾腳板。

4. 與前兩個頭碰膝式一樣，吸氣高舉手臂，吐氣前彎，將右腎
   區域向前延伸，用手抓住腳的兩側或在腳底握住手腕。沿著
   鼻尖線凝視，最終凝視腳趾。

5. 在姿勢中維持五次呼吸。吸氣離開姿式，保持脊椎伸直坐起。
   在一半的 Vinyāsa 之後換邊，或直接換腿。

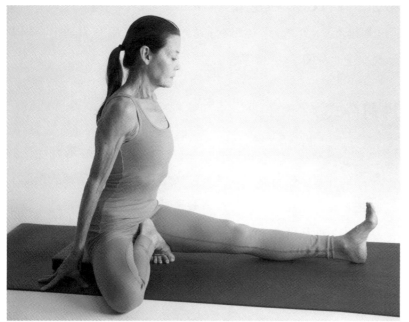

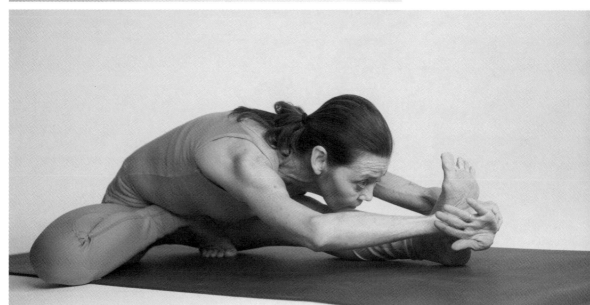

馬利奇式 A、B

首要序列中，有四種形式的馬利奇式（Marīchyāsana），以聖人馬利奇（Marīchi）命名。第一和第二種形式（A、B）是前彎，第三和第四（C、D）是扭轉。雖然傳統上是以連續的序列來練習（非常建議），但為了以家族分類的脈絡來了解其原則，將兩個形式放在此章節。

馬利奇式 A

1. 從下犬式輕盈地向前流動到坐姿，彎曲右腿，右腳踩地，左腿向前伸直。將右腳平行置於左大腿旁、約一個手掌的距離。
2. 右坐骨會微稍離地，彷彿蹲著般。當進入與維持姿勢時，讓右坐骨盡可能放低，但不要使力量全都垮到坐骨、勉強它碰地，

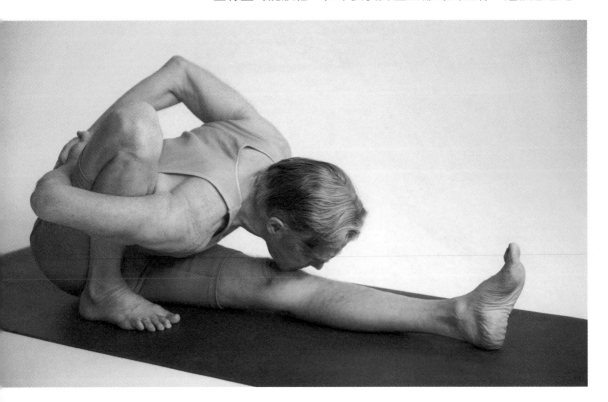

這麼做會使該側的腰肌失去力量，導致離開姿勢時，無法產生
所需之螺旋向上的起身力量。

3. 吸氣時，右臂向上、向前延伸。吐氣時，右腎向前、朝著左腳
   的方向延伸，將右腎越過右大腿內側。

4. 盡可能地降低右肩，將右臂環繞右腿，雙手在背後扣握。若無
   法扣手，可用繩子替代。雙手一旦到位，吸氣，將雙手從後
   背向上拉，微彎左肘將有助於保持心的開放。吐氣進入更深
   的前彎，下巴放在左脛骨上。

5. 凝視鼻尖。若手很難在背後扣住或向前彎，凝視鼻尖線、保持
   呼吸兩端的平順。當下巴碰到脛骨時，凝視左大腳趾。在姿
   勢中維持五次呼吸。吸氣坐直離開前彎，鬆開手。換邊，或
   先做一半的 Vinyāsa、回到坐姿，再進入另一邊的姿勢。

馬利奇式 B

1. 從雙腿伸直向前的坐姿，彎曲左膝，左腳跟放在恥骨上緣附
   近，進入單盤。慢慢鬆開單盤腳的屈曲，並將右腳向後拉，
   平放在右髖外側的地
   面，如同馬利奇式 A。

2. 將左膝下壓向地。吸氣
   右臂延伸向上。吐氣前
   彎，右臂換繞右脛骨，
   雙手扣握於身後。

3. 若無法單盤，可以彎曲
   左膝，將左腳跟放在右
   坐骨的前方。右腳直接

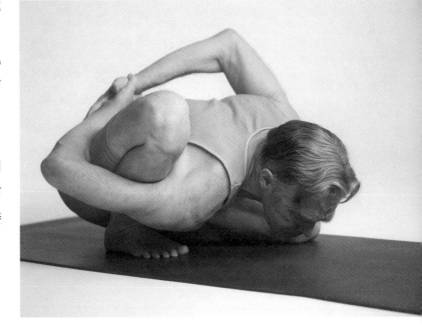

放在左腳踝之前，腳趾朝前。你可以用這種形式練習一段時間，隨著柔軟度增加，再逐漸進入單盤。任何變化式的道理都相同，切勿視其為此生的終極姿勢，而變得自滿。慢慢地敦促自己，逐漸地實踐完整式。

4. 建立初步的坐姿之後，吸氣重新連結骨盆底。下一次吐氣時，上半身開始前彎，如同 A 形式將右臀區域拉向右腿內側。

5. 前彎時，脊椎和頭頂延伸，而非捲曲脊椎讓頭靠近地板。最終，你的下巴會舒服地落在地面。當到達你前彎的極限時，將右肘向後上方提起，讓右肩稍微向後上方拉，凝視鼻尖線。當下巴碰觸地面，就凝視雙眼間。在姿勢中維持五次呼吸。吸氣時坐起身，鬆開腿或將右腿入雙盤，然後跳回 Catvāri，完成一半的 Vinyāsa，進入第二邊的姿勢（或直接換邊）。

束角式 A、B、C

很多人會在休閒或工作時這樣坐著，所以束角式對某些人來說很容易。但在西方，這個坐姿較不常見。

經年累月坐在椅子上，會使髖關節的柔軟度變得較差，因此束角式可能會較具挑戰性。**只要耐心練習，骨盆在這個姿勢中就能變得更垂直，髖關節會慢慢打開。**除了需要時間練習，在日常簡單的活動中盡量多坐於此式，也會有幫助。髖關節的放鬆可能需要累月的練習，使雙腿下降，但這等待是值得的。

．．．．．．．

1. 坐姿中，腳跟互併置於鼠蹊前約七至八公分。轉動骨盆，使坐骨正立於地，身體直立。若感覺身體向後傾，和／或膝蓋

距離地板超過十五公分以上，就坐在毯子上，使骨盆垂直於地。在初學階段，讓骨盆垂直，比降低膝蓋更為重要。

2. 從 A 形式，讓雙腳底互併，以雙手的中指和食指扣住大腳趾。逐步坐得更直——首先將恥骨沉向地板，然後再使尾骨沉向地板——恥骨下沉使心浮起（上行氣），尾骨下沉使腎臟區域浮起（下行氣）。最終，束角式要兼具覺醒與活躍。

3. 舌頭柔軟，上顎放鬆，凝視鼻尖，灌溉臍鎖與根鎖。隨著膝蓋輕沉向地板，保持心向上浮起。在姿勢中維持五次呼吸。

4. B 形式的進入，透過彷彿打開書一般，先將腳心向外張開，讓腳底朝向天花板。舀起下腹後方，創造薦骨洞穴。吐氣時，藉由上行氣模式讓脊椎打直，慢慢前彎，將腹部置於如搖籃

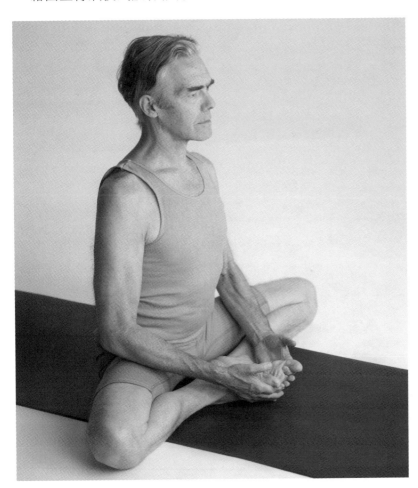

的腳心中,下巴著地。凝視眉心或順著鼻尖向下看,創造此
姿勢的內在形式。凝視應該有助於脊椎保持延伸,而頸部、
臉部或下顎沒有產生壓力或緊繃。反轉雙腳——透過雙腳內
緣拉開與推向彼此,來實驗尾骨和恥骨相對「重量」的改變。
勿壓抑心。即便無法使腹部置於腳心,仍應保持脊椎的延伸、
和骨盆底醒覺的模式,找到適合你的前彎。隨著練習,姿勢
會進步和深化。在 B 形式中維持五次呼吸。

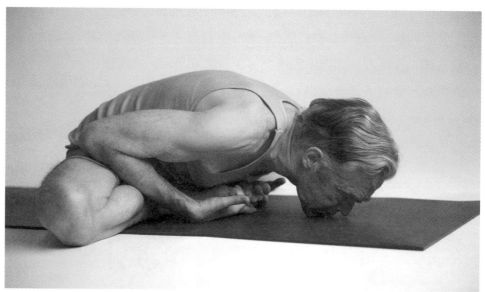

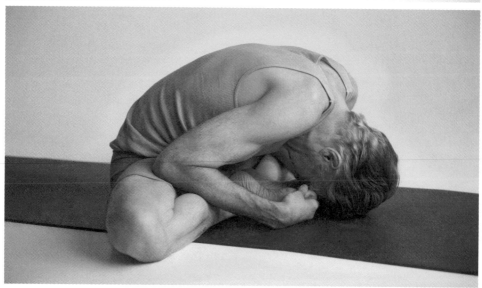

5. 離開姿勢：將意識帶到坐骨棠根，想像流水自大腿內緣的溝槽流向地板。吸氣，脊椎長且直，從骨盆底坐立起身。

6. 在 C 形式中，吐氣時，彎曲脊椎向前，將頭頂捲向腳心。臀翅擴張，並在姿勢中休憩五次呼吸。如同 B 形式，在吸氣時離開姿勢，然後提起身體向後跳，做一半的 Vinyāsa，或直接進入下一個姿勢。

坐角式 A、B

乍看之下，坐角式似乎與分腿前彎式很相似，皆是雙腿向兩側伸展的前彎。然而，由於坐角式是一個坐姿，腳和腿無法透過上半身的重力而獲得穩定，因此它在髖關節、腿部和脊椎中的行動、反行動，與分腿前彎式相異。在阿斯坦加 Vinyāsa 系統中，此姿勢的三種相關形式包含在首要序列中，通常直接相連。

坐角式 A

1. 若從一半的 Vinyāsa 進入姿勢，就向前跳入坐姿，隨即將雙腿打開大約一百至一百二十度。或者，就直接坐下、打開腿。即便柔軟度較佳，雙腿仍勿大於這個角度。

2. 若柔軟度較差，骨盆無法垂直地面，身體也難直立，可坐在毯子或瑜伽磚上以墊高骨盆，也可以將手放在身後的地板上，手指朝前，然後將脊椎沒入身體、向上延伸。即使在此變化式中，仍保持雙腿啟動和充滿活力。

3. 吸氣，坐骨下棠，心中央浮起並打直脊椎。吐氣時，保持脊

椎直挺地前彎，雙手握住腳的兩側。若這不可能，可改握住大腳趾，或者就簡單地將雙手放在前方地面。為了正確前彎或握住雙腳，可能需要縮小雙腿之間的角度。

4. 下一個吸氣，再次延伸脊椎，在腿完全打直的同時，將身體拉向前。上膝蓋後側內緣拉向地。若手放在前方地面，雙手輕輕地拉向大腿，有助於脊椎向前延伸。腳跟向外推出，保持軀幹前方皮膚上捲，對應背部皮膚下拉。

5. 前彎，腹部先著地，接著下巴著地，保持臍鎖的凹洞。在姿勢中，坐骨保持紮根，腿跟持續向外推以延長雙腿。凝視眉心。若無法完全前彎，就順著你的情況呼吸，保持脊椎延伸，行動、反行動覺醒。如此一來，你會漸漸地發現，自己比想像中更接近地板。

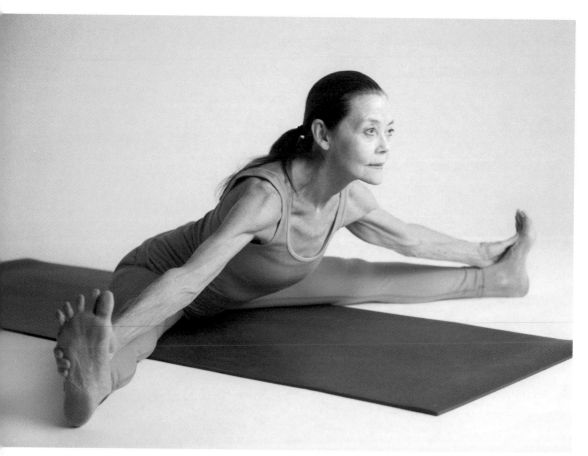

6. 在姿勢中維持五次呼吸。吸氣脊椎延伸，回到直立的坐姿，雙腿互併或交叉，向後跳，做一半的 Vinyāsa，或直接進入下一個姿勢。

坐角式 B

1. 從雙腿張開的坐姿（如 A 形式）前彎，扣緊大腳趾。吐氣時，脊椎向前屈曲，使腎臟區域滿盈。吸氣，手肘略彎，向後拉，讓小腿肌肉從地板彈起，雙腳在空中，保持雙腿張開。若無法做到，嘗試一或兩次的彈跳動作，然後先放開腳趾，向後搖動、讓雙腿到空中，再重新抓回腳趾。

2. 平衡坐於坐骨後緣，心上浮，臉平行天花板，凝視順鼻尖線而下。腿部和手臂的內側延伸，腋下前緣上提。在此形式中維持五次呼吸。

3. 離開姿勢：吐氣時，雙腿回到墊上，交叉雙腿，並練習一半的 Vinyāsa，或直接進入下一個姿勢。

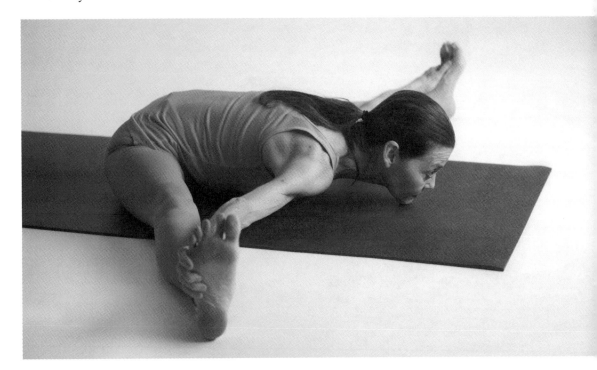

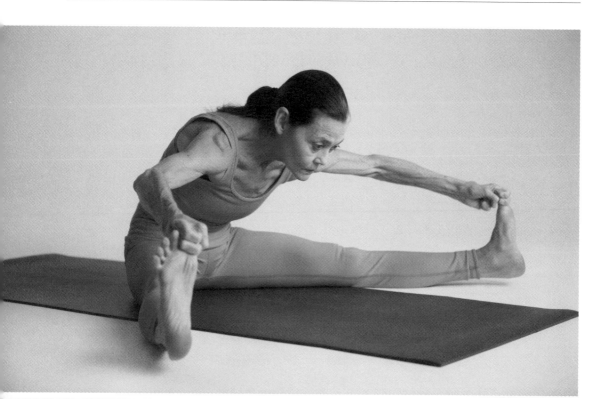

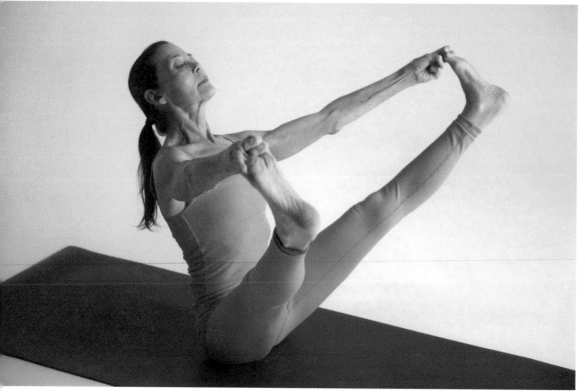

雙角犁式

　　這個版本的坐角式，是以開腿版本的犁式（Halāsana）開始進入姿勢。當向上搖到坐姿形式時，要運用呼吸來控制運動，腿部在輕落至地面之前，會略停在半空中。**這需要練習對呼吸的覺知和對呼吸模式的信任感，才能正確地進入姿勢，而非讓腳跟重砸到地上。**

　　在學習雙角犁式（Supta Koṇāsana）時，為了避免腳跟受傷，可以在厚地毯上練習，或者還有更好的方法——在美好厚實的草地上練習。

1. 雙腿順著地面延伸，躺在池塘身印。在吐氣尾端，確實吐淨，開始提起打直的雙腿，直到雙腿與地板呈三十度時才吸氣，繼續抬高臀部，讓腳越過頭、腳趾著地。當腳接近地面時，

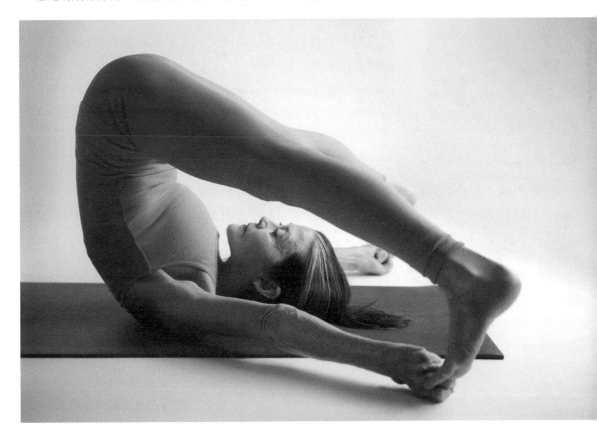

雙臂高舉過頭，用中指和食指勾住大腳趾。將腳如坐角式一樣分開。

2. 凝視鼻尖線。保持雙腿伸直，恥骨拉向天花板，喉嚨柔軟，下巴中立（不將其拉向喉嚨）。這是灌溉根鎖與臍鎖的絕佳位置。

3. 在姿勢中維持五次呼吸之後，滾起身到坐角式 B，然後向前落下至坐角式 A，使腹部到地。方法是：先完全吐氣，確實吐淨，手仍握著腳趾，開始滾向坐骨，保持雙腿打直。起身至一半時，吸氣，使心浮起、動作停。不要太快開始吸氣，否則將無法正確地滾起身。暫停一會，平衡坐於坐骨後緣，保持手臂和腿伸直，臉朝天花板上提，凝視輕、順著鼻尖向下看。在吸氣頂端，在呼吸開始反轉的空隙中，以小腿肌肉落地。著地時，開始吐氣。在向前落地時，雙臂向上將雙腿上拉離地，並保持雙腿打直，可避免腳跟過重著地。

4. 上述動作有很多的前提，包括膕旁肌夠長，使動作可以順暢地流動；上行氣和下行氣模式的行動和反行動已深植於你的神經系統。練習加耐性，配合幽默感，此式終將成真。

5. 在向前落地的吐氣結束時，立即起身坐直，鬆開雙腳，在一半的 Vinyāsa 之後進入下一個姿勢。

手抓腳趾雙腿向上伸展式

手抓腳趾雙腿向上伸展式（Ubhaya Pādāṅguṣṭhāsana）和面朝上直腿伸展式通常會一起練習。兩者的相似點，是皆有助於學習肩立式（Sarvāṅgāsana）中正確的肩膀行動，並且都兼具前彎的重點。但即使它們形式相似，面朝上直腿伸展式所需的抓住腳側、深度前彎，對於大多數練習者而言，的確更具挑戰性。

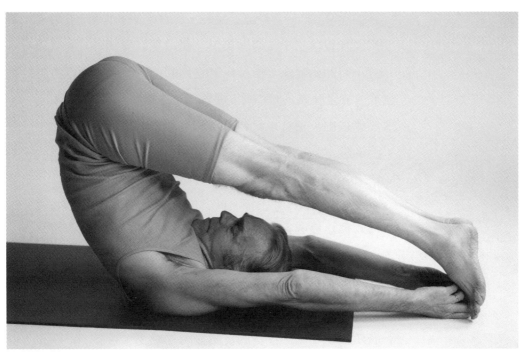

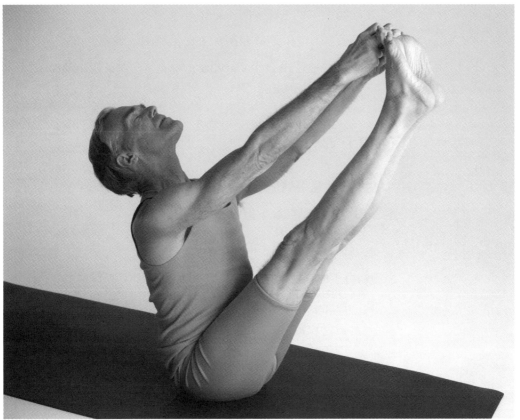

1. 躺在池塘身印。在吐氣結束時，確實吐淨，開始上提雙腿，直到與地板呈三十度時才吸氣。繼續提高雙腿，當腿垂直在半空中時開始吐氣，維持吐氣直到腳趾即將落在頭頂上方的地面。完全吐氣，同時向上展臂，用中指和食指抓住大腳趾。

2. 恥骨拉向天花板以延伸脊椎和雙腿。保持在這個位置中，雙腿清醒，上顎放柔，專注於平順的五次呼吸。凝視鼻尖線。

3. 吐氣結束時，確實吐淨，仍抓住腳趾，開始滾起身。起身至一半時吸氣，心上提、以阻止前進的動能。脊椎保持挺直，並且保持雙臂和雙腿之間均勻的拉力，以平衡於坐骨後緣。不要捲曲脊椎而使薦椎受壓迫。

4. 肩胛骨沿著背部下沉，感受身體前側皮膚流動向上。讓微笑放空上顎。臉朝天空，但凝視順著鼻尖線向下看腳趾，這有助於使頸部和頭部後側的皮膚變寬的感受，舌頭、下顎和上顎也同時變柔軟。在姿勢中維持五次呼吸。

5. 離開姿勢：吐氣時放開腳趾，交叉雙腿，膝蓋上拉。吸氣時，提起身體並往後盪至 Catvāri，然後在一半的 Vinyāsa 之後，進入到下一個姿勢。

面朝上直腿伸展式

耐心、如是接納是這個姿勢的關鍵。比起上一個姿勢，從此姿勢滾起身會困難得多，但，急什麼？

1. 與手抓腳趾雙腿向上伸展式相同的方式進入本式，雙腿從池塘身印上提，雙腳放到頭頂上方的地面，乘在呼吸的浪而行動。在此形式中，抓住雙腳外側。

2. 與手抓腳趾雙腿向上伸展式的第三個步驟相同，雙腿伸直向

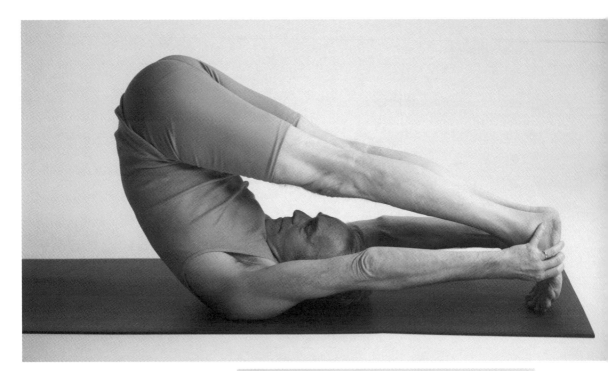

上滾動，建立同樣的平衡、
延伸向上的力量，而這次，
抓住雙腳外側。到達平衡後，
略彎手臂，手肘朝向側面，
不聳肩。

3. 將腿拉至與地面垂直，下巴
   拉向腳踝。不要使心中央下
   沉。凝視大腳趾關節或眉心。
   在姿勢中維持五次呼吸。然
   後，交叉雙腿，向後跳，進
   入一半的 Vinyāsa。

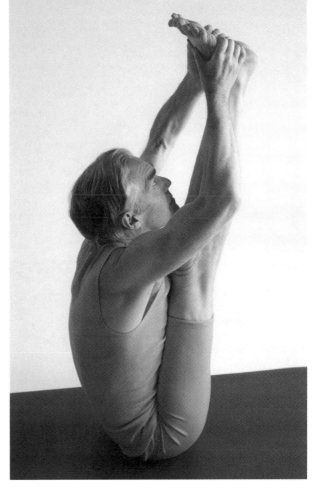

船式

　　船式（Nāvāsana）是大家喜歡匆忙帶過或省略的姿勢之一。然而這是建立耐力的好方法：體現行動、反行動於骨盆底、腹肌和背部，並在練習中增加熱能。這也是值得品味的姿勢，或至少可以假裝享受。記住，**任何我們想避免練習的姿勢，都可能正是永遠不應跳過的姿勢，因為心智總在伺機阻撓練習。**

1. 從下犬式跳到坐姿，雙腿上提到空中，與地面呈四十五度。或者可從坐姿開始，只需提起雙腿。確保自己平衡於坐骨後緣，藉以明顯地感覺到尾骨。

2. 抬腿時，尾骨穩定紮根。運用第三章描述的動作來抓住蛇尾巴，來穩定身體的根基，並從該點開始延伸，穿越核心。

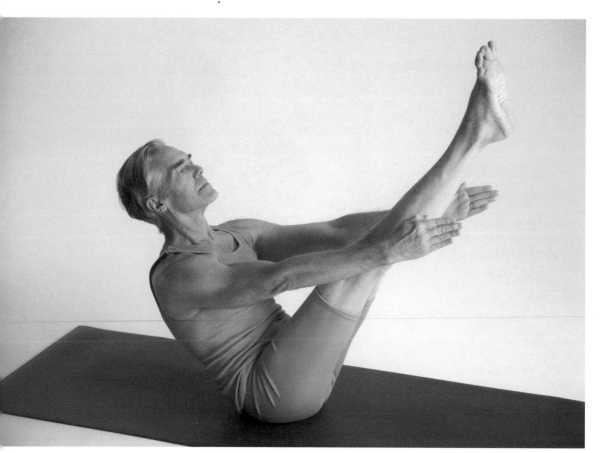

3. 腿應該保持有力，並感覺向前推。雙臂平行地板，從腿的兩側延伸向前，掌心互對。

4. 保持心的上提，腋下前側抬高，肩胛骨下沉。腹肌有力，但勿使脊椎兩側的豎脊肌過度用力。如此一來，即使重複動作五次，也能保持精神高昂。

5. 由腳內緣向前推出，打直雙腿，凝視大腳趾關節。五次呼吸後，在吐氣時前傾並屈膝，交叉雙腿。吸氣將臀部抬離地面，以手平衡使身體前傾，彷彿要向後跳，但接著坐下來。提起身體時，保持肩胛骨沿著背部下沉。進階學生可以在每組動作之間上推至手倒立式（Adho Mukha Vṛkṣāsana），而不只是將臀部提起。

6. 重複船式和提臀五次。在第五次重複之後，吸氣和向後盪，吐氣至 Catvāri，練習一半的 Vinyāsa，或直接進入下一個姿勢。

半船式

半船式（Ardha Nāvāsana）很適合用於訓練下行氣模式，有助於消除下背部和薦髂關節疼痛。

1. 從船式開始。吐氣時，身體向後捲、使自己平衡在薦椎上，然後降低打直的腿、直到腳跟離地約十五公分。保持頭部朝上，凝視腳趾。

2. 同時將肩膀降低至離地約十五公分。雙臂沿著身側延伸，雙手放在大腿側，下巴在胸骨上方或附近。

3. 在姿勢中維持至少五次呼吸。尾骨和坐骨變長的想像，在這裡是很簡單的——宛若一條長又有力的龍尾。腹肌群有力，恥尾肌緊實，雙腿向外延伸。

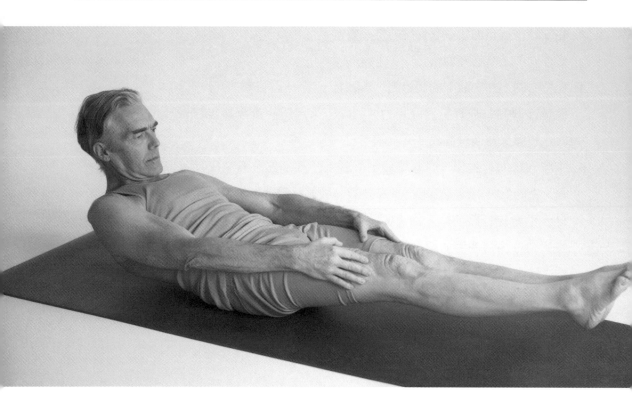

4. 吐氣結束時，胸部抬起，腿和腳打直，在吸氣時回到船式。
   這就像直腿的仰臥起坐，所以在吐氣尾端要接吸氣前，讓注
   意力專注於骨盆底，確切緊實。如同船式一樣交叉雙腿，進
   入一半的 Vinyāsa，在上犬式中仔細地延長腹肌群。

仰臥手抓腳趾伸展式

　　仰臥手抓腳趾伸展式（Supta Hasta Pādāṅguṣṭhāsana）與手抓
腳趾單腳站立式非常相似，但平衡法相異。兩種形式都明顯地著
重於髖臼關節中股骨的旋轉，以及促進此運動的行動、反行動。
同樣重要的是注意骨盆的旋轉，以及骨盆與伸直、向外側打開的
腿之關係。

1. 躺在池塘身印。吐氣結束時，確實吐淨，右腿打直提起，右手中指和食指抓住大腳趾。若無法碰到腳趾，用繩繞腳，並用右手握住繩的兩端。右臂彎曲，手肘向外開，保持與墊子尾端垂直。起身時，將左臀包往右大腿的方向，下巴拉向小腿。

2. 左臂保持伸直，手掌置於左大腿頂部。左腿打直，腳尖前指，腳跟推向地。

3. 左臀區域包向右膝時，讓右腳跟下推向地，以抵抗手臂的向上拉力。保持雙肩胛骨平均地沿著背向下流（進階學生可以嘗試將背部完全離開地板）。凝視鼻尖線，並在姿勢中維持五次呼吸。

4. 吸氣將頭放回地面，然後吐氣將腿向右側敞開。腿降低至地板時，保持右臂微彎（若需要可用繩繞腳，僅用右手握住繩）。當腿下降時，腳趾先朝向地板，在達到柔軟度的極限後，才降下腳跟。這有助於髖關節中股骨頭的正確旋轉。若腳無法碰到地板，沒關係，只要隨著中線升起的感受而呼吸。

5. 一旦右腿到位，左腿就可以加強延伸、下降，以平衡髖關節。進入姿勢時不要鎖住骨盆。進入本式第二階段（當腿向外打開）最安全的 Vinyāsa，是允許直腿指向墊子後方該側的髖關節，有些許的活動度（並可能提離地面）。

6. 頭轉向左，凝視地面的一點。右肩保持向後捲向地，右臀也向下。左腳持續向前、向下延伸，關鍵是從肚臍下方約五公分的部位，均勻地延長。

7. 在姿勢中維持五次呼吸。運用手臂和下腹的力量，吸氣，右腿上拉回中央。吐氣時，抬起下巴向右脛骨再一次鞠躬，停留一次呼吸。吸氣，將頭躺回地板。

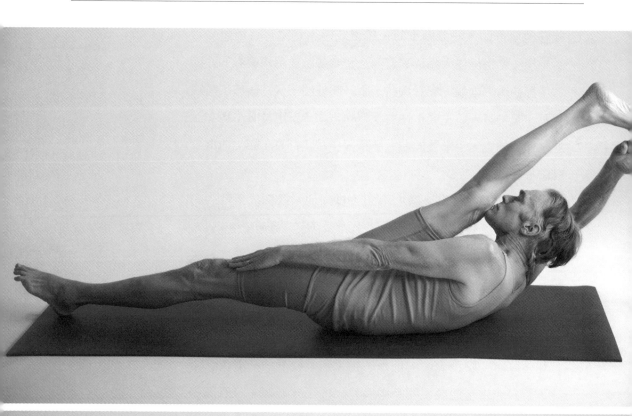

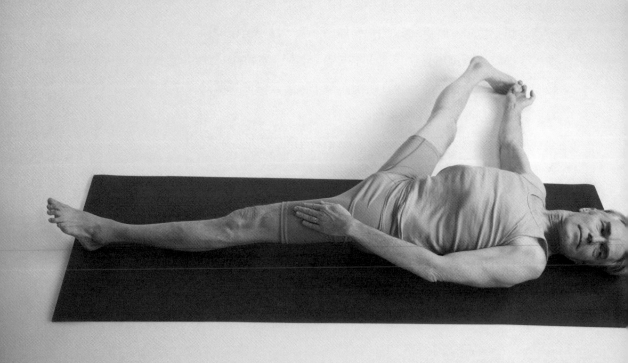

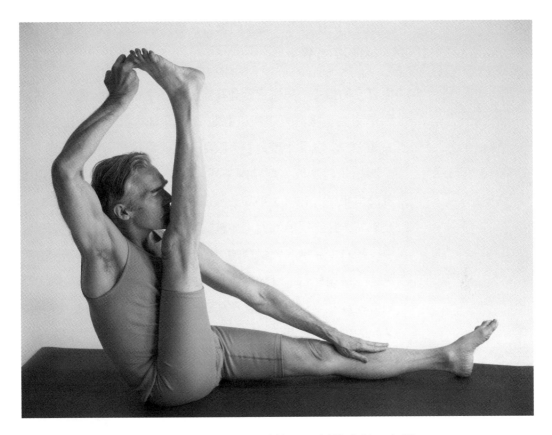

8. 吐氣，右腿往下放回左腿旁的地面，重複另一側的姿勢。在離
開左側和完整的姿勢後，先回到池塘身印，然後流過輪式並
完成一半的 Vinyāsa，為下一個姿勢做準備。

子宮胎兒式

對不熟悉瑜伽的人來說，特別是在首要序列中，子宮胎兒式
（Garbha Piṇḍāsana）看起來可能是最奇怪的姿勢。它的確是很
不尋常與具有挑戰性的，但卻很有趣！完整的形式需要做到安全
的蓮花式，並全然依賴正確呼吸的 Vinyāsa。本式可能帶來最大
助益之一，是心智幾乎不可能散漫，特別是在姿勢的滾動階段。

本式提供了絕佳訓練，讓我們練習在體內細微層次的行動裡，學習信任呼吸的智慧。

1. 從直立的坐姿，將腳帶到蓮花式。用雙手將右腳向後拉，右腳跟帶到左下腹。利用臀肌群將右膝帶向地面。接著拉左腳到右腿上方，左腳跟帶到右下腹部，進入蓮花式。在蓮花式中，一開始先勾腳板，讓腳踝不塌陷。若無法做到蓮花式，那麼就交叉雙腿。吐氣，平和融入姿勢。

2. 吐氣時，膝蓋提離地面，從髖關節彎折。在接下來的幾次呼吸中，讓右手穿過右大腿頂端與小腿間的縫隙。手保持攤平會有幫助。這個穿右手臂的動作，大致與左小腿平行，所以右大拇指會輕擦左小腿。當前臂穿越到一半，將掌心轉向臉，來完成剩餘的動作。接著，左手穿過左大腿頂端與小腿間的縫隙。雙

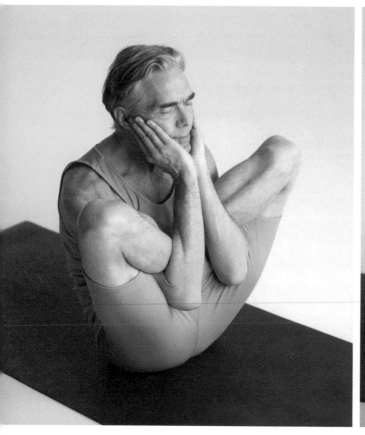

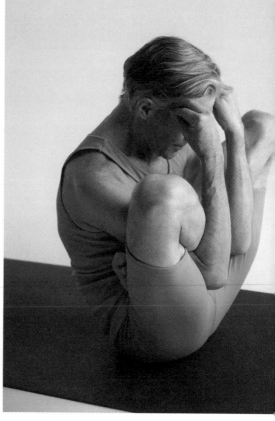

臂持續推穿，直到手肘越過小腿。若手臂不容易滑動，可用水潤滑皮膚。雙手罩在下巴之下，凝視鼻尖線，呼吸五次。

3. 若無法進入蓮花式，就雙腿交叉，在髖關節彎折以提起膝蓋，用雙臂環繞膝蓋的外側。雙手互扣，將膝蓋拉向胸前，然後在姿勢中維持五次呼吸。

4. 吐氣時，保持脊椎屈曲、向後滾至上背，讓雙手手指捲朝額頭。在接下來的吸氣中，略滾起身、至大約薦椎的位置，啟動腹肌群來轉向右轉。重複這個滾動與轉向右共九次，繞一個完整的圓。最後一次吸氣時，向前滾至手撐地，進入公雞式（Kukkuṭāsana）（或者若不在蓮花式，則改將雙手放在大腿頂端外側的地面）。在姿勢中維持五次呼吸，臉朝上，讓凝視順著鼻尖線向下。

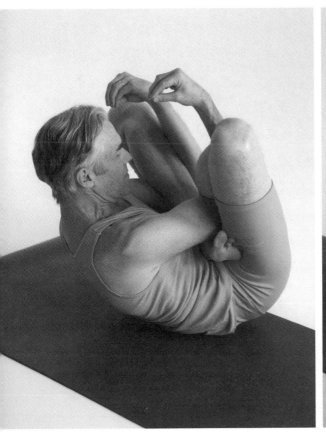
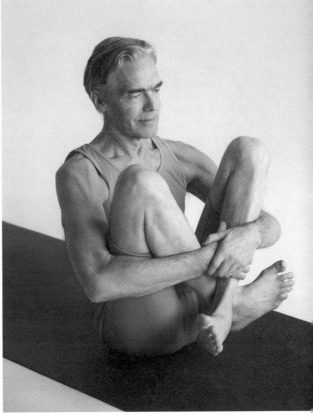

公雞式

這個手平衡式常接在子宮胎兒式之後練習,而且完全仰賴呼吸的浪與行動模式之間的協調。當向後滾時,必須完全吐氣,方能助益下一次飽滿吸氣,使身體核心和骨盆底穩定,以利起身至平衡。

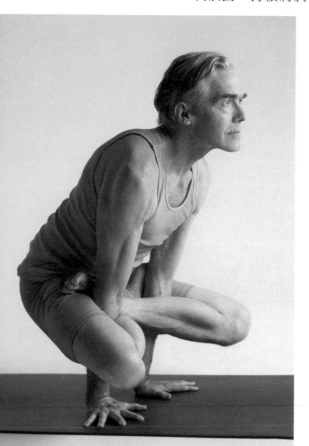

1. 從子宮胎兒式的第四步驟進入姿勢,你仍在蓮花式中,雙臂穿過雙腿,雙手置於小腿頂端前側的地面。在吸氣與最後一次滾動,持續將胸部和臀部向前、向上拉,平衡在手撐地的公雞式。雙手應平貼地面、確實順位,手臂伸直,坐骨離地。頭朝上,稍稍向下凝視鼻尖線。

2. 若無法做到滾動起身並以雙手平衡,就坐下,吐氣時提膝並向前滾。當雙手回置於地板上時,用腹肌群將腿與臀從地面提起。吸氣凝視眉心,而重心落在雙手上。

3. 在完成子宮胎兒式之後,若已離開蓮花式,則向前滾動,將臀部從地面提起,平衡於雙手。臉朝天,而凝神順著鼻尖線向下,呼吸五次,然後降低坐回地板。

4. 從雙腿之間收回雙臂。保持雙腿在蓮花式進入一半的 Vinyāsa,或者先鬆開交叉的雙腿,再向後跳。

龜式

烏龜在印度神話中是相當重要的角色，因為牠是宇宙的支撐者。如同其他以動物命名的體位法，將自己想像成一隻烏龜，對進入龜式會很有幫助，而背部曲線和繞著身體的手臂代表烏龜殼。在此姿勢中，髖關節和脊椎需要相當大的柔軟度，需要耐心與持續來完成。儘管如此，若逐步練習，形式自然隨時間而展露。

1. 吐氣尾端從下犬式向前跳，雙腳落在雙臂外側的地面，將大腿繞在手臂上。坐下。

2. 讓膝蓋內側盡量高掛接近手臂頂端，吐氣讓腳延伸至前方，雙腳略寬於臀。持續將手臂向外、向後打直，由腿下穿出，掌心貼地。注意不要使大腿直接放在肘關節上，尤其如果你有過度延展手肘的傾向。在姿勢中調整，使所有的關節都沒有壓力。

3. 吐氣時，推腳跟，使雙腿逐漸略向前、向外推，直到平貼於地。隨著這個動作的加深，雙腳會更分開，胸部會自動地落向地面。

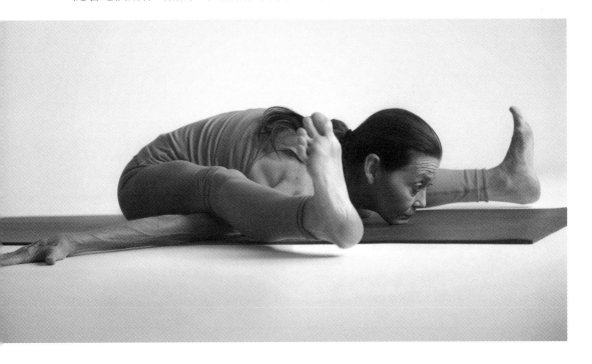

4. 當腹部著地（或到了柔軟度的極限），凝視眉心以保持心內的上提。透過腿盡可能伸直，腳跟最終會自動彈離地板。

5. 在姿勢中維持五次呼吸。吸氣，離開姿勢並回到坐姿。放開手臂並鬆開雙腿，然後直接流動到臥龜式。

臥龜式

臥龜式（Supta Kūrmāsana）呈現烏龜縮入殼內，脊椎進入沉靜的屈曲，強烈的表達下行氣模式。此姿勢在首要序列中，對於那些準備進入單腿（Eka Pāda）家族姿勢的練習者而言，這是一個很好的預備式。

1. 向後倚，使雙腿九十度彎曲繞於上臂，腳跟靠近彼此，右腳踝交叉在左腳踝上。

2. 內旋手臂。肩膀向下，手臂穿過大腿下方轉到身後。雙手互扣，並沿著脊椎向上拉。凝視鼻尖線，並在這個形式維持五次呼吸。

3. 初學者可以僅僅把腳跟互併，不需交叉進入這個姿勢。接著，手臂穿出大腿下方，向外並稍微向後延伸（依個人柔軟度）。

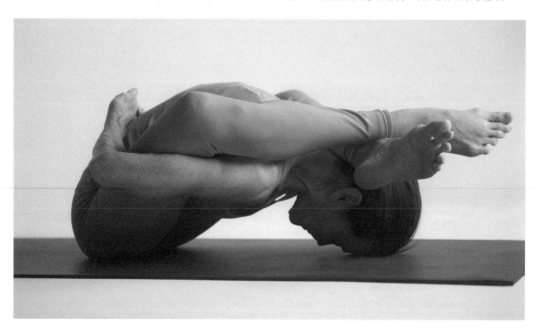

試著使頭碰地。進階學生可以在頭或頸後方交叉腳踝或小腿（如雙腿繞頭式），然後降低向前方地面。在此情況下，凝視眉心。

4. 在姿勢中維持五次呼吸。離開姿勢：鬆開雙手，用手將自己推到坐姿，提起，鬆開腿，進入螢火蟲式（Ṭiṭṭibhāsana），然後進入鶴式（Bakāsana）再接 Catvāri。或者直接鬆開手和腳踝，坐起身，跳回 Catvāri。從 Catvāri 捲開至 Pañca，接著後捲至 Ṣaṭ。

單腿繞頭式

對於許多阿斯坦加 Vinyāsa 的練習者來說，單腿家族（其實是從首要序列中的龜式開始）既是令人生畏，又有獨特的吸引力，它們彷彿那些異乎常人的親戚，除了家族成員之外，無人能夠容忍或理解，但家族中每個人都喜愛他們。這些單腿姿勢可以歸類於前彎，因為涉及髖關節和脊椎的極度屈曲。

單腿繞頭式（Eka Pāda Śīrṣāsana）的重點是慢慢地一步步練習，以保護下背部。把腿放到頭後，可能讓你欣喜若狂，但造成椎間盤突出就不值得了。耐心和根據個人極限練習，無有痛苦，滿具誠實。

1. 吐氣，從下犬式跳到坐姿之際，讓右大腿繞上右臂。或者直接坐下後，再將腿繞上手臂。骨盆向後傾，彎曲右膝將右腳放在雙臂中，彷彿抱著嬰兒。左腿保持伸展向前，但在進入姿勢時，該腿或腳不要過度用力。

2. 右臂穿過右大腿下方，將右小腿肚轉向身體後方。吐氣時，將腿盡可能地帶到手臂上方。在另一次吐氣時，將右小腿放到

脖子後方，讓腳靠近左肩，腳趾朝向天花板。

3. 脊椎保持彎曲，右髖外側放鬆，腹肌群調和但未完全啟動。右
   肩向下並穿過小腿，可加深腿的位置。讓上半身扭轉向左，
   配合右手拉左大腿，也會有幫助。

4. 一旦腿部到位，吸氣再坐直一些，然後伸直左腿，用左大腳趾
   球向前推以促進腿內旋。雙手在心前合十。沿著鼻尖線柔視
   地板上的一點，維持五次呼吸。

5. 鬆開合十手印，吐氣時前彎，將下巴放在左小腿上，手臂向前
   延伸，在左腳底用右手抓住左手腕。凝視鼻尖線或左大腳趾，
   在姿勢中維持五次呼吸。

6. 吸氣時鬆開雙手，坐直。吐氣，右腿仍然在頭後方，將雙手
   置於臀部兩側。下一次吸氣時，將臀部上提、離開地面，左
   腿筆直朝上，腳趾朝向天花板，凝視左腳趾。在下一次吐氣

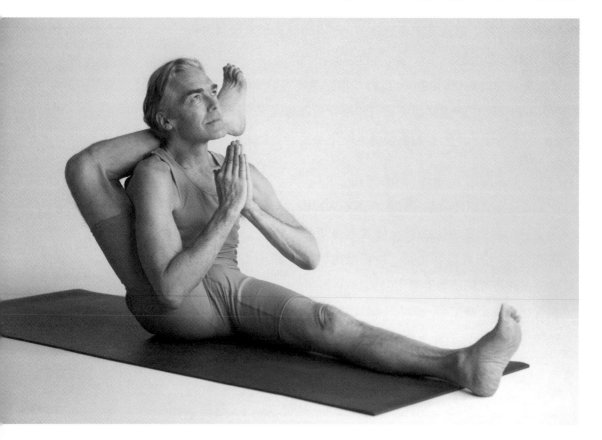

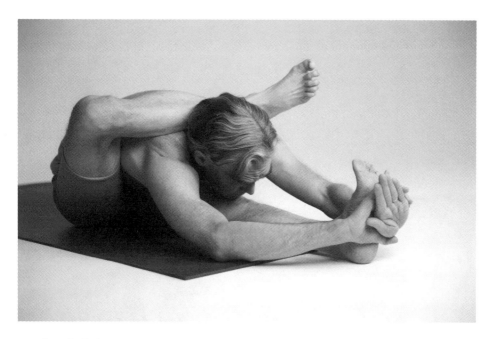

時，向後盪至 Catvāri，練習一半的 Vinyāsa，然後進入另一
邊的姿勢。

鳥式（飲月光的鳥式）

此式中，腹肌群強而有力地收縮，並為骨盆底和尾骨帶來延
長感和完整的啟動感，同時，因為下行氣強大伴隨了上行氣的全
然開放，讓敞開的心自然向上浮起。在單腿家族姿勢中，鳥式
（Cakorāsana）是離開姿勢的過渡體位法，也是一個獨立的姿勢。

1. 依循單腿繞頭式的步驟一至步驟三進入姿勢，右腳在頭後
   方。將胸部帶向前，右腿向下拉至下頸部的後方，使頸部可
   以伸直，頭部能向後捲。
2. 將雙手放在臀部兩側的地面，並完全吐氣。在確實吐盡之際，
   將臀部從地板上提起，左腿伸直向上與地面垂直，腳尖前指。

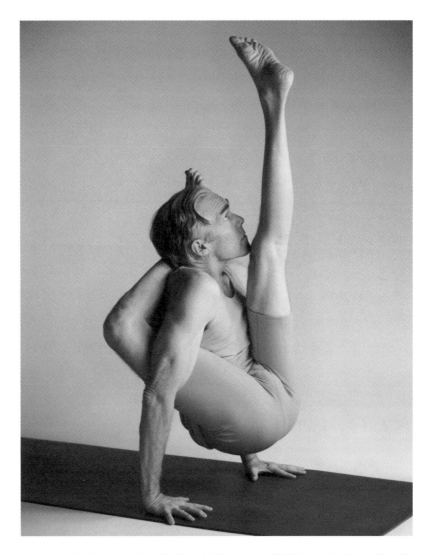

透過練習，下巴將碰到左小腿上方。樂觀地向上方凝視，彷彿月露鳥迎向月亮汲取甘露。

3. 在姿勢中維持五次呼吸。這個姿勢確實鍛鍊了腹直肌，在心開放的同時，啟動了骨盆底的下行氣模式。

4. 吐氣時，骨盆向前盪再微微向後，利用這股動能來幫助你向後盪至 Catvāri，練習一半的 Vinyāsa，再換做另一邊。

雙腿繞頭式

1. 吐氣結束時，從下犬式向前跳至雙腿彎曲的站姿，腳到手前方，而大腿繞過手臂上方。輕輕坐下，保持雙腿越過雙臂。

2. 像單腿繞頭式一樣坐直。先把左腿放在頭後方，安全到位之後，右腿向後拉，讓右腳踝勾住左腳踝。使上臂盡量穿越大腿，雙腿盡可能往下頸部與後方移動，並將腳踝和腳略微朝彼此拉開。

3. 雙手合十於心前，柔和地沿著鼻尖線下視凝視地面。在姿勢中維持五次呼吸。

4. 將手放在臀部兩側的地面。吸氣時，手推地提起身，臀部離開地面，平衡於雙手。維持五次呼吸，仍然輕柔地凝視前方。

5. 鬆開雙腳，上提臀部離地，雙臂下推，雙腿外延伸向外進入螢火蟲式。在姿勢中僅維持一次呼吸，然後向後跳（若可能可先接鶴式）至Catvāri，練習一半的Vinyāsa。

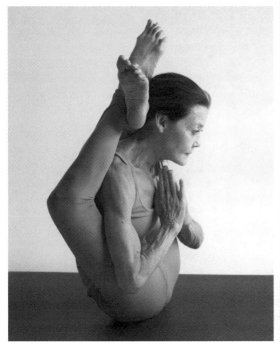
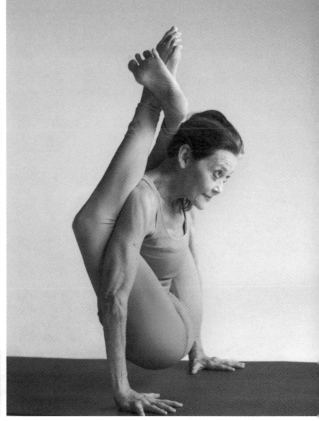

瑜伽睡眠式

瑜伽睡眠式與雙腿繞頭式非常類似，但屬仰臥姿，有一些練習者發現這比直立的形式更容易做到。瑜伽睡眠式因有地板可支撐背部，所以比起雙腿繞頭式，本式大大降低了過度擠壓、傷害脊椎或椎間盤的風險，因此，若比較不易進入雙腿繞頭式，則可藉由瑜伽睡眠式來為身體做準備。

1. 躺於地，雙腿上提，朝身側展開，膝蓋彎曲，腳趾朝向地面。
2. 吐氣時，左腿繞到頭後方（如同雙腿繞頭式），左小腿肚轉向地板，讓左肩穿過腿部。左腿和腳沿著背部下移，頸部後方的左腳盡量靠近右肩。
3. 接著將右腿繞到脖子後方，將右肩穿越腿，右腳踝在左腳踝外側，接近地板。腳踝應重疊、腳尖應前指。
4. 雙臂環繞於兩側，在背後互扣。眼神朝下柔視鼻尖線，心隨著上行氣模式向上升起，同時放鬆下顎和上顎。在姿勢中維持五次呼吸。
5. 離開姿勢：鬆開雙臂和雙腿，雙腿伸直，向後捲到輪式，再進入 Catvāri，練習一半的 Vinyāsa。

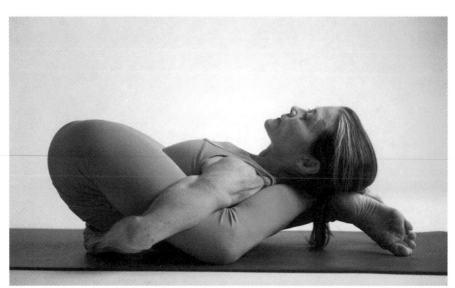

第八章

後彎

對一些練習者來說，後彎是燦爛輝煌的姿勢。它們自淤泥升起，向四面八方散發智慧和熱情的光芒。對於其他人來說，後彎彷彿可怕的復仇女神，應不計代價地迴避，以免引發痛苦。

如果偏頗地從上述迥異的單一觀點練習，後彎就相當容易造成受傷。除非你在進出姿勢時，留心內在下行氣和上行氣的正、反行動。

也許，你未落入這兩種極端，但傷害在幾個月或幾年後才發生。如果在重複動作中忽略了形式的內在本質——也許覺得伸展腹部、深折下背的感覺挺好的；或者自認安全地以堅毅的肌力硬推，咬緊牙關對待疼痛——直到有一天，當身體特別僵硬或心智渙散時，就可能會受傷。

幸運的是，即使是這樣，都還不算太晚，內在的形式仍可拯救你，為你的特殊情況帶來後彎的益處。

失去正確順位而後彎所導致的受傷機率，會高過於其他家族的大多數姿勢，因為我們在練習中會做許多上犬式（相當進階的

姿勢）。第五章涵蓋了上犬式和其變化式，也教導適當的順位，因為這是練習的核心；我們擁有無數機會來深入形式的複雜性，當然也有無數造成受傷的關口——因為機械般的行動或極端的方法。

唯有透過練習，每個人才可以深入和安全地學習進出後彎。

後彎是上行氣家族的縮影，呈現了向上、朝外之延伸與擴張的感覺。如同先前提及的，在前彎中，如果過分強調下行氣模式，而了無其摯愛的上行氣模式，我們將感到身體和情緒上的封閉、防禦和絕望。

同理，我們內在的偵測器也使我們得知上行氣模式是否已太過火了。**吸氣的上行氣模式，透過對形式的投射，灌溉了感知的原野；而下行氣則帶來諸行無常、萬物相連的體現。**在後彎中忽視下行氣的紮根與穩固，將引發一種不平衡、躁狂「上行氣過度」（Hyperprāṇa）的感覺，造成難以專注的心智，以及深層的焦慮感。我們可能被情緒的波動所淹沒，或在與他人的日常互動中，感覺到恍惚出神或不踏實性。

不幸的是，由於過度上行氣會帶來陶醉感與自我鞏固（而不像過度下行氣在前彎中所造成的抑鬱），它很容易被忽視，讓我們無法辨認出過度上行氣的模式，而即使發現了，也可能覺得不需要調整練習，以致於無法實事求是，回歸與其他生物相互依存和健康的生活。

為了在旺盛的上行氣中做到平衡的後彎，重點在聚焦、再聚焦於相反而又互補的動作模式。如此一來，姿勢的形式就能自然呈現——合適於身體、合適於當下的精神和情緒狀態。

由於後彎的核心生理狀況就是依照「敞開心胸」的字面意思來做姿勢，所以，當你感到情緒不安或脆弱時，不宜過度練習這種

形態的姿勢。有時候，即便對那些能做到深度後彎的人來說，仍不宜後彎至身體的極限；最好是保持平順與均勻的呼吸，同時讓後彎稍微淺一些。

所有後彎的基礎模式，是在吸氣時琢磨姿勢，吐氣時在骨盆底確實穩固下行氣的模式。這使我們體驗整合的後彎，為下背和鼠蹊帶來智慧與保護。

下行氣的模式收緊骨盆底，連結了尾骨，到腎翅的擴張、上升。它穩定紮根的特質，讓上行氣模式受到鼓舞，使髖屈肌群和鼠蹊被動地伸展。一旦這種互補的模式進入交流，後彎就能自然又安全地呈現。我們的角色，是讓上行氣和下行氣間的對談化為深情的擁抱，恰如其分地後彎。

初學者也許會認為後彎只是彎曲身體的背部，特別是脊椎向後彎。某種程度來說這是正確的，然而，讓後彎加深並感受其好處的方式，是啟動全身——由骨盆底延長和伸展身體的前側，並避免壓迫脊椎後側的小面關節（Facet Joints）。雖然脊椎自然的 S 形的確使腰椎和頸椎區域容易延伸；但從內在觀點來看，相較於僅在脊椎的幾個點過度伸展，整個脊椎的延伸對於健康的後彎而言是至關重要的。

捨棄骨盆底與全身，而從僵化的脊椎進入後彎，通常會導致疼痛和受傷，因為會從容易彎曲的區域使力——壓迫腰椎，擠壓第十二節胸椎（T12）而關閉腎翅，頭部後垮在頸椎的寰椎（C1）。以更整合的方式練習後彎時，我們乘著呼吸的浪，從上到下的延伸中脈與身體前側。我們也必須緊實、延伸和打開身體前側和後側的結構，包括髖關節、腰肌、橫膈膜後側、全部的胸椎和下頸椎，以確保開闊且穩定的後彎。隨著呼吸的浪，讓上述的行動變得自然而無侵略性，若行動脫離了呼吸，這些行動就變得困難。

　　大多數後彎，都涉及髖關節前側（常謂之鼠蹊）深層地開展。這份延展是一種下行氣的運動，因為最純粹的表現，在主動啟動腹肌群、膕旁肌和臀肌群。在後彎進行到某個階段，與下行氣家族（膕旁肌和臀肌群）相關的肌肉會因交互抑制作用，而放鬆了髖屈肌群。一開始我們以主動的捲尾巴模式，使脊椎的延伸放慢，訂立穩定的根基，讓上行氣模式從而對稱開展。捲尾巴的動作和其他所有動作一樣，都可能會過度，導致股骨外旋、骨盆底變窄，恥骨從狹隘的骨盆底擠出。有鑑於此，根鎖引導了重要作用——讓上行氣再次的進入，形成反、反行動（Counter-counteraction）——當尾骨延長向前靠近恥骨，使薦椎向上升、入下腹。

　　敞開胸懷、橫膈膜和喉嚨是如此令人興奮，使找到骨盆底相當具挑戰性，更別說要從它衍生行動。然而，骨盆底的覺知、尾骨的臨在感，以及腎翅的開放，可以加深姿勢的反動作，並能保護薦髂關節、脊椎下部和下肋骨，使擴張的下行氣模式可以全然開展。若我們習慣帶著過強的上行氣進入後彎，那麼這種極端虛浮的上行氣版本，可能會佔領許多其他的姿勢，破壞了姿勢在身體和心智的冥想效果。

　　一如上弓式（Ūrdhvā Dhanurāsana）等較深度的後彎中，同樣重要的是肩膀的正確啟動和定位，以支撐上腰椎和下胸椎的彎曲。人們常認為，最明顯的後彎模式是在心的區域（對應和互補於胸腔的部位）與上脊椎；然而，若肩膀失去順位，下胸椎區域可能會受到影響。

　　學習肩胛骨的正確外展，以及將上脊椎從心的區域向上延伸穿過頭頂的藝術，而不壓迫脊椎，也不破壞紮根於骨盆底的韻律性伸展步驟，皆是後彎的精華。適當的肩膀順位也取決於開展的腎翅，使腹部伸展和延長，不失去下行氣的調和。否則，後彎就

像在脊椎沿線上造成的精神疝氣，因為太陽神經叢過度伸展，或臀部在延展時過度鬆弛。這種錯誤的順位，使智慧淪落為多樣的選擇，並在細微層面上造成上行氣和下行氣於身體中線的失聯。

在後彎裡，我們也必須密切注意頭部的位置、凝神、姿勢中身體與大地連結之處，最後是開放的上顎與骨盆底的關係。在姿勢中，這些細微的層面可以獨立出來研究，但最有效的方式，是探討它們如何支持形式的內在模式，以及與整個身體以至於脊椎整體運動之間的關係。

對於大多數練習者來說，上頸椎區域是脊椎最容易後彎的部位。若頭後傾而向上看，後彎的部位即是頸椎。由於往上看是日常生活的一部分，我們可能不了解無意識的彎折頸椎最上節（寰枕關節）、對完整後彎所造成的影響。其實，它阻止了氣的上下流動，並延續了不踏實感。

頭部和頸部可以智慧地呈現心至頭頂的韻律性延伸，或者，頭部也可能習慣性地沉重而向後掉，使枕骨落在寰椎上。因此，進入後彎時，若我們可以想像從身體核心的胸部（或更好的是想像從骨盆底至胸）向上並穿過頭頂延伸的感覺，就可以避免頭部不自覺地向後掉，過度伸展頸椎。

健康的伸展中，頭部永遠是脊椎最後向後捲的部分。透過將意識深沉入骨盆底中心，由此感覺連結身體中線，將有助於頸椎由下至上漸進地延伸，來完整表達後彎的形式。接下來，若再想像中脈由上至下的通暢、光亮，乘著呼吸的浪延長地向後捲，彷彿噴泉的呼吸律動——上湧出、下落回，源泉向上而外的，使後彎自然地化現。這種感覺的支持，來自於導入腎翅上提、擴張的感知，與留心喉嚨和後腦勺皮膚的感受，有意識地柔和及擴張，逐漸將這些身體部位輕輕地向上提起。

　　進入後彎時，柔和地向下凝視是很重要的。因為向上看時，頭顱後下方的後側枕骨下肌群（POsterior Suboccipital Muscles）收到信號而收縮，直接回應眼球運動。這通常也使豎脊肌收縮。若後彎時向上看，這兩組肌肉都可能會啟動，自動使頭部後壓到寰椎上，造成下頸部和上胸部區域停止延伸。更甚之，因為後側枕骨下肌群的啟動，強烈觸發了遍布全身的過度延伸，如腎臟部位的關閉、骨盆底的鬆脫。相反地，後彎時向下看，收縮的是前側枕骨下肌群（Anterior Suboccipital Muscles），使頭部在寰椎處前傾，並防止頭朝後掉。因此，**保持凝神延著鼻尖線向下看、眼球不緊繃，方能整合健康的後彎，讓我們在打開上胸部和心的區域之後，使頸椎從底部至頂端完整延伸。**

　　練習後彎的一個奇妙現象是，儘管天生柔軟度較好的練習者似乎能不費力地延伸和進入後彎，我們也以為這些人從姿勢中受益匪淺，但事實並非總是如此。**到達後彎的領域之後，仍然需要維持大量的內在、冥想之焦點，才能將體操姿勢轉化成完整有效的瑜伽姿勢，並獲得姿勢的益處。**

　　那些天生柔軟的人因為更容易進入姿勢，所以比起僵硬的人，他們更可能在姿勢的初始階段就陶醉於上行氣擴張的餘韻，如浪潮般的席捲了全身；矛盾的是，僵硬的練習者反而會先品嚐到後彎的益處。

蝗蟲式 A、B

　　這不是一個燦爛輝煌的後彎式。那些不太關心瑜伽的朋友和家人喜歡看著你嘗試極端困難的姿勢，而蝗蟲式（Śalabhāsana）就無法讓他們印象深刻。

　　想像自己是一隻低空飛行的蝗蟲，可使你在姿勢中更加愉快，也有助於順位。蝗蟲式屬於主動的後彎，因為它依賴脊椎和身體後側的肌肉（膕旁肌和臀肌）啟動。反之，這些肌肉在較浮華的後彎中，如上弓式等等，則會在不同階段、甚或整個姿勢中變得柔軟。A 和 B 形式可以單獨練習，在傳統中級序列也會一起練習；而就身體層面而言，兩者相連也合乎情理，因為透過一個手的簡單動作，加深了姿勢，也區分了本式的兩個變化式。

1. 身體趴地，額頭點地，雙腿互併，指腳尖，雙臂延身側向下伸展，掌心朝上。手臂頂端上提離地約五至七公分，注意不要夾肩胛骨。

2. 完全吐氣。下一個吸氣時，頭部、肩膀、胸部和腿部上提離地。稍微彎曲手肘，將手背推向墊子以助上提力。

3. 在雙腳內緣向後延伸的同時，保持雙腿啟動，下顎柔和，凝視穩定。雙腳避免內八而使腳趾交疊、腳跟分開，保持雙腳平行或內側互碰。在腳或腳踝之間夾磚，有助於防止腿的外旋，加強腳的正確動作。

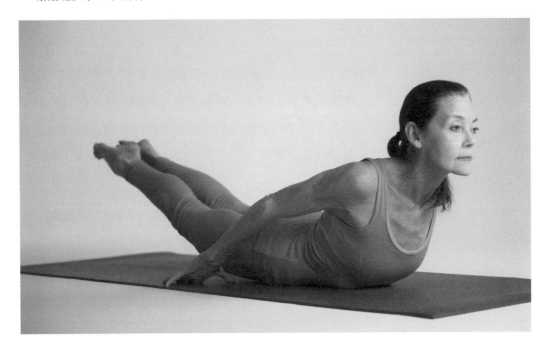

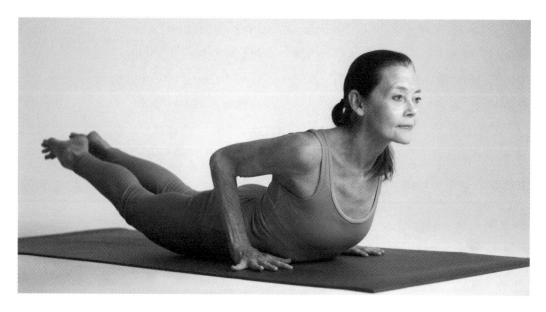

4. 在 A 形式維持五次呼吸，凝視鼻尖線，抬起頭、胸部和腿部。

5. 吐氣時，將手掌置於腰側的地板。吸氣時，輕輕推地使胸部提
   高些，進入 B 形式，維持五次呼吸，然後手沿著身側移至心側，
   吐氣時，勾腳趾向下踩，手臂推起身至 Catvāri。練習一半的
   Vinyāsa，再進入下一個姿勢。

反向棒式

　　反向棒式（Pūrvottanāsana）是坐姿前彎式完美的反式，也是
蛇尾巴最明顯的實例。本式喚醒膕旁肌，對膕旁肌緊繃或於膕旁
肌附著點過度伸展的人非常有益，因為需要啟動腹部肌群。所有
的後彎其實是伸展身體前側，而反向棒式是所有姿勢中，最強調
這項伸展的姿勢。

1. 吐氣結束時，由下犬式跳到坐姿，雙腿在身前伸直。將雙手放
   在臀部後方約二十公分處，指尖朝向墊子前方。下巴落進上

胸骨，肩膀向後、向下捲，類似杖式（Daṇḍāsana）。

2. 吐氣時彎曲手肘，雙腿延伸時，有力地捲尾骨。這個行動是蛇尾巴動作的縮影。向後傾，開始提臀，持續捲尾骨，彷彿收集和保持上行氣和下行氣的合一。想像尾骨一路延長到雙腳。

3. 吸氣時，薦椎拉向上，雙臂打直。將脊椎由下至上捲開，提起心，凝視鼻尖線。記住，頭部應該到最後才向後捲。

4. 進入姿勢時，保持雙腿啟動，首先將腳趾球延伸，當身體抬至最高時，讓腳尖指向地板，確保肩膀向後下捲。在整個姿勢中，保持手肘微彎，雙腿有力，薦椎應上提而進入身體。無論在姿勢中或是進出之際，維持雙手平均和有智慧地推向墊子也很重要，讓手指的根部穩定紮根，尤其是食指。

5. 在姿勢中維持五次呼吸。吐氣，保持腿部有力，坐回地板，並為下一個姿勢做好準備。

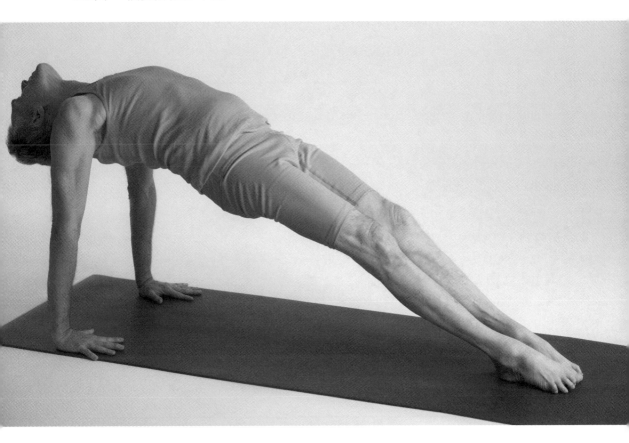

臥戰士式

在後彎中，股四頭肌的伸展是有幫助的，如中級序列的蛙式（Bhekāsana）。對於那些尚未準備好進入蛙式，或者想要進一步伸展股四頭肌的人來說，戰士式和臥戰士式（Supta Vīrāsana）也是很好的探索方式——即使它們並不屬於阿斯坦加官方序列。在此姿勢的所有動作中，乘著呼吸的浪律動，完整且均勻的呼吸。

1. 從跪姿，將骨盆降低到小腿間的地面，想像坐骨插入地。進入此坐姿時，用雙手將小腿肌肉柔和地旋轉到外側，並將外側大腿皮膚導向地板。若膝蓋或臀部不適，用毯子或磚支撐坐骨。若腳踝不適，將毯子置於膝蓋和腳踝下方。膝蓋、腳踝或髖都不應感到疼痛。

2. 這是戰士式，可以是靜坐或日常簡單的坐姿。它相當平穩，一些練習者發現它比起簡單的腿交叉更容易使骨盆垂直地面。腿部的後折讓股四頭肌自然伸展、開始延長。

3. 為了增加伸展，經過幾次呼吸之後，開始將軀幹向後傾，彷

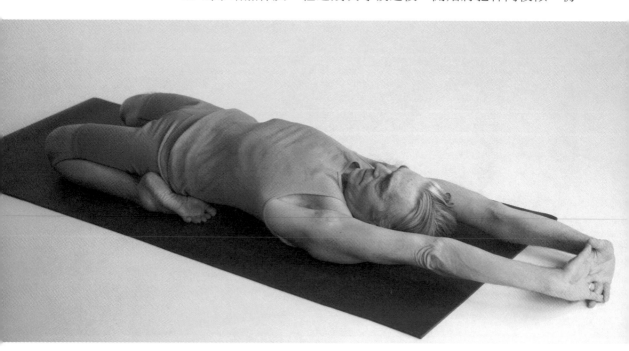

佛要躺下。若柔軟度很好，做起來可能很容易；否則，這似乎不可能。找到你的極限，別過度緊繃。**此姿勢對於預備伸展和幫助消化最有益處，所以可在進食後和開始練習之前，練習此式。**

4. 若很難或無法躺在地面，可躺在枕頭或毯子上。若很容易躺下，要慢慢地進行，保持下半身稍稍收緊但不過度。若躺下並不舒服，可將手放在身後的墊子上，指尖朝向墊子前方。

5. 一旦到達你的極限（沒有過度緊繃），將手臂置於身側。若雙手在身後支撐，就讓它們留在原位。若欲嘗試伸展，輕輕地將骨盆上提離地，尾骨捲向恥骨，這將使股骨外旋，膝蓋可能會稍微向外移。

6. 接下來，讓恥骨下掉向尾骨，骨盆略微向下傾，這將使股骨內旋而膝蓋隨之相互靠近。

7. 若已在躺姿，欲伸展更多，可以將雙臂向上延伸過頭，旋轉雙臂使掌心朝向身體的中線，使肩胛骨外展。

蛙式

　　直到進入蛙式之前，我們可能很難想像自己是青蛙。此式兼具「裝著彈簧」與「深陷泥沼」，為生活的困難處境提供了有益的視角。中級序列中，蛙式排序較早，可為更深度的後彎序列做準備。在趴姿中，雙腿進入反向戰士式，胸部提起，股四頭肌和腰肌伸展，手臂和肩膀順位以啟動前鋸肌，肩胛骨的位置成為胸椎的支撐。

1. 趴姿，彎膝提腳。雙手向後抓腳的前側，旋轉手掌、使指尖與腳尖朝同方向。上臂約平行彼此。

2. 完全吐氣，在下一次吸氣時，提起肩膀和胸部，同時推雙腳向下，靠近大腿外側的地面。保持上臂平行，胸骨和頭頂向外延伸，凝視順鼻尖向下。若可能，將腳心平壓於地，但不要壓迫和傷害膝蓋。大腿可能會稍稍向外轉，但不要讓大腿張開過多。

3. 在姿勢中維持五次呼吸，凝視隨鼻尖線而下，保持呼吸順暢。吐氣時，鬆開雙腳，將手平放在心側的地面，雙腿伸直到回地面，保持勾腳趾於地。在下一次吐氣時推至 Catvāri，下一次吸氣時進入上犬式，然後練習一半的 Vinyāsa，再進入下一個姿勢。

4. 若很難同時抓住雙腳，此姿勢的預備式可能會有所幫助。趴姿，提起上半身，如同進入手肘撐地的人面獅身式或眼鏡蛇式。將左臂放在身體前方，前臂直指向前，手肘在左肩正下。彎曲右膝，用右手扣住腳的頂端。如果可以，讓指尖朝前。在姿勢中呼吸，在吸氣時增強腿部和上半身的伸展，在吐氣時略微放鬆。五次呼吸之後，換邊重複這個形式。以離開完整的蛙式一樣的方式，離開姿勢。

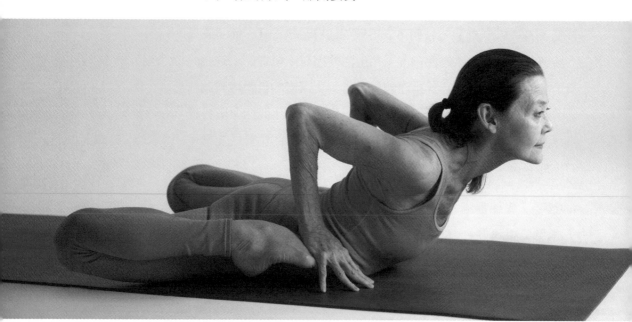

弓式

對初學者而言，弓式（Dhanurāsana）是很討喜的，具有解放和自由感。它屬於傳統的中級序列，但對尚未準備好練習完整序列的人，可以嘗試將它作為學習內在行動和反行動的方式，推演所有後彎的原理。

1. 吐氣趴下。將額頭頂端置於地板，同時柔和地從鼻尖線凝視而下。如上述蝗蟲式相同的起始進入練習。

2. 吐氣結束時，將意識帶到尾骨，想像尾骨是骨盆底沉重的壓艙物。然後，吸氣時，將頭部、胸部和膝蓋提離地，膝蓋彎曲、腳內緣互併（技術上是蝗蟲式的變化式）。立即用手抓住腳踝，

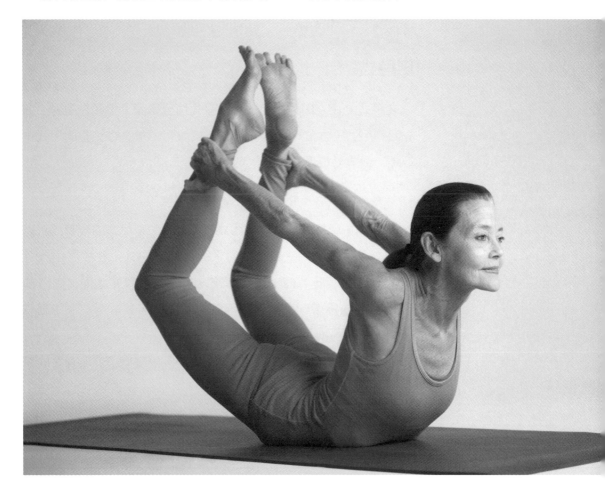

使雙腳保持可自由活動。若柔軟度較佳，雙手可以握在靠近膝蓋的小腿上。

3. 吸氣時，將雙腳向後上方提起，愈來愈高，彷彿你是一尊提線木偶，線牽拉著腳內緣朝天花板直向上。微彎手肘以感受上臂的反旋或次要旋轉——稍稍內旋。保持對尾骨的覺知，想像是條尾巴。以上顎放空的感覺來延長脊椎前側，而非壓縮脊椎後側。凝視鼻尖線。

4. 五次呼吸後，吐氣回趴於地。在同一個吐氣進入 Catvāri，然後吸氣進入上犬式。吐氣進入下犬式，在姿勢中消化、學習與享受姿勢的餘韻。中級序列練習者不立即進入上犬式與下犬式，而是在離開姿勢之前，先練習左右兩邊的側弓式（Pārśva Dhanurāsana）。

側弓式

在弓式之後立即練習此式，從弓式搖至側面，然後在換邊之前先回到弓式。當然，此姿勢可以單獨練習，但是在完整的弓式之後練習會容易得多，也往往更有益處。

1. 吐氣進入趴姿，和弓式相同的順位形式。

2. 若非在中級序列中練習側弓式，仍需要先在弓式中呼吸幾次來做準備。吸氣時，雙腳提起進入完整的弓式，在姿勢中維持五次呼吸。吐氣時，滾向右側，右臂和右臀在地面。手臂頂端盡量向後帶，讓肱骨頂端的前側靠地。做這個動作的感覺應該很好，有助於建立開放的心。

3. 吸氣啟動姿勢，使薦椎向上進入身體，感覺尾骨朝恥骨方向下移。啟動股四頭肌，雙腿向後、外延伸，保持雙腳的均衡、

大腿平行，逐漸讓腿伸直。

4. 感覺進入完整的姿勢時，將頭對稱地向後轉，彷彿看向腳趾。然後，下頸部進入完全伸展，轉頭仰視。注意，在頸部完全伸展之前，頭部不可轉動。

5. 五次呼吸後，吐氣滾回中間。吸氣時，向後抬起身進入完整的弓式，然後吐氣滾至左側，並依序在該側重複完整的動作。

6. 五次呼吸後，吐氣滾回中間。吸氣時，提起身進入完整的弓式，並維持五次呼吸。

7. 離開姿勢：降低膝蓋，放開雙腳，雙腿打直回到地面，腳趾踩地。將手放在 Catvāri 的位置，在吐氣時，立刻將鼠蹊和腹部提起進入 Catvāri。吸氣進入上犬式，吐氣進入下犬式，再次打開耳朵，利用簡單的鎖印來消化側弓式的餘韻。

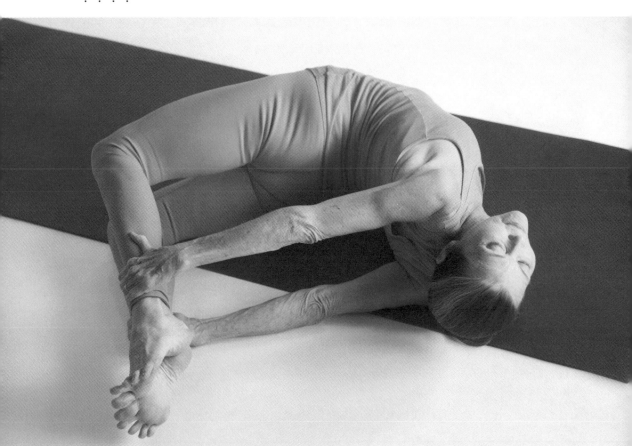

駱駝式

雖然此姿勢屬於中級序列，但對於經驗較少的練習者來說，駱駝式（Ūṣṭrāsana）有益也具啟發性，甚至也屬能力之所及。**在後彎基礎知識而言，駱駝式極具進入後彎的基本重點：有力的雙腿內旋與骨盆底連結以使脊椎延長。**比起傳統序列的駱駝式，下方的說明加了幾次呼吸，讓身體能安頓進入姿勢諸多的線裡，並隨著呼吸的浪而律動，而非以啟動肌力的方式動作。反覆練習與習慣姿勢之後，練習者就可以嘗試省略之間多次的呼吸。

1. 吐氣結束時，由下犬式向前跳，進入跪姿，膝蓋約與髖同寬。保持小腿平行，腳背貼地。雙手置於髖上。

2. 吐氣並將意識帶到姿勢的根基，自腿部下旋地紮根。在收緊恥尾肌時，使雙腿向彼此收縮。尾骨向下、往前，同時保持恥骨向下、往後的內在行動。

3. 吸氣，將意識帶到身體鉛垂線的細微律動，使脊椎伸直和延長。乘著呼吸波浪的弧線，穿越中脈向上。

4. 雙手輕輕推髖部向下，心提起，使身體後側變寬，從尾骨至頭頂完整延伸脊椎。進入細微的後彎時，保持抬頭並凝視鼻尖。在所有後彎中，吸氣時身體向上與向後捲，而吐氣時感覺尾骨沈重，向下穿過雙腿進入大地紮根。

5. 保持脊椎延長，以及透過雙腿與大地的連結。吐氣，將手置於腳踝或腳跟上（若較僵硬，屈曲雙足使腳趾勾地，或將手置於腳踝外側的磚上）。仍然凝視鼻尖線並保持下顎柔和。由頸部延伸至頭頂地、將頭部向後傾。頭不要落在寰椎上，這會截斷從膝蓋至頭頂這條順暢而均勻流動的弧線。

6. 雙手在腳踝上的位置將引導肩膀的行動。當你的脊椎和肩膀柔軟度增進時，試試轉動手，使拇指在腳踝外側。若柔軟度較差，雙手置於腳跟上。當可握住腳踝時，讓拇指在腳踝內側。

7. 在姿勢中維持五次順暢且完整的呼吸，凝視順鼻尖線而下，放鬆下顎和舌頭，放鬆上顎，彷彿啜飲甘露。離開姿勢：吐氣時膝蓋紮根。吸氣起身回到跪姿——保持雙腿收緊在原位、大腿略向內中間夾，頭最後抬起。吐氣，將雙手放在膝蓋旁，跳回 Catvāri，練習一半的 Vinyāsa。

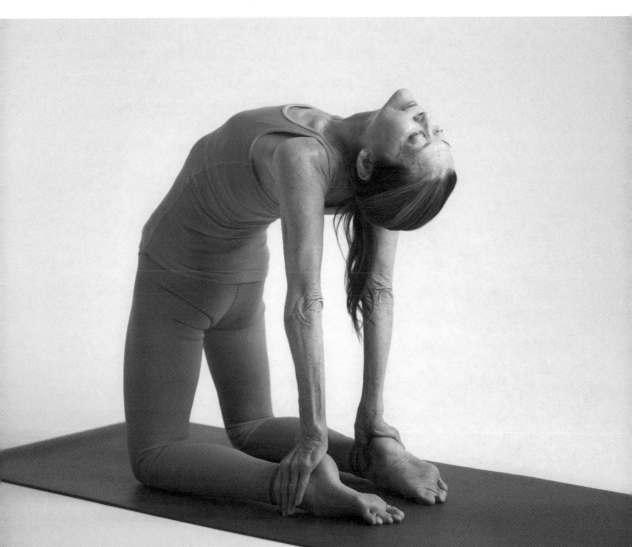

小雷霆式

　　駱駝式以及小雷霆式（Laghu Vajrāsana）通常是鴿王式（Kapotāsana）的準備動作。對許多練習者而言，小雷霆式往往更加困難，因為頭置於地，手臂保持打直。但是，慢慢地進入姿勢，耐心耕耘幾個星期（或幾個月），便可以根除或至少馴服這個體位法常見的障礙，包括恐懼、僵硬和迷失方向感。

1. 吐氣結束時，由下犬式向前跳，進入跪姿，大腿相互平行，約與髖關節同寬。吐氣，向後傾，將手置於小腿。雙手在腿上的位置應適合個人的身形比例、練習等級、腿部肌力和柔軟度——雙手從最向前的置於小腿頂端，到最向後的置於腳踝。手放在不同的位置將改變姿勢的動能，因此要找到適合個人的位置。

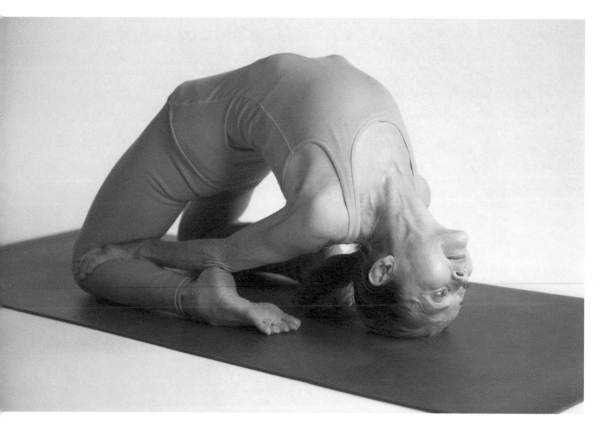

2. 吸氣，保持雙腿有力與內旋，使骨盆稍微向前移動，當手臂向下推時，使薦椎向上、進入身體。

3. 保持雙臂和雙腿緊實、有力，朝後捲開直到頭頂點地。在後捲和整個姿勢中，凝視順鼻尖向下。在姿勢中維持五次呼吸，氣息平穩均勻。

4. 吐氣結束時，啟動雙腿向中間夾緊。吸氣，從腹部深處提起骨盆，讓上身返回到直立，頭最後抬起。吐氣，雙腿有力，將手放在膝蓋旁的地面，跳回 Catvāri，然後練習一半的 Vinyāsa。

鴿王式

想像自己是一隻胸口飽滿、雙腿有力伸直的鴿子，如如不動地立在城市高處，這可以幫助你進入鴿王式。此姿勢需要慢慢練習並保持良好形式。對於某些練習者來說，頭部休憩在腳上的完整

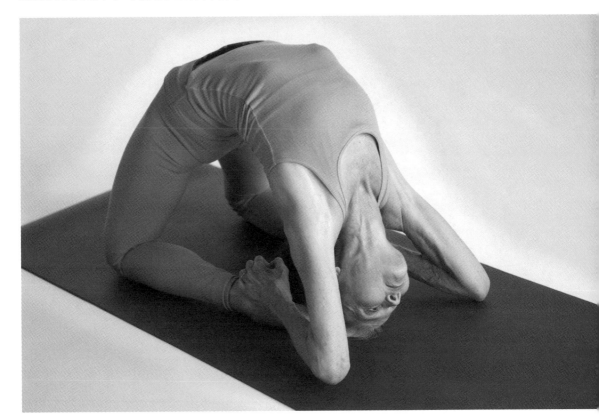

姿勢可能是「下輩子」才會發生的事。然而,所有人都能練習它的內在形式。**鴿王式是柔軟度和智慧行動的合一**。若強迫自己進入姿勢,彷彿可以達到什麼目標,或者彎折脊椎柔軟度最佳的部位以進入深度後彎,在短期或許令人滿意,但通常會導致受傷。從容地練習這個姿勢以及其他極端深度的姿勢。

1. 在墊子前方進入跪姿,雙腿約與髖同寬,小腿相互平行,腳背平貼地面。吐氣從雙腿向下紮根,收緊骨盆底。

2. 吸氣開始進入姿勢,如同入駱駝式。從尾骨尖端、穿過核心延伸整個上半身。

3. 吸氣,軀幹、肩膀和胸部向上延伸,然後吐氣,向後捲進入後彎,手臂延伸向上、向後,最終朝向腳部。持續著平順的弧線、由尾骨至頭頂延伸脊椎。進入姿勢時,凝視順鼻尖線向下。下顎柔和,腎翅提起並擴張,上顎放鬆。順暢地呼吸。

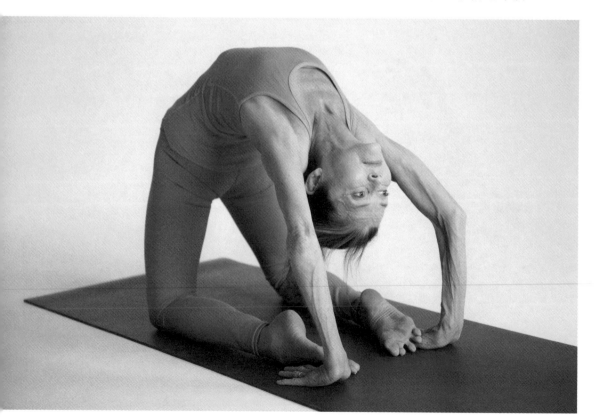

4. 將手置於腳趾後方地面，或隨著練習，最終放在腳跟上。彎曲手肘，讓下臂相互平行置於地。將頭頂休憩於腳心，持續順視鼻尖向下、均勻呼吸。**愈平順的呼吸——包括進出姿勢與在姿勢中——愈能從細微的內在行動中，獲得更多的益處。**

5. 在完整形式中維持五次呼吸之後，將手移向墊子後方，離腳趾約五至十公分，與肩同寬。慢慢伸直手臂，彷彿做跪姿的輪式。手臂伸直時，小心地外展肩胛骨。呼吸保持順暢，舌頭柔和、上顎放鬆，凝視順鼻尖而下。在此形式維持五次呼吸。

6. 吐氣結束時，將手置於骨盆邊上，意識落回雙腿和骨盆底。吸氣，起身到跪姿。吐氣，手置於膝蓋旁，跳回 Catvāri，然後練習一半的 Vinyāsa。

臥雷霆式

　　儘管有很多方法可以獨自練習臥雷霆式（Supta Vajrāsana），但若有人幫忙穩定雙腿是很有助益的。若單獨練習，可嘗試進階的方法，先向前捲，再往後展開至手肘撐地（可在手肘下方預放毯子），讓膝蓋上提離地。然後，再向後延伸，像是魚式（Matsyāsana）一樣提起心。起身運用的是反轉進入姿勢的過程，腹部有力地啟動，讓身體向前捲，手肘仍然在地。接著滾起身，回到坐姿。若你有助手，而蓮花式也還不到位，就透過坐在半蓮花式或雙腿交叉，來完成姿勢的串連。

1. 由坐姿進入蓮花式，左腿在上。吐氣，身體微微前傾，左手從身後抓住左大腳趾。吸氣，在下一次吐氣時，再次前傾，右手臂從身後、穿過左臂下方抓住右大腳趾。肩胛骨沿著背向下拉。

2. 助手幫忙將大腿向內與略下（保留一些下半身活動的空間），吸氣、提起心，進入後彎，讓下頸部深度伸展。吐氣，上半身向後捲，頭頂置於地面，凝視順鼻尖線而下。在姿勢中維持五次呼吸。吐氣結束，確實吐盡，啟動骨盆底和下腹部，使上半身開始上提。保持頭部向後捲，胸部向前挺。吸氣回到坐姿。

3. 保持手抓腳，在接下來的五次呼吸，吐氣時將頭部後捲碰觸地面，吸氣回到坐姿。全程都保持柔和地凝視順鼻尖而下，頭後捲。在第五次吐氣，頭點地，停留在姿勢中維持五次呼吸（如步驟二），然後在吸氣時回到坐姿。

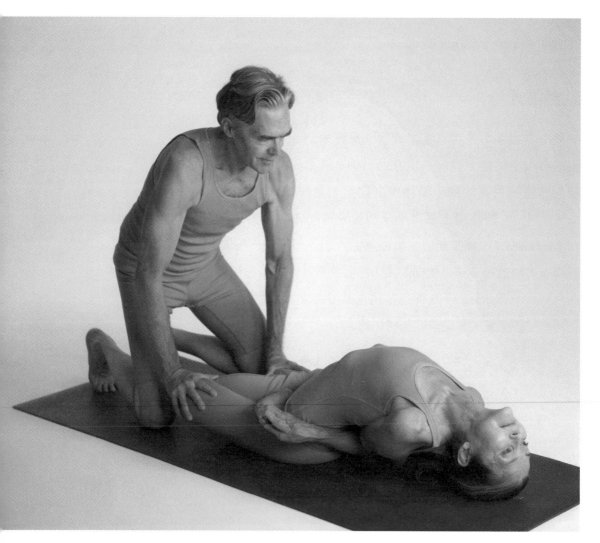

4. 離開姿勢：將手置於腿旁邊的地面，提起身，然後向後跳、
   解開蓮花式的腿進入 Catvāri。若還無法提起身體，就先鬆開
   雙腿，提起身，以持續訓練捲曲與提起身的下行氣模式。隨
   著練習，最終將可以向後盪並跳至 Catvāri。

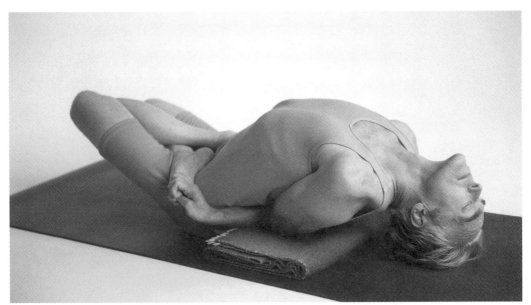

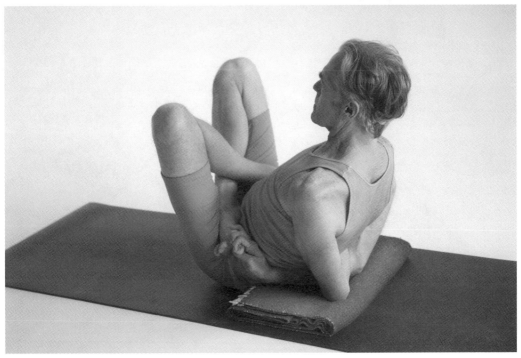

橋式

練習者覺得橋式（Setu Bandhāsana）和輪式一樣令人害怕，在他們的想像中，脖子可能會折斷！然而就跟輪式一樣，若小心地練習橋式，保持脖子與下顎免於過多的緊張，頸部就會是穩定和安全的。重點是要有智慧地啟動雙腿，並且在向後捲時，讓一定的重量向前推向雙腿。此外，乘著呼吸的浪進入姿勢，與凝視順鼻尖線而下也是要訣。以這種方式練習橋式，其實不僅舒適，而且能為上顎帶來絕佳的通暢效果。

1. 在雙腿伸直的躺姿，腳跟互併，雙腳外轉、腳內緣保持接觸墊子。腳趾應指向外側。

2. 手置於臀部下方，透過手肘撐地，將骨盆朝上傾斜，使坐骨如魚式一般置於地板。此時，膝蓋會自動向外彎曲、對齊腳趾，而雙腳會朝骨盆拉近。視你的腿長而調整，雙腳至臀部的距離約為三十至七十五公分。

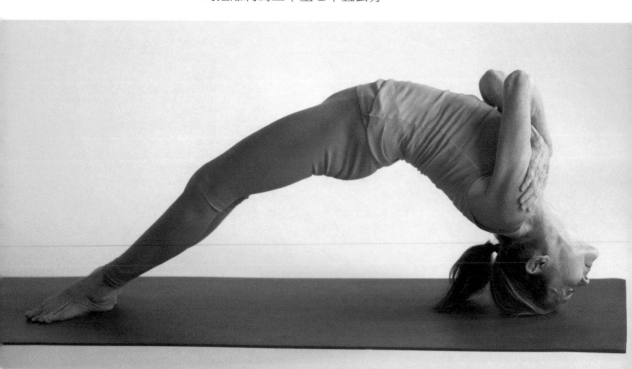

3. 手抓著大腿外側，吸氣提起胸部，頭向後捲。肩膀下捲，延伸喉嚨，凝視順鼻尖而下。吐氣時，運用手肘撐地，使頭頂碰地（最終將頭頂中心置於地面），如同完整的魚式。坐骨下沉的同時，心中央開啟。自由地呼吸，繼續讓凝視順鼻尖而下。在這個姿勢中，脖子前側應該感覺很好。

4. 吐氣時，啟動尾骨，開始提起骨盆、微微拉往腳的方向。然後在吸氣時，將腳底壓向地面。提起臀部，慢慢地由頭頂向後捲至前額。保持心開放，喉嚨放鬆，凝視順鼻尖而下。雙臂交叉於胸前。打直雙腿並收緊臀部。在姿勢中維持五次呼吸。

5. 離開姿勢：吐氣時，利用腿的力量將臀部放回地面，回到魚式。在下一次吐氣時，用手肘撐地，使頭部提離地板，並從薦椎開始，讓脊椎一節節地放回地面，所以頭會在最後才著地。若完整的延伸形式中感到不適，它便是不正確的形式。進出此式時，仔細依循捲曲和反捲曲的 Vinyāsa。

6. 初學者在進入姿勢時，可以用腿和／或手臂嘗試練習姿勢。一個版本是將腿彎曲與腳踩地，如同肩立橋式（Setu Bandha Sarvāṅgāsana）。用手臂推地，如魚式般使頭頂地（見第十一章），然後手臂沿著身側伸直，吸氣，雙腿向後推，頭向後捲，凝視順鼻尖而下。

7. 或者，雙腿置於橋式的完整形式中，雙臂沿著身體兩側延伸。或者，當頭開始向後捲時，將手臂向外伸展。在這種變化式中，若姿勢有力而穩定，最後可能如同完整形式，將手臂置於胸前。這兩個變化式，都利用手臂引導肩膀到適當的位置，並且放鬆胸部和喉嚨。注意手臂應外旋。若頸部受傷或頸部或肩膀非常緊繃，僅練習變化式就好。

上弓式

　　上弓式（Ūrdhvā Dhanurāsana）是最常被列為經典背彎的姿勢，而且當之無愧。小時候，許多人會把後彎當遊戲，而比起許多其他扭曲的瑜伽體位法，此姿勢似乎更「正常」些，也是學習所有後彎皆具有的內在和身體形式之完美基礎——肩膀動作，透過腿的力量來啟動骨盆底，伸展腰肌線，以及在呼吸的波浪上馳騁。

1. 躺姿，雙腳相互平行，置於近臀部外緣的地面。雙腳應比臀部稍寬一些，並且在整個姿勢中保持平行。

2. 手置於耳朵旁的地面，指尖朝向肩膀。吐氣，建立與骨盆底和根鎖的連結。再下一次吐氣時，薦椎提離地面，將骨盆的環（尾骨、恥骨和坐骨）向膝蓋方向移動，膝蓋朝著墊子前方移動，腳跟隨之提離地面。這動作啟動膕旁肌，並強調尾骨和整個下行氣模式。吐氣尾端，暫停在頭頂頂地，大部分重

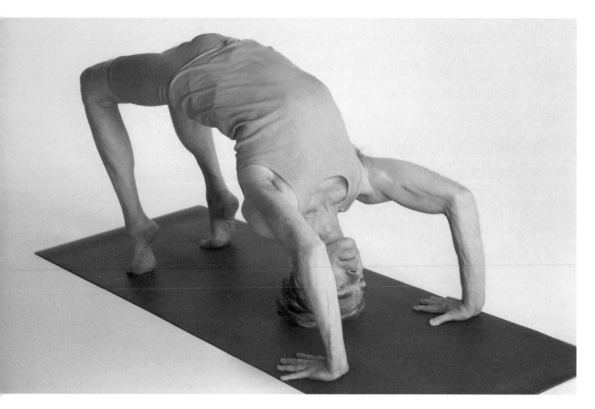

量留在雙臂和雙腿，只有少許重量在頭部。提起腳跟，觀察
肩胛骨外展的感覺，同時保持手臂相互平行。

3. 吸氣時，將髖提向天花板，伸直手臂時，讓下背部開展。延
   展腹部，薦椎向上、內移入下腹部。若腳跟離地，則向下踩地。
   在一切依序到位後，才使頭部後捲，完成整個形式。

4. 身體後側的表面，像眼鏡蛇的背部般擴張。嘴部放鬆，感覺
   頸部後側的皮膚變柔軟、順著後背向下流，而同時也向上開
   展，在頭上方形成眼鏡蛇頭罩。腋窩前側和肩胛骨打開、提
   起和變寬，無止盡地延長腰肌。想像尾骨向前移、略往上；
   而恥骨向下落、略往後，彷彿要休憩在尾骨上。自由順暢的
   呼吸。

5. 在進入姿勢之初，臀部肌肉可能收縮，但經過一段時間和練
   習，臀部可以變得柔軟和放鬆。保持薦椎向上移，感覺往肚
   臍方向沒入身體，尾骨遠離薦椎而移向恥骨。將大腿後側向上

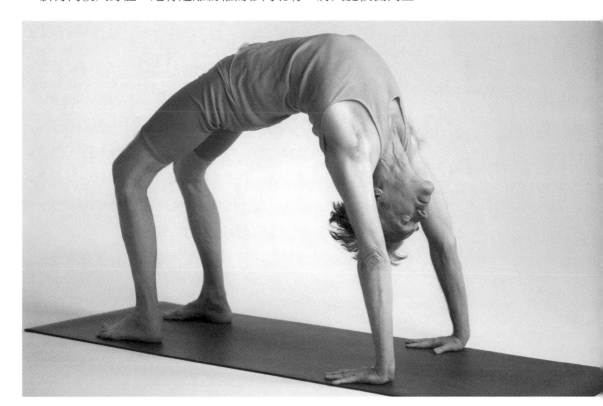

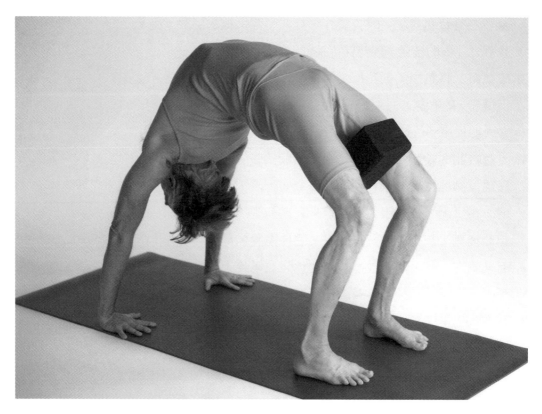

提,以利形成根鎖。

6. 如果你是個需要動力的初學者,可向上凝視眉心或者地面上的一點。當輕鬆達到完整姿勢時,則凝視鼻尖線或順鼻尖線而下。

7. 在完整姿勢維持至少五次呼吸。吐氣時,小心地躺回墊子上。離開姿勢:首先提起頭,然後肩膀著地,脊椎一節一節貼回地面,當薦椎最後著地時才開始吸氣。短暫休息一或兩次呼吸,然後重複姿勢。在一連串完整的上弓式練習中,應該愈來愈容易、更生動與更開放。

8. 在最後一次吐氣躺回地板,薦椎最後落地。停留幾次呼吸,在姿勢的餘韻中休憩。

反向雙腿杖式

反向雙腿杖式（Dvi Pāda Viparīta Daṇḍāsana）和以下的兩個姿勢屬於進階 A 序列中的極限後彎，但就初階的練習者而言，也能透過學習它的精要，來體會在所有後彎中，脊椎的細微律動和延展。

1. 從束手頭立式 A（Baddha Hasta Śīrṣāsana A）開始（見第十章）。吐氣時，小心地將雙腳踩地，進入後彎。吸氣，張開腎翅、肩膀外包，從手肘紮根，讓頭頂延伸，如同在良好順位的頭立式一般。

2. 移動雙腳，使腿打直。確實地讓薦椎向上、沒入身體，使背部保持舒適。若可能，將雙腳內緣互併於地，維持五次呼吸，柔和凝視鼻尖線。

3. 若此式的首要形式是舒適的，則可增加伸展。吸氣時，將薦椎向上推、沒入身體，頭提離地，雙腳走向雙手。保持雙腳

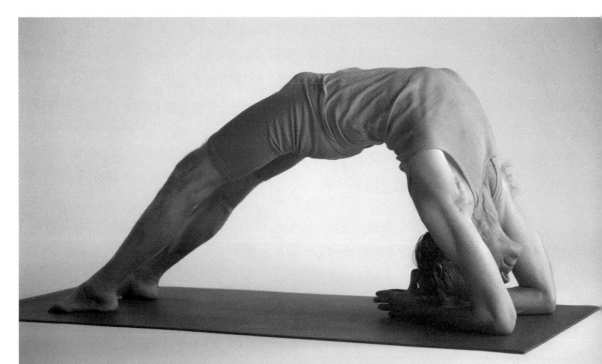

相互平行、與肩同寬。若柔軟度較佳，抓住腳踝。整個過程中，保持肩胛骨確實外展。

4. 離開姿勢：不論在何形式中，吐氣，讓頭頂回到地面。接著保持腎翅擴張、手肘紮根，吸氣搖滾身體向上，返回頭立式。然後下落至 Catvāri，練習一半的 Vinyāsa。若無法做到，那麼只需躺下，透過捲入輪式，再練習一半的 Vinyāsa。

反向單腿杖式

1. 傳統上，你會自反向雙腿杖式（Eka Pāda Viparīta Daṇḍāsana）的第二步驟之後，直接進入本式。或者，可以從反向雙腿杖式的第一步驟，落地進入本式。

2. 在上述任一情況，讓左腳踩地，右腿朝天花板提起，腳趾朝向天花板。保持骨盆平行地面，下背寬闊。最終，左腿將能保持伸直，大腳趾球牢牢紮根。在姿勢中維持五次呼吸。

3. 右腿踩地並提起左腿，也維持五次呼吸。左腳回到地面，以反向雙腿杖式相同的方法離開姿勢。

4. 若柔軟度較佳，雙腳可以走近雙手。穩定一邊的腳，吸氣，垂直提起另一邊的腿，腳趾朝向天花板。在姿勢中維持五次呼吸。完成了兩邊的練習後，雙腳走離開頭，以反向雙腿杖式相同的方法離開姿勢。

單腿鴿王式

單腿鴿王式（Eka Pāda Rāja Kapotāsana）感覺類似鴿王式，這個更深度的版本，提供了進入後彎的絕佳探索——無擠壓地學習整個脊椎的延伸和屈曲。

1. 吐氣時，從下犬式向前跳，彎曲左腿，將其帶到身前、越過中線，坐下來時，右腿在身後延伸。將右側腰肌按鈕移往左腳跟。

2. 吐氣時，右腿提起，右手臂（手心朝上）向後移，從腳外緣抓住右大腳趾球。順暢地深吸氣，將右手肘與右腎區域帶往前、向上，而右臀外側落向地面。這能讓右手旋轉，使手心向下，而胸部轉朝墊子前方。

3. 提起左臂，左手抓右腳（最後也許可以抓到右腳踝）。將右腳向上提，最終腳底可以碰到頭頂（或者若擁有絕佳柔軟度，腳跟可能會碰到眉毛）。讓手肘靠近彼此。擴張、提起腎翅，心持續上浮。在姿勢中維持五次呼吸。吐氣時，鬆開腳，雙手回放臀邊，向後踏至 Catvāri，再經由一半的 Vinyāsa，練習另一側。

4. 剛握住腳時，啟動股四頭肌將腳向後推向手，來抵抗手臂拉腳的行動。這可以進一步延長身體前側，並消除下背的擠壓，有助於打開胸椎。

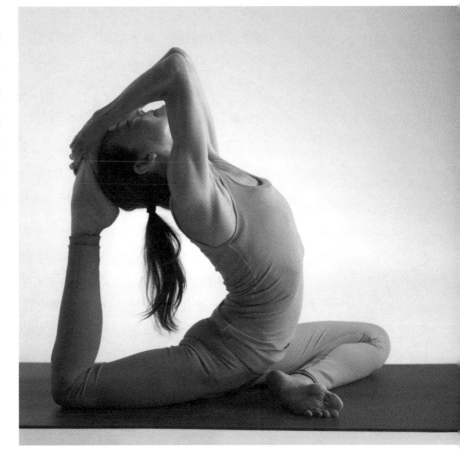

第九章

扭轉

補償、平衡身體與呼吸中的不對稱性，是瑜伽體位法和調息法的主要工作。透過練習，我們可能開始注意、追蹤這些不平衡，因為它們與所有姿勢相關；而**扭轉姿勢，更容易揭露雙腿、髖關節、薦髂關節、脊椎、肋骨和頸部的不對稱性**。扭轉也顯示了遍布全身的行動和反行動之間、顯著的交互作用。事實上，正確利用反行動和反旋，正是扭轉姿勢的順位、形式和益處的關鍵點。

所有的扭轉姿勢，都有類似的基本行動與呼吸模式，無論是在進、出或停留中。在開始之前，先吐氣，調和、緊實骨盆底，創造出紮根的感知——通常透過雙腳，或坐姿中的坐骨。這份穩定性與姿勢的根基相連，為身體、心智和神經系統帶來空間、稍作暫停，以利在接下來的吸氣中，確實感覺完整的行動模式。一開始的這兩種呼吸模式，是姿勢不可或缺的「初始設定步驟」。

吐氣可建立扭轉中的均衡度、穩定性和下行氣模式的完整連線，而通常是透過腹壁來完成。吸氣則帶來反行動：軀幹和脊椎的延伸、心的升起，以及對上顎和骨盆底的連結，有更深的覺知。

吸氣喚醒了在神經系統中的種子——所有的主旋與反旋、推和
拉，開啟扭轉的首要行動。

　　設定好這兩個重要的模式，我們就在下一次吐氣時，真正進入
扭轉姿勢。接續的下一次吸氣，啟動或「點亮」完整的姿勢；而
在理論上，此時將骨盆底的中心線，向上拉入身體。這會在首要
行動中導入所有的反行動，但不使首要行動消散。於是，它們一
起合作，攪拌出統合了上行氣和下行氣的甘露。

　　在許多扭轉中，運用了重要的反行動來平衡髖關節或減少側邊
（lateral）的屈曲／伸展（視該扭轉姿勢而定）。這些反行動是辨認、
平衡和矯正不良姿勢習慣的重要方法。在扭轉的微調中，側向越
過中線的扭轉是不對稱的，並創造了反方向的旋轉，如扭開一個
球體成兩半，或者彷彿身體的兩端是齒輪系統中相反的齒輪，彼
此互補但往反方向旋轉。

　　大部分的扭轉發生在脊椎的上腰椎和下胸椎（T12 和 L1 的連接
處），以及頸部的寰軸關節（C1 和 C2 的連接處）。上胸椎和下
頸部的扭轉非常小。薦髂關節也可能會因為錯誤順位的扭轉而受
傷，然而，透過互補的側向旋轉和骨盆底的良好協調，薦髂關節
可容許些微扭轉。

　　最常見的扭轉形式是屈曲扭轉，如套索扭轉式。其他的稱為
延伸扭轉，如三角式。較不常見的是螺旋式延伸扭轉，如門閂式
（Parighāsana）。我們透過吐氣，起始屈曲扭轉的動作，啟動腹
肌以保持腰椎輕微屈曲和尾骨的捲曲——這屬於下行氣模式。開
始進入任何屈曲扭轉的姿勢之後，下一次的吸氣，會帶入脊椎做
輕微的反向延伸。配合在下一次吐氣中，再加進多一點屈曲，以
及在下一次吸氣再加入延伸。

　　如同屈曲扭轉，延伸扭轉是在吐氣時進入姿勢。恥尾肌緊實，

尾骨覺醒，但在進入姿勢時，脊椎相對是較直的。延伸扭轉使整個脊椎延長較多些——特別在腰部和頸部，也不需要像屈曲扭轉起始於壓縮腹肌，因此在脊椎沿線的各椎體間會擁有更多的空間。

因為腹部肌群的縮短，屈曲扭轉對腹部器官較具有壓縮作用，這可能會扭歪胃、肝臟和大小腸在腹腔中的位置。因此，**扭轉的練習，尤其是屈曲扭轉，建議在腸道和膀胱沒填滿時做會容易些**。延伸扭轉，對橫膈膜和腹部器官之間的關係影響較顯著，因為肋骨和腹部的壓縮較少，容許橫膈膜全面地運動，所以通常比較能輕鬆呼吸，也容易在姿勢中較愉快的久留，或易於運用在療癒之目的。

所有扭轉的完成姿勢，應有一種尊貴的感覺——彷彿沿著脊椎的中心長高，穿越頭頂而上。**任何的扭轉完成形式都有個重點，那就是：無論在進入姿勢時或在姿勢中做持續的微調，都不應該鎖定骨盆和坐骨**。此外，對於髖和骨盆底的覺知也很重要。

當第一次學習新的和「困難」的扭轉，如馬利奇式 D，在進入姿勢時可能會有一定程度的緊繃，這應該透過調勻呼吸的兩端來降低，而非從外在的觀點來推或拉身體以進入姿勢。初學者有時在極端的扭轉中難以完整地呼吸，會因此產生焦慮感。在這種情況下，重要的是讓凝視與舌頭柔和，有時甚至退出扭轉一點點，以平靜心智。臉皺在一起、咬緊牙關、發出哼呼聲，通常是強迫自己進入情況且忽視痛苦意識的方法，但這都無助於姿勢開展。

扭轉通常有益於「消化的火」，幫助胃腸道的蠕動，也可能促進肝臟和胃的功能。這主要是力學的原因，腹部的器官在扭轉軀幹時被移動，而這也有助於讓內在動起來！另一個扭轉的好處，是你可以清楚地感覺到相對兩側邊的不平衡——髖關節、骨盆底、腹壁、肩膀、脖子。因此，扭轉可讓你確實處理和減輕這些

個人的不平衡。

　　常見的扭轉禁忌是椎間盤突出症（特別是近期發生的病症）、脊椎骨折、肋骨斷裂以及腫脹和腹部腫瘤。若練習者的脊椎不對稱，如脊椎側彎，需要放慢與小心練習，以免讓問題加劇。腹股溝疝氣和其他疝氣的患者，應謹慎練習或避免在某些範圍扭轉。懷孕期間也不應練習極端深度的扭轉（然而腹部不會被壓縮的開放性扭轉，通常是沒關係的）。若遇到上述的這些情況，或者扭轉時遇到困難或痛楚，應尋求經驗豐富的瑜伽教師建議。

馬利奇式 C

　　這個在首要序列中的簡單扭轉，其優點是幾乎每個人都可以做到一定的程度。透過練習這個姿勢，很容易發現所有扭轉皆有的主行動，並真正感受到身體深層的反行動，使人聯想到攪製奶油。

1. 吐氣結束時，從下犬式跳到坐姿，坐下的同時開始吸氣。落地時，可以將右腳踩在地面，或者兩腿伸直朝向前方。若為後者，彎曲右膝並將右腳跟靠近右髖和臀部，距左大腿內側約一個手掌的寬度。

2. 脊椎伸直，將右手置於身後的地面，身體向後傾，將腹部轉向右側。這將使骨盆轉向右，並感覺左腿透過內旋而延長。

3. 吸氣時，左臂向上延伸，然後吐氣，並將左臂環繞於右腿外側，再將右手臂繞往身後，以右手抓左手腕。或者，僅用左肘或手勾住右膝外側。

4. 下一次吸氣時，「啟動」姿勢，帶進動作所有的元素和反動作。右髖外側和右坐骨向下紮回地板，並稍微向前，這使骨盆稍微反轉，而左腿彷彿細微外旋而縮短。在此步驟，可同時玩味和

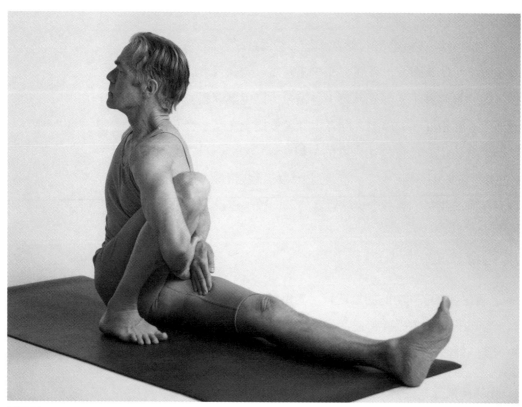

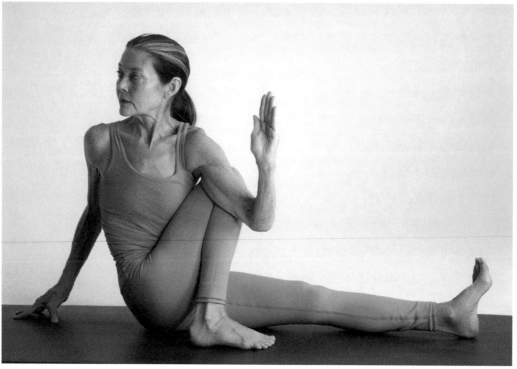

傾聽上行氣和下行氣之間的對話，並且緊實、調和骨盆底。

5. 將頭轉朝扭轉的方向（越過右肩），順著地平面選一個舒適的凝視點。在停留姿勢的五次呼吸中，注意身體、心智和呼吸發生的變化。

6. 離開姿勢：首先完全吐氣，使骨盆底稍稍收緊。吸氣鬆開手臂，將上半身轉向前方。吐氣將骨盆穩定紮到墊子上，使身體正對前方，然後練習適合的 Vinyāsa，再進入另一側，重複相同模式的練習。

馬利奇式 D

此姿勢如同馬利奇式 C，只是其中一條腿進入蓮花式，而如此一個小細節，就能使看似做得到的姿勢變得不可能！即便本式具有難度，也別放棄。穩定和小心地練習到你能力的極限，姿勢將會隨著練習有所進展。

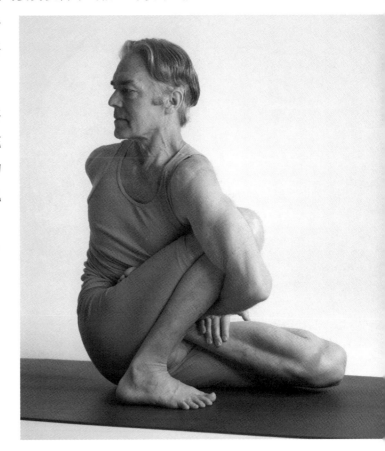

1. 從雙腿朝前伸直的坐姿，將左腿彎曲進入深度的半蓮花式，左腳跟靠近右下腹部的腰肌按鈕，而腳踝置於右鼠蹊的摺縫處。

2. 彎曲右膝，右腳帶近右坐骨、踩地。和馬利奇式 C 一樣，將骨盆轉朝右側，左膝壓向前、往下。

3. 吸氣，身體往後傾、略向右，將腹部向上，往右舀開。可以利用下一次吐氣時，讓上半身靠在右臂，再次加深右轉。下一個吸氣，左臂向上高舉。讓肱骨頂端向前移，吐氣，微屈曲腰椎，彷彿尾骨沿著地板延長。將左臂盡量靠近右腿下方的環繞著。右手帶到身背，用左手握住右手腕，若有可能，用右手指抓左腳踝。

4. 啟動姿勢：吸氣，雙臂往反方向拉，讓心有種開展與提升的感覺，以及在融入姿勢之際，有種螺旋向上穿越頭頂之感。巧妙利用反行動，使右坐骨朝前，向下回落地面。在地平面找一個穩定的凝視點，並保持舌頭靜止。

5. 在扭轉中維持五次呼吸。在吐氣結束時，在姿勢的根基保持穩固，然後在下一次吸氣時鬆開手臂，讓上半身轉向前方。繼

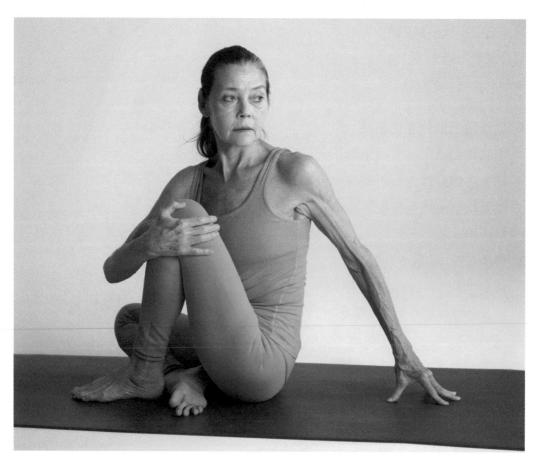

續放鬆手臂，在吐氣時紮根至骨盆底。練習適合的 Vinyāsa，再練習第二邊的姿勢。

6. 若手臂無法環扣，就以左肘扣住右膝或用左手抓右膝。以肘／手推膝，並用膝蓋推肘／手。也可以雙手在身後抓繩。在 D 形式中，若無法單盤，可以讓左腿在地、彎曲於身前，左腳跟位於右坐骨的前方。然後將右腳放在左腳踝之前，再進入姿勢。

門閂式

此扭轉姿勢在中級序列的尾段，使下脊椎和骨盆發生徹底的側向旋轉與螺旋式的律動，深刻的影響髖關節、薦髂關節、腹壁和橫膈膜。

1. 從下犬式輕盈地流動，或者直接在坐姿折疊右腿進入半英雄式。將左腿朝外打開，使大腿間的角度稍大於九十度。骨盆置於地面而坐，上半身轉而面對折疊的腿。

2. 吸氣時，左手臂高舉向上，釋放左腰肌線。吐氣時，左掌心朝上，讓左臂順著地面直向前延伸。接著，將左臂和左肩沿著地面滑動，創造初始的扭轉和側邊屈曲。

3. 吸氣，右臂往天花板延伸，然後彎曲手肘，持續延展手臂和身體右側，使右手可以握住左腳的外緣（或者運用繩子讓手和腳連結），手肘朝向天花板。然後，如果可能，將左手帶到左腳。最終，頭後側可以休憩在左小腿上。

4. 逐漸讓右股骨微外旋，能使右坐骨回紮近地面——**適當地做，可創造根鎖**。記得右股骨的內旋是首要行動，可使軀幹往直腿方向延伸，並深層和正確地延長左腿的膕旁肌和內收肌群。

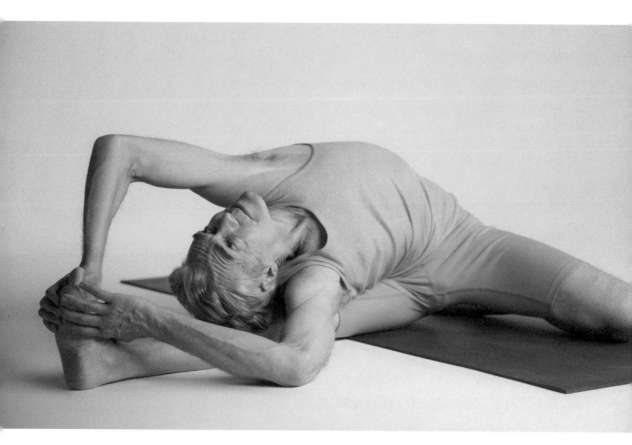

5. 若柔軟度較佳，凝視點為左腳趾，因為頭後側靠在左小腿上。若柔軟度較差則凝視順鼻尖線而下，保持微笑，讓慈悲透過呼吸，灌注於全身所呈現的模式中。在姿勢中維持五次呼吸。

6. 吐氣，鬆手離開姿勢，吸氣時坐起身，將雙手放在骨盆的上緣，透過一次吸吐、讓坐骨均衡紮根，也為這個深度的姿勢提供消化餘韻的獨特空間。

7. 透過一半的 Vinyāsa 回到中心軸，然後輕盈地進入另一側的姿勢。

套索扭轉式

在印度神話中，克勞伽（Krauñcha，字面意思是鶴）是一名仙界的樂師，他被詛咒而變成一隻巨大的老鼠。象神扔了一根繩索套住牠的脖子，將其馴服成坐騎（牠也真的想要被馴服，因此滿心喜悅）。套索扭轉式是這個故事的化現，蹲姿中折疊的雙腿感覺就像一隻巨大的老鼠。此姿勢結合前彎與斜側延伸的行動，我們以雙臂環套住雙腿，為首要序列作總結，結合了鼠的意象和該級序列下行氣的餘韻。

1. 吐氣結束時，從下犬式跳到墊子前方，雙腳互併進入蹲姿。若腳跟很難踩到地板，可以捲起些墊子以支撐腳跟。

2. 吸氣時，身體朝後傾向左手，右臂向上高舉，使上半身轉向左方。深吐氣，右上臂繞過左大腿外側，右手肘彎曲，使右

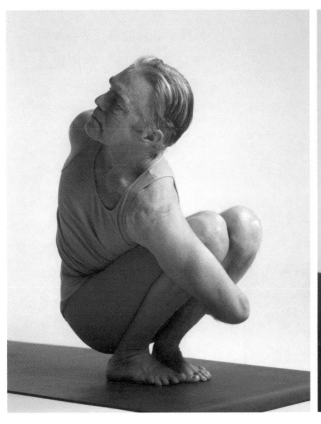
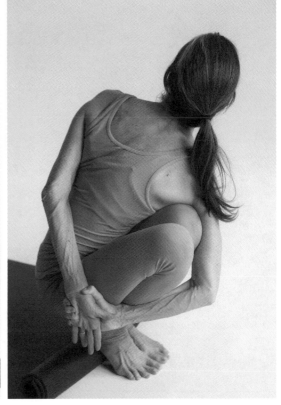

前臂靠近左小腿、往後上背方向走。左臂帶向身後，雙手互抓，或用右手握住左腕。

3. 現在啟動姿勢的精華——吸氣，雙腳向下踩彷彿要站起來，但同時保持坐骨的沉重感，所以你其實並不會站起身，而是啟動雙腿。將左坐骨向下往左腳踝移動，創造骨盆的反扭轉。

4. 左臂頂部向後捲，將肩胛骨沿著背向下滑，而胸骨向上提起。頭轉向左，保持下巴不偏倚，並越過左肩凝視牆上的一點。

5. 雙臂向相反方向拉，彷彿要掙脫緊抓的雙手，但保持雙手緊握，使姿勢充滿生命力。雙手向上拉，彷彿要把老鼠束緊。保持凝視穩定，呼吸平順均勻。在姿勢中維持五次呼吸。

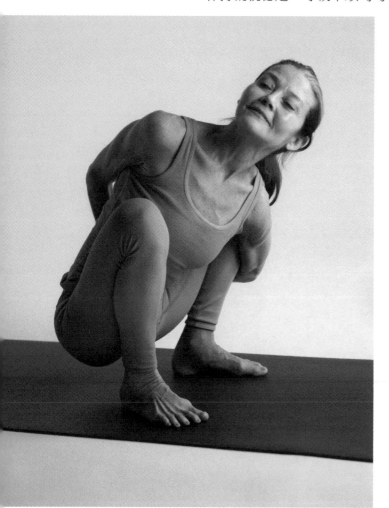

6. 吐氣結束時，將意識帶到骨盆底的緊實調和。保持這份覺知，吸氣時鬆開手並使上半身轉正。吐氣，重新喚醒雙腳和骨盆底，然後扭轉至右方。在第二邊停留五次呼吸後，吐氣調和骨盆底，離開姿勢，向後跳至 Catvāri。

7. 若為初學者或用於治療用途時，可以練習套索扭轉式的兩個變化式。若無法蹲下，就和金剛坐姿一樣坐在腳跟上。吸氣，使右臂高舉過頭放鬆腰肌線，然後深深吐氣越過大腿，使右肩來到左膝

外側，而右手肘置於靠近左脛骨或左腳踝附近的地板。吸氣，左臂向天花板延伸，然後彎曲手肘，將左手背在身後，以左手抓住右大腿內側。這是屈曲扭轉。啟動反動作，將右肘推左大腿，左手同時拉向後上方，頭部保持遠離地面，使脊椎以螺旋感向上延伸。

8. 孕婦或者大多數人都能練習的變化式：蹲姿中保持雙腳與雙膝保持與髖同寬。吸氣，右臂向上延伸，然後吐氣並向前，將右臂僅包住右腿。雙手在背後互扣，然後如同完整的形式一樣有智慧地練習。五次呼吸後放開雙手，並在第二側重複相同的練習。

帕拉瓦伽式

　　帕拉瓦伽式（Bharadvājāsana）以聖人帕拉瓦伽（Bharadhvāja）命名，在中級序列中出現了兩種類似的形式。第一個帕拉瓦伽式出現在此序列的中段，就在雙腿在頭後的姿勢之前。第二種形式出現在中級序列的最後，稱為仰臥腳朝上雷霆式（Supta Ūrdhvā Pāda Vajrāsana）。

1. 吐氣結束時，從下犬式進入坐姿。吸氣，左腿彎曲進入英雄式，右腿伸直於前。左膝朝向左側，將右腳向內拉到下腹部，吐氣時使右腿進入單盤。

2. 軀幹轉向右側，左臂和指尖向上延伸時延長脊椎，旋轉手臂並外展肩胛骨。吐氣，將左手置於右膝下方的地面，指尖朝向身體中線。右臂繞向身後，右手抓右大腳趾或右足。

3. 啟動雙臂開始扭轉，左臂與左手掌向下、向前推，右手肘彎曲拉右腳，右臂頂端向後捲。頭轉向右側，保持肩膀頂端開闊、

向下掉離開耳朵，凝視越過右肩於地平線上一個穩定的點。

4. 將意識帶入身體的中線，感覺胸骨向上浮起，腎翅寬廣、上提，上顎放鬆。試驗透過左坐骨落回地面而啟動的骨盆反轉。股骨在髖關節中的旋轉，會隨著不同程度的反行動而產生差異——注意對骨盆底的影響。在姿勢中維持五次呼吸。

5. 吐氣結束時，調和骨盆底，鬆開手臂。吸氣時轉回中央。雙腿交叉，手置於臀部兩側，提起身並跳回 Catvāri，練習一半的 Vinyāsa，接著向前跳，練習另一側的姿勢。

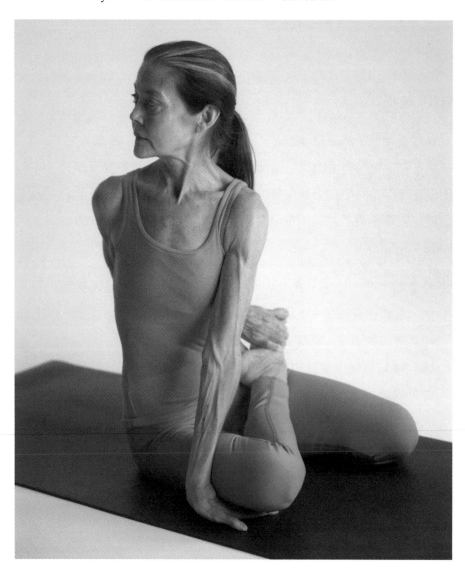

仰臥腳朝上雷霆式

　　相似於帕拉瓦伽式的完成形式，本式的開始與完成形式，對骨盆底的影響是全然相異的。從膝蓋外開的帕拉瓦伽式，然後緊接著練習膝蓋併攏的仰臥腳朝上雷霆式，感受個中細微差異，是很有趣的練習。

1. 仰躺，雙腿沿著地面伸直，如池塘身印般使手臂置於身側，掌心朝下。吐氣尾端，開始提起腿部和臀部，當腿抬起約三十度時開始吸氣，繼續動作，直到雙腳越過頭頂正上方，接著吐氣，如同犁鋤式一樣將雙腳置於頭頂前的地面。

2. 停留在犁鋤式，將右腿單盤，右臂繞往身後抓住右大腳趾。凝視順鼻尖線而下，並在姿勢中維持五次呼吸。

3. 在犁鋤式中，明確地吐氣，使左腿進入英雄式，用左手抓住左腳趾或左足側。在下一個的吸氣，滾起身至坐姿，在滾起

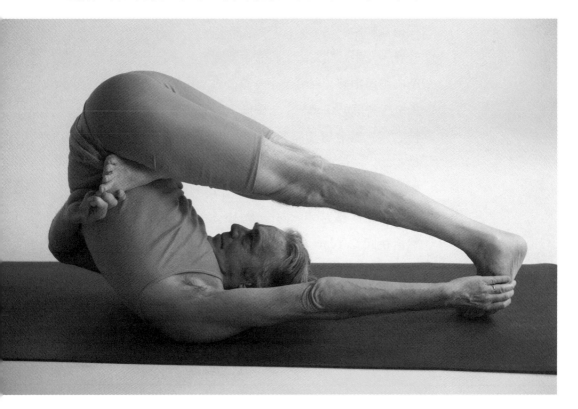

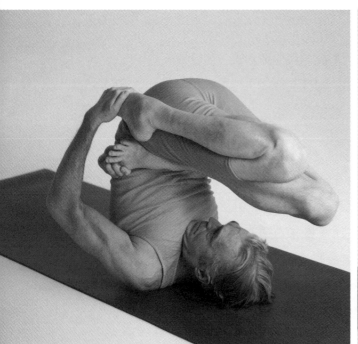 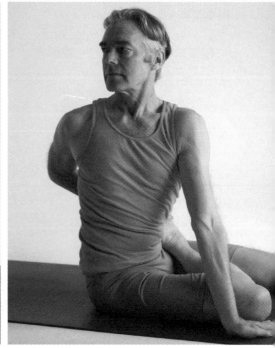

身時保持抓腳。雙膝應該距離約十到十五公分,而雙手應該
保持抓腳。

4. 吐氣,左手鬆開左腳,將左手掌置於右膝蓋下方的地面,指尖
朝向身體中線。右臂繞至身體後方,扣緊右大腳趾或右足。

5. 啟動雙臂開始扭轉,左掌跟向下、向前推,右手肘彎曲,右手
拉右腳,讓右臂頂端向後捲。頭轉向右側,凝視越過右肩於
地平線上一個穩定的點。在姿勢中維持五次呼吸。

6. 離開姿勢:回歸調和的骨盆底,鬆開雙臂,然後身體轉回中
央。手置於膝蓋旁,向後跳,或雙腿鬆開後交叉,提起身,
然後跳回 Catvāri,練習一半的 Vinyāsa。接著向前跳並躺下
來重複另一側的姿勢。

半魚王式 Ardha Matsyendrāsana

在中級和進階 A 序列中，這種延伸脊椎的扭轉具有兩種形式。中級序列的脊椎半扭轉值得探索，即使是那些不練習阿斯坦加 Vinyāsa 的人，也可以得到啟發。它教導我們，當融入了完整的呼吸，姿勢就化現成無止盡的細微對話——上行氣和下行氣模式之間、我們的理論和技巧之間。**留心傾聽這些對話，能讓我們深入了解實相的本質，以及我們的偏見、信念和情緒的遮障。**

1. 吐氣結束時，從下犬式向前跳，在坐下時吸氣。吐氣時，將骨盆向右轉，左腳跟移向坐骨，左膝朝向墊子前方。右腳放在左膝外側的地面，腳趾朝前，整個腳底踩地。
2. 吸氣，左手向上延伸，旋轉手臂、外轉肩胛骨，以伸展、打開腰肌線。確實吐氣，左臂繞過右腿，上臂抵在膝蓋外側。

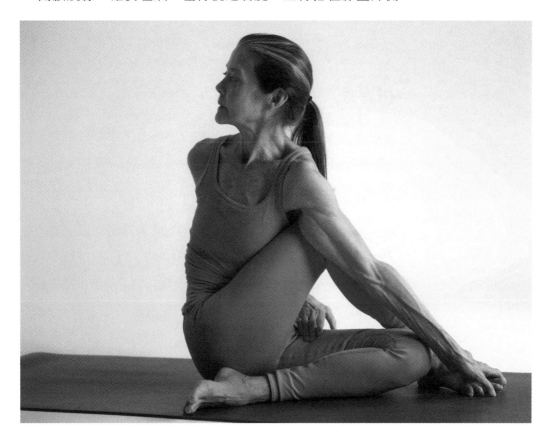

左手抓住右腳內緣。初學者可能需要再次吐氣，以完全進入
扭轉。將右臂繞到身後，右手扣住左大腿內側。

3. 吸氣啟動姿勢，透過感覺尾骨覺醒、向內流往恥骨。將右臀
   外側和右坐骨向下帶回地面，並透過略微的反轉、以朝向墊
   子前方。右腿推左臂，對應左上臂反推右腿。

4. 雙臂伸展並拉往反方向，讓心開展、尾巴延伸（如同握住蛇尾
   巴）。這個來回的對話，釋放了頭部的緊繃，於是它隨而上浮，
   激發出一種尊貴感（在體位法順位時，可觀想任一和所有的內在
   形式）。凝視越過右肩於地平線上一個穩定的點，保持呼吸順
   暢，在姿勢中維持五次呼吸。

5. 離開姿勢前先吐氣，鞏固位於骨盆底中心的根部所有一切感
   知，包括姿勢的行動、反行動、念頭、感覺、感受和整體效果。
   接著在吸氣時釋放、解開形式，回到對稱的坐姿。

6. 交叉雙腿，雙手置於臀部兩側。吸氣時提起身，吐氣向後跳
   至Catvāri，完成一半的Vinyāsa，再練習另一側，或直接換邊。

全扭脊式

全扭脊式（Pūrṇa Matsyendrāsana）與半魚王式類似，但下方
的腳是單盤而非踩地。

1. 吐氣結束時，從下犬式向前跳，在坐下時吸氣。再次吸氣使
   左腿進入單盤，讓左股骨微微內旋，使膝蓋向下靠近墊子中
   央。將左腳跟置於右腰肌按鈕區域。

2. 將右腳置於左膝蓋外側的地面，腳趾朝向墊子前方，整個腳底
   踩地。

3. 吸氣，左手向上延伸，旋轉手臂，外展肩胛骨，以伸展、打

開腰肌線。吐氣,捲曲脊椎,將左臂抵住右大腿外側,左前臂環包右小腿,使左手指能抓住右腳內緣的大腳趾球。再次吐氣,將右臂繞往身後,右手抓左大腿內側。

4. 吸氣,透過雙手互抗抓力,來邀請脊椎扭轉和伸展,並使心中央向上提起。

5. 頭部、頸部保持中立,將頭向右轉,凝視越過右肩於地平線上一個穩定的點,在姿勢中維持五次呼吸。

6. 吐氣,將意識帶回到骨盆底的調和緊實。維持這份覺知,吸氣時回到中央。

7. 交叉雙腿,雙手置於臀部兩側。吸氣時提起身,吐氣向後跳至 Catvāri,完成一半的 Vinyāsa,再練習另一側的姿勢。

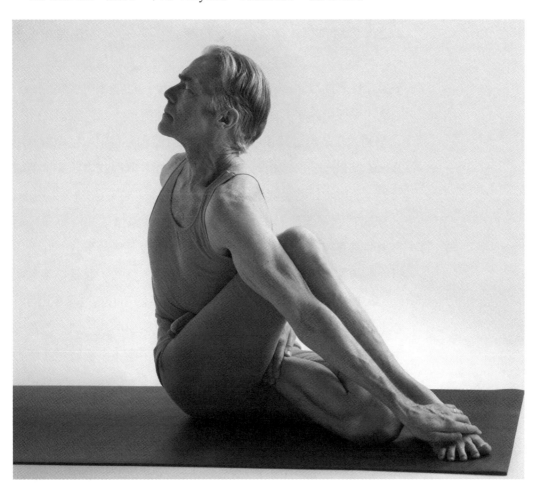

第十章

平衡姿勢

想像一下，你以山式站在旗桿頂端，在身體和心智之中，尋找著可以使你保持直立和穩定所需的一切，即使起風也不為所動。這就是我們在所有平衡姿勢的感覺，包括如山式這種雙腳互併的簡單站姿（這已相當具有挑戰性，是為典型的平衡姿勢），以及如手抓腳趾單腳站立式等更複雜的姿勢。

平衡大多是無意識和自動的，它是身體和心智中，精細對話所帶來的結果——透過相對的行動、順位和思維模式之間。平衡體現了專注與智慧的醒覺。

在成功的平衡姿勢中，心智全然開放於整個感知的背景，而它也非常專注體內感知的種子模式——動覺關係的整合。呼吸平穩、凝神與具智慧的雙腿，絕非平衡僅需的條件；而是持續有開放、集中、多面向和調適的對話，具足於身體和心智的諸多層面。若專注於較低層次的技術面，如體內特定的肌肉線，則會很難平衡，也容易失敗。若心智渙散，也不可能平衡！平衡時，注意力集中，但卻也很難明確地指出是集中在哪裡。

在瑜伽裡，當我們想到平衡姿勢時，腦海浮現的可能是如單臂手倒立的極限形式。然而，這些更困難的姿勢類型其實和山式的原理相同，都需要深層且開放的專注力。當然，它們通常也涵蓋了對體內特殊模式的專精與意識，但基礎是一樣的。即使在人們視為「初學者」平衡姿勢的山式中，都有一股整合技巧持續地流入中脈。以這種方式練習的時候，**山式就如同任何更具有張力的平衡姿勢一樣生動，成為無數子系統對中脈獻上的崇敬。**

帕達比・喬艾斯曾說過：「**要做到正確的山式是非常困難的。**」也許他指的就是這種細微的意識層面。

若要了解平衡姿勢，合乎邏輯的下一步就是將山式反過來，變成頭倒立——需要更高的基本要求與更深的專注力，也必須整合上行氣和下行氣的相反行動，以成為成功和有益處的頭倒立。然而，開放的心智和清晰的專注力，是兩者共同的基礎。在更加複雜的姿勢中，我們練習雙腿往反方向，或者僅平衡四肢中的一肢，使平衡的難度提高。所有相同的整合原則和模式都適用，只是難度持續地增加。

良好的平衡代表整個心智過程達到圓滿——在其中找到專注力聚焦的模式，並開啟這個模式的背景。這種能力在瑜伽中具有特別的意義。

杖式

杖式幾乎「不像一個姿勢」，只是坐著，沒做些什麼其他的，因此很難被歸類進任何家族。然而，仔細觀察，它透露出我們諸多的內在行動。於是，杖式成為結合相反模式的縮影，於形式、呼吸、動作和心智等等之間，成為在鉛垂線上平衡的禮讚。

1. 吐氣結束時，從下犬式跳到墊子前方，進入坐姿。雙腿向前伸直，雙腳互併，大腳趾側互碰。雙腳打正，腳內緣向前推出。將膝蓋後上方內側和大腿內側的皮膚帶向地面。腳跟可能稍微浮起離地，但不要鎖死膝蓋以達成目的。

2. 將雙手放在臀部後側外緣，指尖朝向墊子前方。手肘不應鎖死；可以立在指尖上，彎曲手肘，讓上臂頂端向上、向後和向下旋轉，同時開展肩胛骨，彷彿聳肩的動作。

3. 吸氣時，開始將下巴放在喉鎖的位置（見第一章），延伸脖子，擴張頸部後側的皮膚，並釋放舌頭和上顎，同時頭頂向上延伸。吐氣，使下巴安住於胸骨上。

4. 想像腎翅擴張與沿著背部向上提升，透過這股力量將坐骨向後拉並且紮根。將下腹部約肚臍下方五公分的位置、帶入臍鎖。

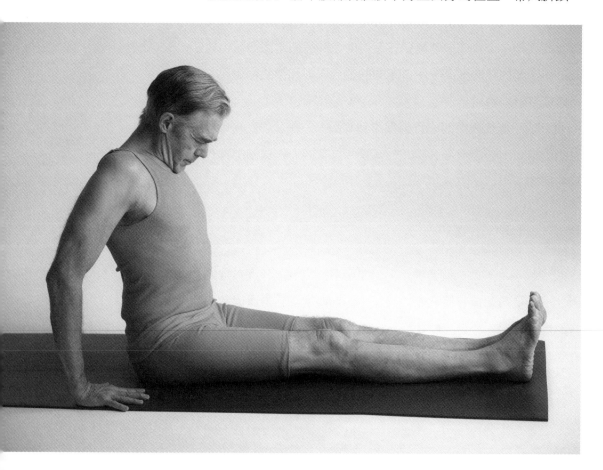

在姿勢停留中，提起脊椎前側，擴張頭、頸後方與整個身體。

5. 心向上提起，彷彿這整個部位輕盈且充滿浮力。觀想如天鵝般渾圓和飽滿的胸部能有所幫助，於是下巴輕鬆地安住於心間。凝視鼻尖線，讓柔和的微笑打開上顎後方。在姿勢中維持五次呼吸。

猴神哈努曼式

如同杖式，猴神哈努曼式（Hanumanāsana）這個經典的劈腿是一種精鍊的內在姿勢，代表了細微調整以保持平衡的過程。

1. 從下犬式將右腿向前踏入雙臂間，吐氣時，讓腳跟沿著地面向前滑，腳打正、向前延伸。保持呼吸順暢，在一次或多次

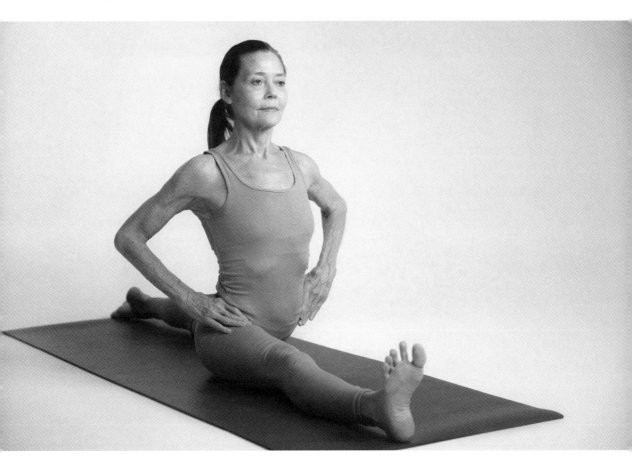

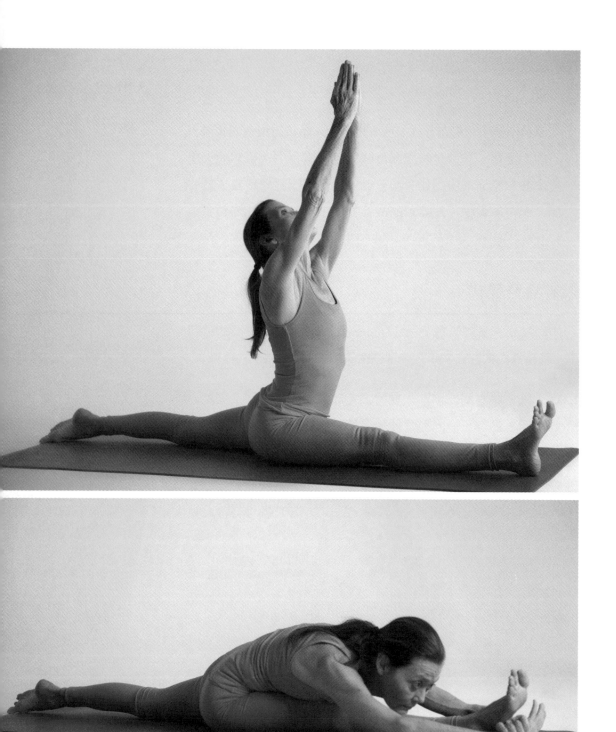

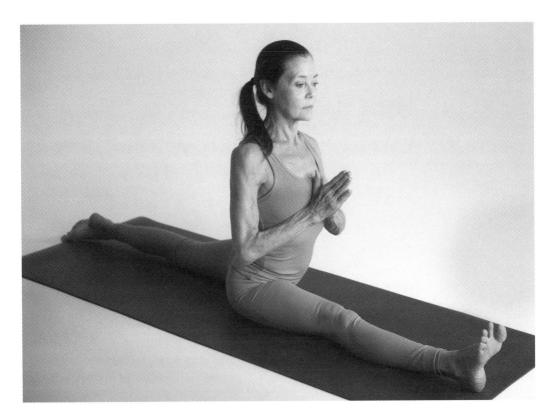

呼吸後，身體慢慢下降，使右坐骨著地或靠近地面。左腿向後延伸，指腳尖。雙腿保持啟動。不要讓力量垮到髖關節上，也不要試著使骨盆平行前方。

2. 保持上半身直立，心上提，骨盆底覺醒。若無法進入完整的劈腿，保持雙手在兩側支撐體重。透過幾週或數月的練習，最終就能夠完全坐下來。在完整姿勢中，將手置於骨盆側，維持五次呼吸，凝視鼻尖線。

3. 吸氣，雙手高舉過頭，如 Ekam 一樣合掌，並凝視拇指，維持五次呼吸，然後將雙手回到身側。

4. 吐氣時，前彎於右腿上方，左手越過腳底扣住右腕，再次維持五次呼吸，並凝視腳趾。

5. 吸氣，回到直立的坐姿，雙手在心前合十維持五次呼吸。將雙手置於骨盆兩側的地面，提起身、踏回 Catvāri，然後經過一半的 Vinyāsa，在另一側重複姿勢與所有手的位置。

擠臂式 Bhujapīḍāsana

1. 吐氣結束時，從下犬式前跳，雙腳在肩膀前側著地，雙腿裹在雙臂外側。保持呼吸順暢，盡可能將膝蓋內側往手臂上方移動，同時彎曲膝蓋並略向後靠，吸氣讓雙腳離地。

2. 右腳踝交叉於左腳踝上，將腳跟朝內擠壓向坐骨。心中央往天花板上提，下巴微抬，凝視眉心或地平線。在姿勢中維持五次呼吸。

3. 另一種選擇是將內側膝蓋鉤在上臂，但雙腳不交叉，然後向後傾並找到平衡。這是完整姿勢的替代式，仍然能帶來益處。記住，進入這個姿勢需要大量的練習！

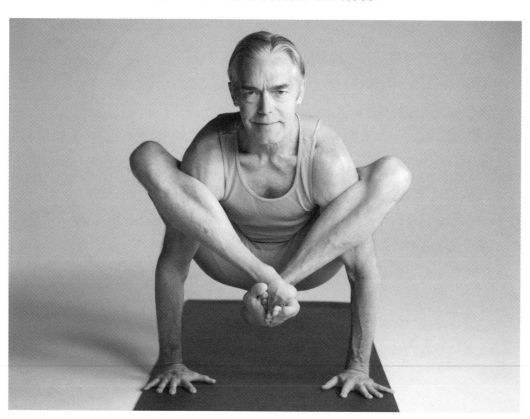

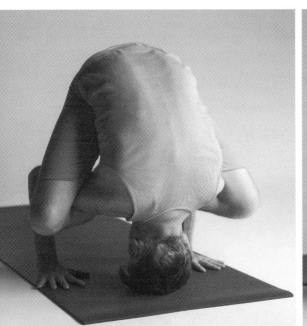
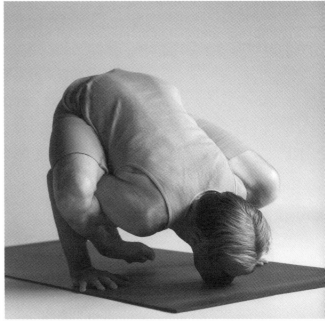

4. 吐氣時，將坐骨和腳跟向後拉並捲曲脊椎，慢慢地前傾，使頭頂地。或者，可以深彎手肘，將下巴置於地面，在這裡，脊椎的屈曲較少，而重心會在後方。此姿勢的兩個變化式都很有益處。在這兩種形式中，頭或下巴與雙手會形成一個等邊三角形。

5. 在此形式中，肩膀拉高、拉寬。手臂彼此平行。雙腳拉離地、朝坐骨向上與向內擠壓。凝視鼻尖。在姿勢中維持五次呼吸。

6. 吐氣，並在確實吐盡後，小心向後傾、提起頭。頭頂上升時，吸氣並凝視眉心。離開姿勢：雙腳分開，將雙腿伸直進入水鳥式，停留一次呼吸。吐氣時，雙膝蓋向後拉、雙臂打直，進入鶴式，然後跳回 Catvāri。也可以直接從水鳥式向後跳至 Catvāri。

鶴式 A、B

此姿勢體現下行氣模式。如同其他以動物命名的姿勢，透過想像自己是一隻鶴，有著長而直的雙腿、寬闊與渾圓的上半身，會有所助益。完整形式中，膝蓋置於打直的手臂外緣，雙腳互併、屈曲，腳跟往上拉向坐骨。

鶴式 A

1. 吐氣結束時，從下犬式向前跳，然後在著地時吸氣、並進入蹲姿，腳距離手腕約十五到二十公分。

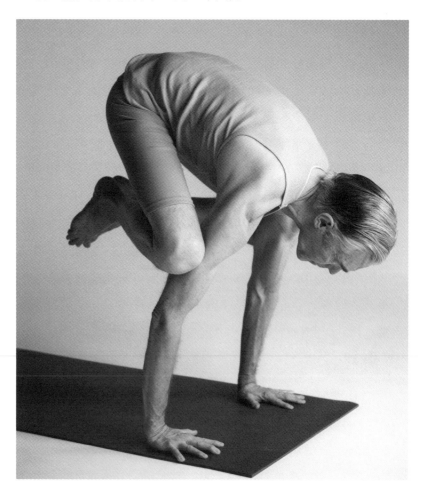

2. 吐氣，朝雙手上方前傾，同時將膝蓋置於上臂外緣。臀部向下降，並透過雙臂推地、有力地連結身側。使腎臟部位飽滿向外——藉由收緊骨盆底、捲尾骨、擴張下背部。肩膀下推、遠離耳朵，讓雙腳開始上提離地。

3. 吸氣，提起頭、心、骨盆和雙腳，練習讓手臂伸直。保持雙腳屈曲、打正，內緣互併，腳跟朝坐骨方向互擠而上。雙膝向內夾擠雙臂，同時雙臂向外推抵雙膝的夾力，將力量和意識帶到下腹部和骨盆底。

4. 沿著鼻尖線凝視前方地面的一個點，並在姿勢中維持五次呼吸。深吸氣，然後在下一次吐氣時跳回 Catvāri。經過一半的 Vinyāsa，進入 B 形式。

鶴式 B

1. 吐氣時，和鶴式 A 一樣從下犬式向前跳，但不以蹲姿落地，而是在空中時彎曲膝蓋，輕輕地將膝蓋落在上臂的外緣。吐氣結束時，已進入完整姿勢，然後吸氣讓將腳跟更拉近坐骨。想像自己是一隻登上樹梢的小鳥（你的手臂便是樹），樂觀地向前看，可以幫助你學習漂浮入此形式中。

2. 一旦在姿勢中，按照鶴式 A 的步驟三和步驟四，在姿勢中維持五次呼吸，然後跳回 Catvāri，並經過一半的 Vinyāsa，進入下一個姿勢。

孔雀羽毛式

這個姿勢對重要的肩膀行動來說，是很好的訓練——連結前鋸肌，同時外展和穩定肩膀。這個動作提供了許多姿勢的支持，包

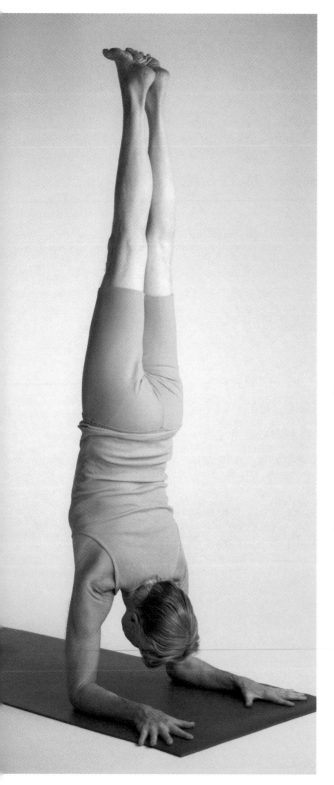

括孔雀羽毛式、頭倒立（Śirṣāsana），
甚至是 Catvāri。

1. 從下犬式向前走，彎曲手肘、將前臂
   置於墊子上，手肘在肩膀正下方，掌
   心朝下。雙上、下臂應相互平行，形
   成可以均勻支撐身體的直角或方塊。
   肩膀向後捲，以啟動前鋸肌、擴展腎
   翅。將臀部離地提高，以雙臂支撐姿
   勢，慢慢地向前走使臀部靠近雙手。
   手腕、手肘、前臂和手的內緣（拇指
   指根和食指）紮根入地。略微降低臀部
   並彎曲膝蓋，有助於向前走的動作，
   尤其是在學習進入姿勢的階段。

2. 當上半身靠近手時，保持手肘呈九十
   度（或略微小於九十度）。將臀部往天
   花板提高，再次透過肩胛骨外展（圍
   裹身側）的感知，連同手肘、手腕完
   全紮根。在手肘感覺到腎翅的力量。

3. 吐氣，固定好姿勢的基礎，然後吸
   氣，單腿上提或上踢。保持啟動前鋸
   肌與肩膀外展，後背有力，手肘彎曲
   維持在九十度。若手肘彎曲小於九十
   度，姿勢會更困難且不穩定。啟動雙
   腿往中間夾緊，並使半屈曲的雙腳內
   緣朝天花板延伸。感覺尾骨上提向天

花板，同時雙臂下壓推地。想像你抓著雙腿間的中軸，彷彿一根長而細的麥稈。微抬頭，凝視手腕或拇指之間的一點。保持舌頭柔軟和上顎放鬆。在姿勢中維持五次呼吸。

4. 離開姿勢，吐氣向後退下，進入 Catvāri。或者，完成五次呼吸之後，吸氣並快速略向上推，將雙手置於心的兩側，同時落地進入 Catvāri。這個快速的離開姿勢的方法需要練習。經過一半的 Vinyāsa 並進入下一個姿勢。

鴨式

　　鴨式（Karandavāsana）並不容易（這是個非常輕描淡寫的敘述）。對許多練習者來說，在有生之年可能都做不到。**即使無法進入完整形式與再次上提起身，我們為了最終能進入姿勢的所有準備行動，也是非常有助益且整合的練習。**

1. 從下犬式向前走，將手肘置於地板，依循孔雀羽毛式步驟一到三，彷彿要準備進入孔雀羽毛式。一旦在姿勢中找到平衡，可以停留幾次呼吸或立即進入鴨式。

2. 吐氣時，雙腿交叉進入蓮花式。進入蓮花式的關鍵，是當右腿單盤入蓮花式後，將右髖關節向天花板延伸，右膝稍微帶向身後。如此一來，當左腿要進入蓮花式時，折疊的右腿就不會造成阻礙。

3. 穩定而完整吐氣，捲曲腿部和軀幹下部，使小腿頂端置於上臂的中後側。這次吐氣必須順暢和保持耳朵可聽見的音量，以配合腹直肌仔細且穩定的收縮，以及腎翅區域明顯的膨脹感，同時有力地外展肩胛骨，並保持從手肘和手腕向下推的感覺。**在姿勢中的任何時點，都不應該放開腹部的收縮。**若

腹部放鬆了，你將無法回到孔雀羽毛式。

4. 在姿勢中，將肩膀向後推以減少手肘的屈曲。避免鼻子向前超過拇指的連線。從肩膀向後捲和向下壓，帶來心開放的感覺，即便脊椎（從下胸部區域到尾骨）感覺彷彿緊緊地捲曲。以堅強的上行氣來持守強大的下行氣。在姿勢中維持五次呼吸。

5. 離開姿勢：吐氣，加倍下行氣的捲曲感，使脊椎深深地捲曲，尾骨下沉，保持腹部肌群收緊。在吸氣前，開始把雙盤的腿往天花板提高——直到雙腿越過起始的滯礙、到提高至一半時，才開始吸氣。然後將雙腿伸直進入孔雀羽毛式，並如該式的方法離開姿勢。

6. 有個比較能感覺到這個行動模式的訓練方法，是將雙腿下帶、置於鶴式的位置，而非蓮花式，然後將小腿頂端置於上臂後方。

7. 另一個練習的秘訣，是依蓮花式席地而坐。起身立於膝蓋，把手肘置

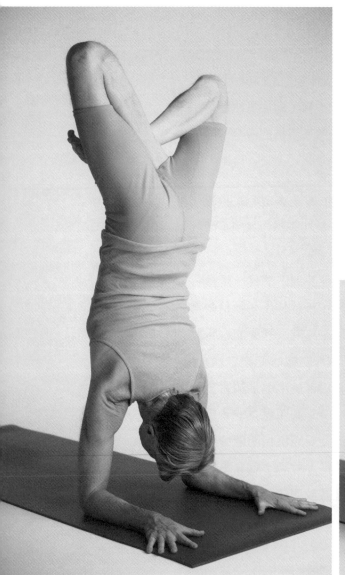

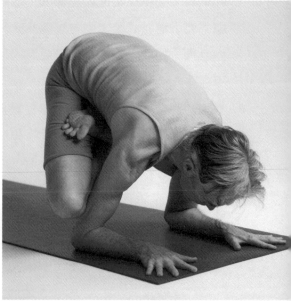

於小腿頂端前側的地板上，彷彿孔雀羽毛式一般地進入準備。吐氣並將小腿拉向手肘，然後再向上拉幾公分至上臂後側。注意需要加強和協調的各個模式。

孔雀式

此姿勢需要正確地區分腹部肌群的啟動和使用，使腹部成為支撐手肘的強壯平面，並能同時保持呼吸的能力。孔雀式（Mayūrāsana）可被視之為手平衡，不僅僅是因為我們利用雙臂來平衡身體，而且還因為它需要強而有力的核心意識，與在緊實與放鬆感間交互的協調。在中級序列裡，孔雀式接在鴨式之後練習，並且在兩個姿勢之間，透過孔雀式的手放置法，練習一個完整的 Vinyāsa。

1. 吐氣從山式向前跳，雙腳約與臀部同寬。吸氣，延長脊椎和上半身。吐氣，前彎，將手放在雙腳間的地面，指尖朝向墊子後方，雙手的外側幾乎要碰在一起。吸氣，手臂伸直，頭和心提起，順著鼻尖線凝視。

2. 吐氣並跳到 Catvāri 的過渡版本，手肘稍微彎曲，雙手置於一開始的姿勢。屈曲脊椎下段，手肘靠近彼此，並頂住靠近肚臍上方的腹部，保持腿部有力，勾腳板，腳趾立於地面。

3. 隨著重心向前移，保持腹直肌收緊、身體核心啟動。胸骨向前延伸，抬頭看著身體前方的地面。記住，在一個完整的吐氣裡，完成這個初始動作。

4. 吸氣時，當從心向前滑並到達平衡點，雙腳會自動提離地面。在姿勢中維持五次呼吸，然後稍微向後捲，直到腳趾回觸地面。

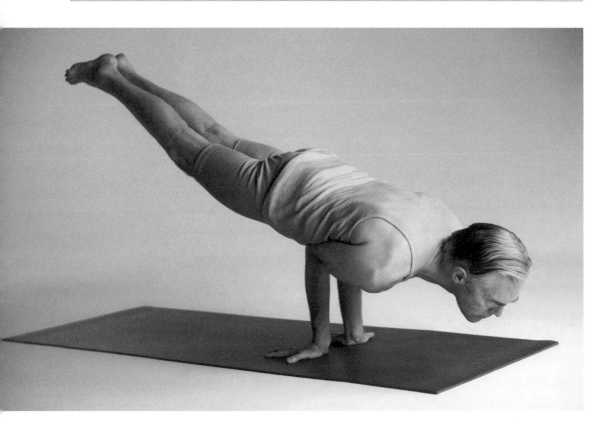

5. 保持雙手的位置，吸氣，直接流動至上犬式，雙手互併，指
   尖朝向墊子後方。吐氣，保持手的位置，進入下犬式，然後
   前跳至 Sapta（拜日式的第七個形式）。吸氣，鬆開雙手並站起
   身，雙手置於骨盆側。吐氣，跳至雙腳互併，回到山式。

水鳥式 A、B、C

看著鳥兒們飛行，在一片開闊綿延的海灘輕盈地跳躍，啄著
沙子下方的美食——記住，這個意象有助於進入此姿勢。在練習
海鳥式的各種變化外型時，感覺就像是隻隻足泡了海水，沾滿了

沙，沿著岸邊移動的小生物。水鳥式（Ṭiṭṭibhāsana）的第一種形
式是手平衡，在 Vinyāsa 中，可作為離開如擠臂式等其他手平衡
的過渡形式，而第二和第三種形式是深度前彎，類似於站姿平衡
的龜式變化式。

水鳥式 A

1. 吐氣結束，從下犬前跳，將腿繞在雙臂外側，保持雙腳踩地、
   雙膝彎曲。將膝蓋內側往手臂上方移動至三角肌的區域。
2. 結束吐氣，將坐骨沉向地面，向後傾，同時胸骨向前延伸，
   鎖骨開展，提起身並平衡於雙手。最後，吸氣使雙腿向外延
   伸，手臂伸直。

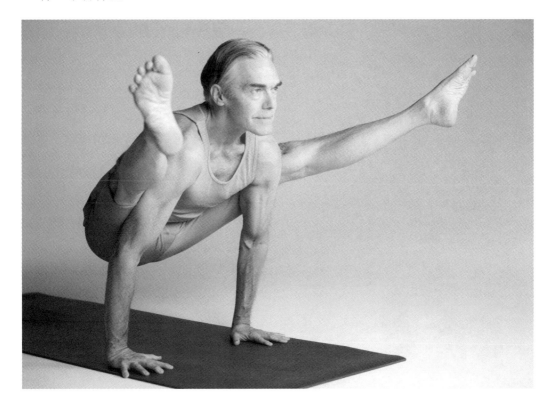

3. 在姿勢中維持五次呼吸。吐氣時，頭向前點，腎臟向外膨脹。吸氣時，膝蓋彎曲，並順著雙臂外緣向上拉，在鶴式維持一次呼吸。吐氣跳回 Catvāri，並經過一半的 Vinyāsa，流動到下一個姿勢。

水鳥式 B、C、D

這三種形式接連在一起陸續練習，即使它們的形式相異，但透過連續的指令進入這三個姿勢是最佳的練習方式。

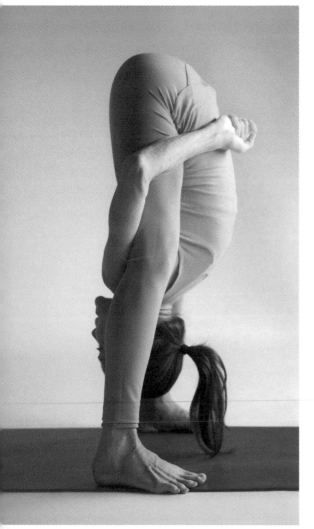

1. 依循水鳥式 A 步驟一，將腳平放在越過雙臂的地面。初學者的雙腳間距，應比 A 形式更寬。

2. 吐氣，保持雙腿微彎，捲曲脊椎並使上半身深越過鼠蹊，進入有力的前彎。使上臂、頭和肩膀穿過雙腿的後方。雙手向上在身後互扣。盡可能地伸直雙腿，頭微抬，凝視頭前方地面的一點。這是水鳥式 B，可以在姿勢中維持五次呼吸。不離開 B 形式，直接進入 C 形式。

3. 吸氣時，向左傾，多讓重量移至左腿。吐氣，右腳前跨。再吸氣時，向右傾；吐氣時，左腳前跨。重複這個步行動作，向前和向後，每個方向進行五次呼吸，完成水鳥式 C。

4. 當返回墊子前方的起點後，直接進入 D 形式。鬆開雙手，但保持雙臂裹住腿的後

側。吸氣,將雙腳靠近彼此,腳趾尖朝向兩側,腳跟互併。
吐氣,上臂更深地穿越雙腿間,以手臂環繞小腿,手交握於
腳踝前側。將手肘張開並向後推,讓腰椎更深地穿過雙腿。
柔和地順著鼻尖線凝視,在姿勢中維持五次呼吸。

5. 離開姿勢:鬆開雙手,吐氣,將手掌貼地,同時雙腳分開,
   讓坐骨沉向地面。吸氣,提起身並啟動雙腿,腳背、腳尖延伸,
   進入 A 形式,然後接鶴式再進入 Catvāri 和一半的 Vinyāsa。
   不在鶴式停留而直接跳回 Catvāri 是另一種方式,而它也同樣
   有益。

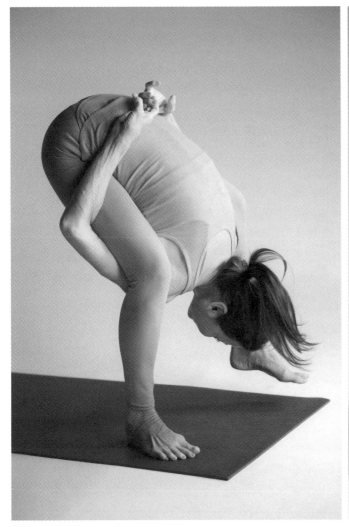
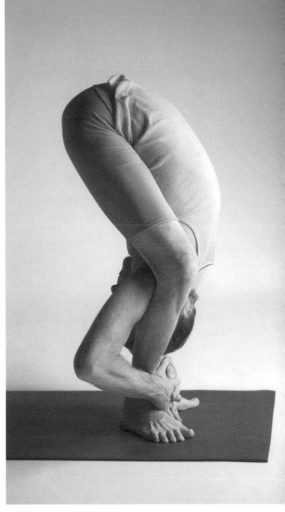

側平板式（瓦希斯薩式）

這個美妙地表達中軸的進階平衡姿勢，側平板式（Vāsiṣṭhāsana），是以傳奇的聖者瓦希斯薩（Vāsiṣṭha）命名。空中升起的手臂代表他所攜帶的魔杖。

1. 從適當順位的下犬式中，吐氣，雙腳轉，使腳尖朝左，這讓右腳外緣置於墊子上。讓腹部轉向左，左腿疊在右腿上方，手臂擺動到空中。在本式的第一個位置，右臂和右腳外側支撐直立的軀幹。左臂向上伸直，轉頭凝視左拇指。

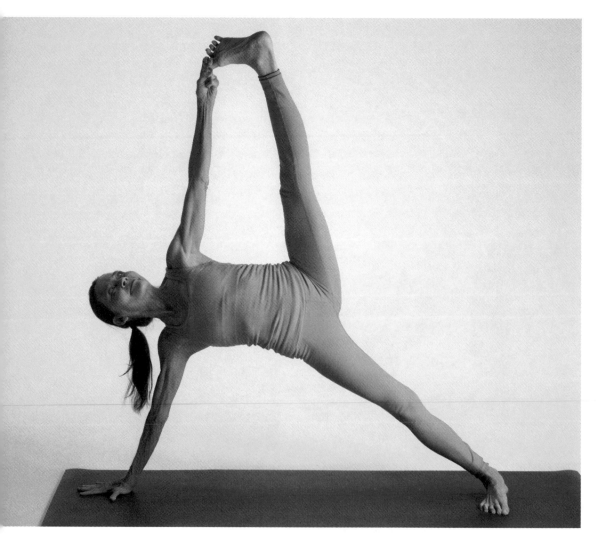

2. 吐氣時，從右臂和右腳紮根，穩定姿勢。吸氣，將左腿朝天花板伸直，左手中指和食指勾住左大腳趾。保持左髖關節中的股骨外轉。若無法打直提起左腿，可讓腿彎曲來抓腳趾。無論腿是直或彎，都讓左大腳趾有力地推入手指，並將右側大腿外側提離地面。

3. 吸氣時，建立起完整且互補的反行動和反旋，使姿勢光亮擴展。頭、心、肩膀和腎翅的行動，同時擴展了軀幹的前側和後側。根鎖整合了髖關節周圍的獨特力量模式。

4. 左腿在上，於姿勢中維持五次呼吸後，吐氣，鬆開腳趾，將左腿向下併齊右腿。保持左臂向上，繼續凝視左拇指。

5. 下一次吐氣時，左臂向下帶回身側。將軀幹轉朝下，腳趾與左手回到地面，雙腳稍稍分開，進入如 Catvāri 這樣的高平板姿勢，但手臂僅些微彎曲。

6. 從薦骨洞穴捲動氣流，尾骨下沉，然後吸氣反捲，進入上犬式。乘著相同的浪，吐氣回到下犬式。重複另一邊的姿勢。

鱷魚式

　　鱷魚式（Nakrāsana）既有趣又令人混淆。想像自己是一隻鱷魚，有著強壯的短腿，能靈巧地向前跳躍和落回地板，會有幫助。

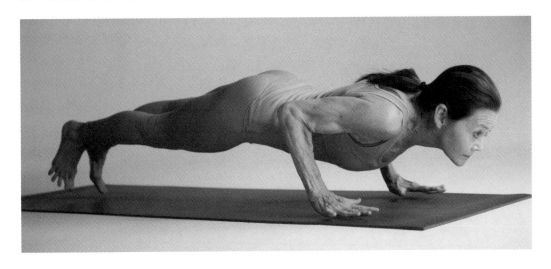

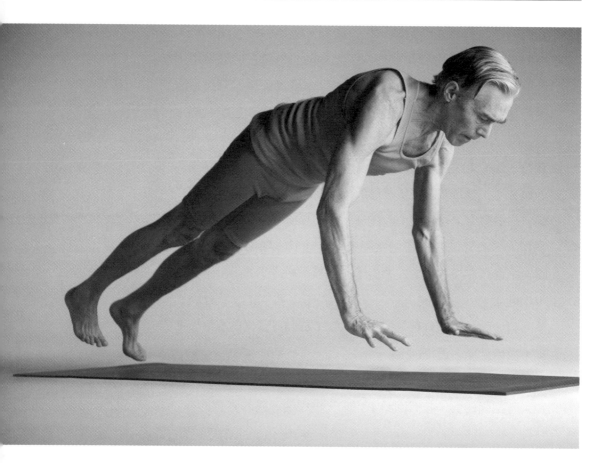

1. 吐氣，從下犬式下降進入 Catvāri。在姿勢中，保持身體的核
   心和腹肌收緊，雙腿和雙臂有力，肩膀適當順位。

2. 吸氣時，從平板式上跳離地，雙手和雙腳同時前進，幾乎彷
   彿是四肢同行，然後在降落時吐氣。準備起跳時，啟動腰肌，
   使鼠蹊向後退，即可激發這個模式。重複向前跳五次。

3. 反轉手腳的模式，向後回跳五次，在吸氣時跳起，在吐氣時
   著陸。吸氣，直接從 Catvāri 進入上犬式，然後經過一半的
   Vinyāsa，進入下一個姿勢。

馬面式

　　這個有趣的姿勢出現在中級序列的尾段，雖然看起來並不是很困難，但令人驚訝的是，馬面式（Vatayanāsana）其實很難在完成形式中達到平衡。

1. 從山式開始。將右腿折疊入單盤，右臂繞往身後抓住右大腳趾。

2. 吸氣，左臂向上高舉，肩胛骨外展，延伸左側的腰肌線。在吸氣頂端，手放開右腳，然後吐氣前彎，將雙手置於左腳兩側的地面。

3. 吸氣，進入 Trīṇi 的變化式，右腿仍然單盤。下一次吐氣時，跳回 Catvāri，然後吸氣進入單腿的上犬式，接著吐氣進入下犬式，右腿持續保持在單盤。

4. 接下來，吐氣，彎左腿。吸氣，向前跳，以右膝和左腳立地。左腳跟應靠近或碰到右膝，而左腳趾應往左側打開約四十五度至九十度，端視個人的柔軟度。

5. 吸氣，開始將骨盆朝向正前方，同時提起上半身，右膝和左腳向下推地以保持平衡。若無法平衡，可稍微將左腳移離開右膝，直到可以平衡姿勢。

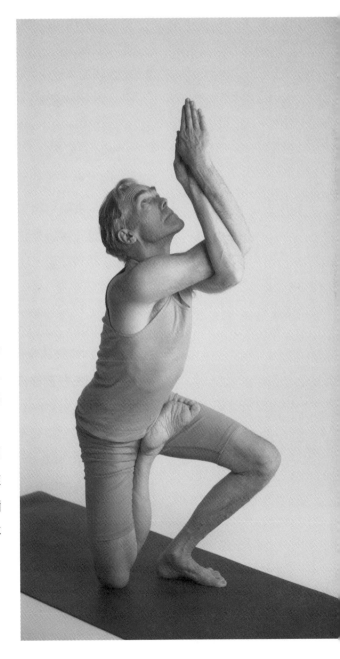

6. 將雙臂帶到身前。彎曲手肘，右上臂於左上臂之上，再將右下臂環繞左下臂，掌心互併。

7. 吸氣，將雙手與雙臂朝天花板上提，凝視拇指尖。在姿勢中維持五次呼吸。

8. 吐氣，鬆開手臂，雙手放回膝蓋兩側的地面，而右腿仍在單盤。吐氣跳回 Catvāri，然後保持單盤，經過一半的 Vinyāsa，進入下犬式。

9. 右腿解離單盤，右腳落地進入完整的下犬式，維持一次呼吸。吸氣將左腿單盤，若有需要可用手幫忙。如步驟四向前跳，這次左膝在地面，右腳踏地。左臂在右臂上方，再次吸氣時，向上提起手臂，凝視天花板。在姿勢中維持五次呼吸。

10. 離開姿勢：左腿保持單盤經過一半的 Vinyāsa 到下犬式。向前跳，右腳落地。吸氣，頭和心提起，進入 Trīṇi 的變化式。左手繞往身後抓住左腳，乘著呼吸的浪，然後吐氣前彎。吸氣，回到站姿。吐氣，左腳離開單盤，向下踩回到山式。

牛面式

　　阿斯坦加傳承的牛面式（Gomukhāsana）與其他傳承的形式略有不同，因為雙腳靠得非常近，使得坐下後，幾乎會無法以雙腿平衡。這個版本中，找到中垂線和骨盆底讓進入姿勢變得可能，而這也是在所有姿勢中找到平衡所需的技巧。此姿勢的兩個階段影響了喉嚨和下頸部——通首氣風息的家。**通首氣可為神經系統、情緒和身體內所升起的張力，帶來穩定和整合。**

1. 吐氣結束，從下犬式向前跳，膝蓋著地，右大腿在左大腿上方，雙腳稍微帶向外側。坐下。在坐下之際，盡量使小腿和

雙腳兩側互併。

2. 將意識帶到坐骨，使坐骨沉重而下，以穩定骨盆底肌群的交互作用。雙手置於右膝，掌心朝下，左手在右手上方。肩膀向後、向下捲，鎖骨延伸，下巴置於喉鎖的位置。

3. 輕柔地朝內凝視，眼睛半開，目光向下。在姿勢中維持五次呼吸。

4. 鬆開雙手。彎曲左手肘，將左臂朝身後捲往上背，手背貼背部。右臂向上高舉，然後彎曲手肘，掌心朝向背部，兩手或手指互扣。右手肘向上延伸，稍微向前，使肩胛骨外展。頭向後傾，凝視順鼻尖線而下，在姿勢中維持五次呼吸。

5. 離開姿勢：鬆開雙臂，經過一半的 Vinyāsa，然後進入另一側的姿勢。

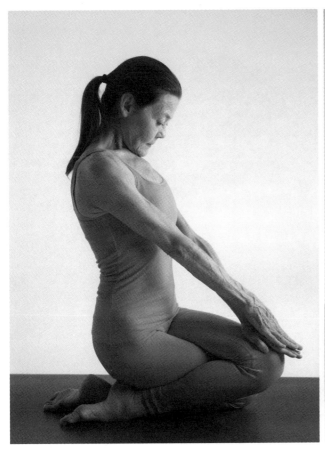
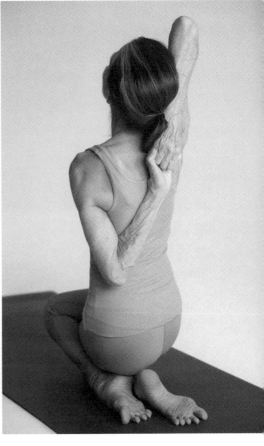

指南針式

指南針式（Dikāsana）出現在阿斯坦加 Vinyāsa 進階 A 序列的
結尾，即使不若序列中其他姿式那麼高調，但對很多人來說可能
仍是困難的姿勢之一。這是微妙平衡姿勢的一個好例子，包括找
到行動和反行動，保持有力而柔和的浪狀呼吸模式，以及當身體
不在直挺或站立的形式時，也能體現鉛垂線。

1. 從 Trīṇi 開始，吐氣，左腿紮根，穩定恥尾肌。吸氣時，
   右腿伸直向上提起至平行地面。舉起雙臂向前延伸，若可能，
   將雙手合十，頭在雙臂後側，比手臂靠近天花板。凝視前方
   地面的一個點，平衡在姿勢中維持五次呼吸。

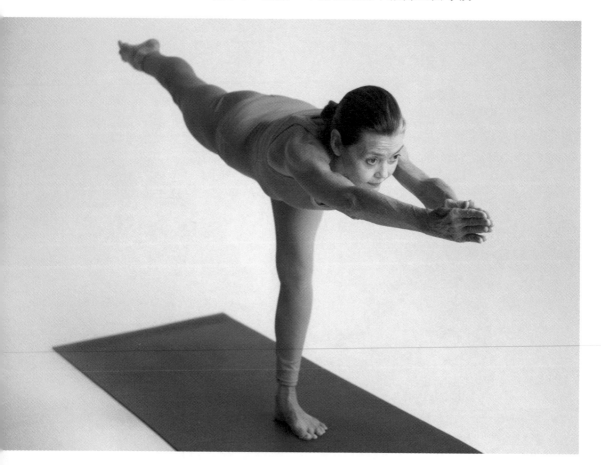

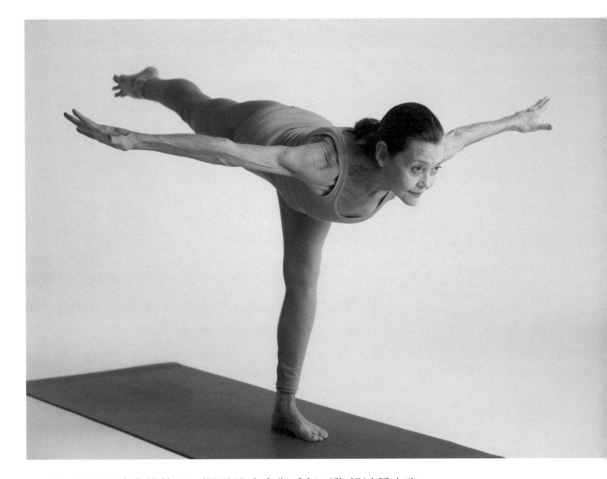

2. 確保右腳內緣向後伸展，運用骨盆底與舀起下腹部以穩定姿勢的根基。不要垮在左髖關節上，可透過微彎左膝和在呼吸時完全啟動左腳來避免這點，如此就能保持髖關節的舒適並使骨盆同高。

3. 五次呼吸後，吸氣將雙臂打開帶到兩側，略向後，但仍然平行地面。雙臂彷彿飛行中的鳥翅。再維持五次呼吸。然後吸氣，再次將雙手帶回頭前側合十。接著吐氣，將手腳帶到地板，進入 Dve。下一次吸氣時，重複第二側的姿勢。

無支撐頭倒立式

中級序列裡最後的姿勢組，包括七個連續的頭倒立，在姿勢之間向下至 Catvāri。在前三個頭倒立中，雙手並沒有互扣，而在其餘的變化式中，雙手互扣（見第十一章）。

無支撐頭倒立式 A、B、C
Mukta Hasta Śīrṣāsana

1. 吐氣時，從下犬式向前跳，將頭置於手前方的墊子上，骨盆上提，雙腳在地。較進階的練習者，就將雙手依該變化式而置，然後從下犬式流動前跳，讓頭著地。

2. A 形式：將掌心貼地，指尖朝向墊子前方，手肘彎，雙手間距依雙臂相互平行而定。

3. 完全吐氣以建立姿勢的基礎，外展肩胛骨，將其拉向腰部，肩膀稍微離開耳朵與地面。吸氣，雙腿保持打直、收緊，向上提起，如進入頭倒立（Śīrṣāsana）在姿勢中維持五次呼吸。

4. 最後一次吐氣結束後，再多一次吸氣將雙手帶回 A 形式，如三角頭倒立（Tripod Headstand）。吐氣，向下至完整的 Catvāri，然後吸氣立即進入上犬式，吐氣進入下犬式。準備進入 B 形式。

5. B 形式：在吐氣的尾端，從下犬式將頭放在如 A 形式的位置，但能看到手臂沿著地面伸直於眼睛前方，保持雙臂平行，掌心朝上。吐氣建立姿勢的基礎，然後將手臂牢牢地固定，將腿抬起至頭倒立。調整手背的壓力，肩膀和手臂進行微調，

以找到力量和平衡。在姿勢中維持五次呼吸，然後，如步驟
四，將手移回三角頭倒立位置，然後進入 Catvāri，再練習一
半的 Vinyāsa。

6. C 形式：進入 B 形式的姿勢，但掌心向下，而雙臂從身側延
伸向外。雙手可以稍微置於目光所及的方向（墊子後側），以

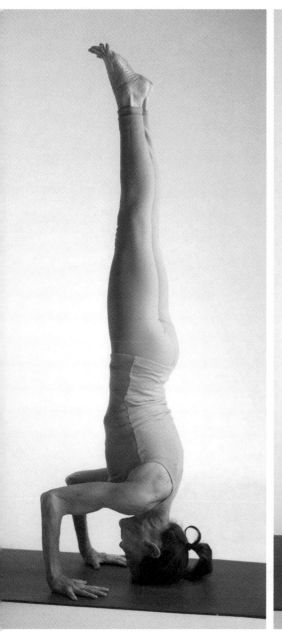
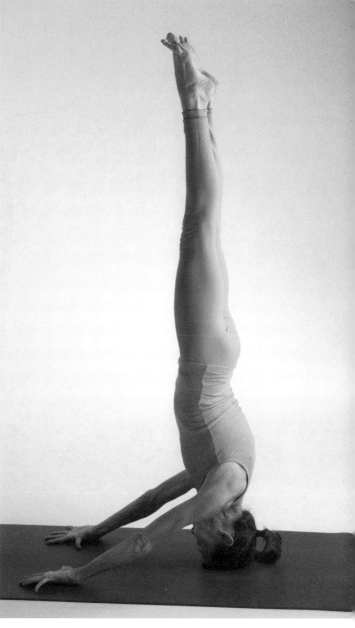

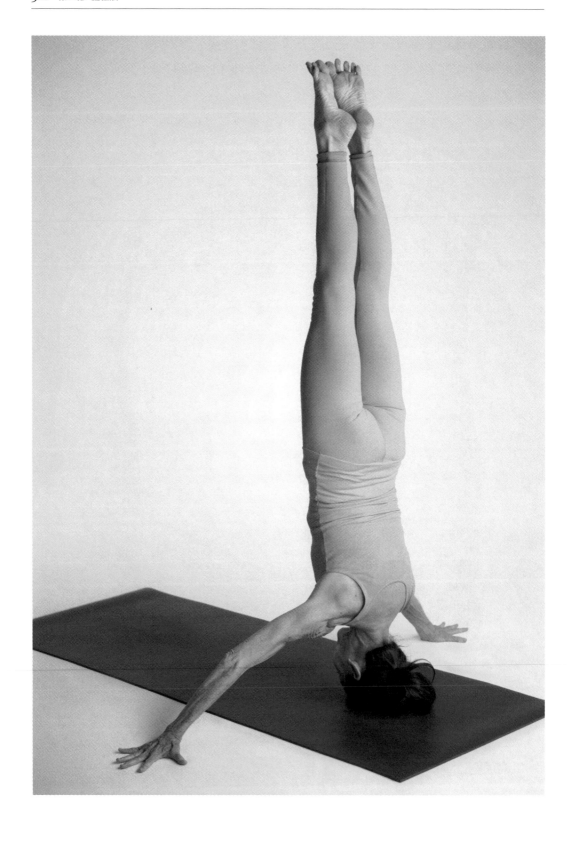

利平衡。將雙腿提起至頭倒立，保持雙臂打直，在手臂和手掌進行微調，以利平衡。在姿勢中維持五次呼吸。

7. 離開姿勢：吸氣，將雙手放在臉前方的地面，如步驟四進入 Catvāri，並進入一半的 Vinyāsa，以下犬式作結。

束手頭倒立式 A、B、C、D
Baddha Hasta Śīrṣāsana

在這些頭倒立的變化式中，手是固定的，雙手互碰或碰觸身體的另一部分。

1. A 形式：吐氣，從下犬式將頭置於手臂前方的墊子上。將手臂放在經典的頭倒立位置，雙手互扣成杯狀，再將頭部置於雙手內側的窩。

2. 在姿勢中建立堅固的基礎，然後吸氣將雙腿直接提至頭倒立。在姿勢中維持五次呼吸。如無支撐頭倒立式的步驟四，吸氣時，移動雙手、將掌心貼地並準備進入 Catvāri。吐氣進入 Catvāri，經過一半的 Vinyāsa，再進入下一個形式。

3. B 形式：將雙臂置於臉前，手肘彎曲，雙手互抱雙肘。吸氣，再次將腿抬起至頭倒立。在姿勢中維持五次呼吸，再進入 Catvāri。

4. C 形式：雙手放的位置彷彿要進入孔雀羽毛式，將頭置於地面進入頭倒立。維持五次呼吸，然後移動雙手、下降進入 Catvāri。

5. D 形式：將雙臂置於頭側，手肘彎曲，手指輕觸斜方肌上方。再次，以此頭倒立序列的方式進出姿勢。最後離開姿勢的方式是經過一半的 Vinyāsa，跳到坐姿、接下一個姿勢。

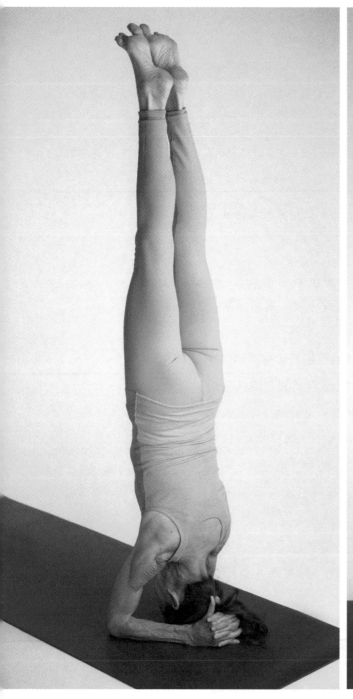
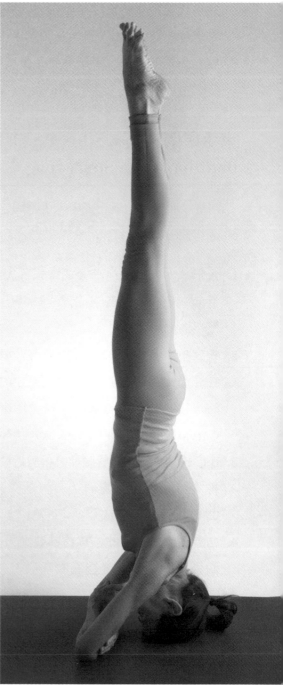

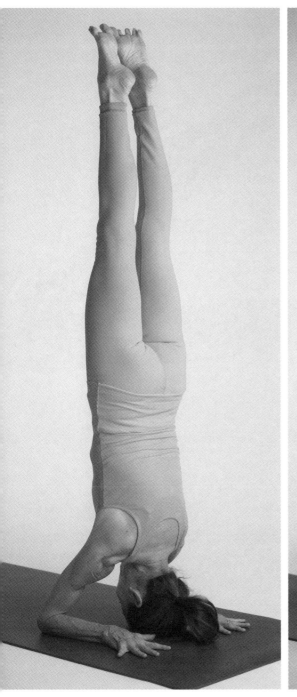
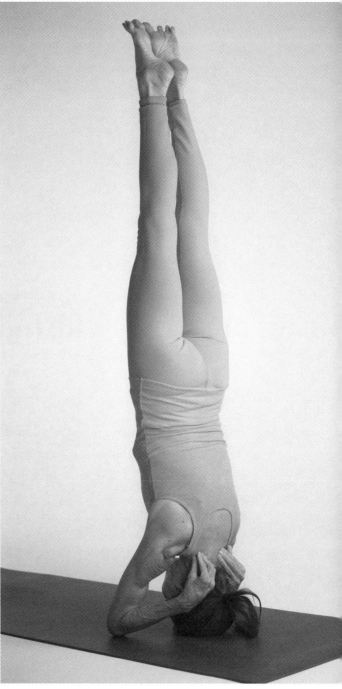

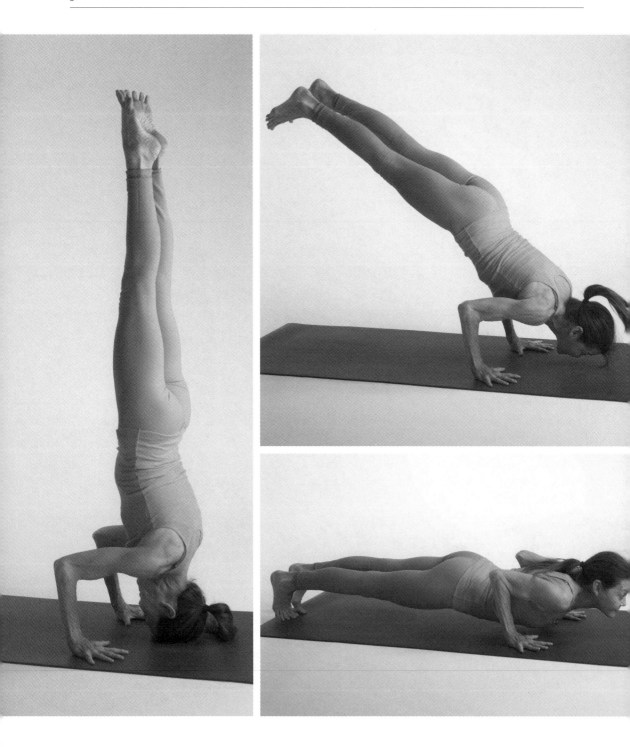

手倒立式

　　此姿勢是普遍認知的手倒立式（Adho Mukha Vṛkṣāsana），可在後彎之後練習，作為船式序列的一部分，或者單獨練習，以建立核心力量並微調正確的肩膀順位。

1. 一開始學習這個姿勢時，可利用牆來作為向上踢起腿的立面。前傾並將雙手置於肩寬，距離牆壁約二至五公分。穩定地外展肩胛骨，並確認雙手內緣如同下犬式一樣紮根。

2. 吐氣，穩定骨盆底。吸氣時，單腿向上踢起，手肘稍稍彎曲，並如步驟一所述，保持雙手和肩膀的順位。你的第二條腿自然會跟隨第一條腿。學習姿勢時，可將腳跟靠在牆上，然後開始練習離開牆的平衡。

3. 首先讓頭部完全位於雙臂後側，凝視指尖前方地面的一個點。保持雙腿僵硬、清醒與內旋，雙腳內緣向上伸展，保持臀部柔軟。

4. **平衡的關鍵，在於腹部、脊椎、雙手、雙臂、雙腿和（當然還有）骨盆底部，進行細微的前後調整。這些持續的調整，讓本式列為最細膩的瑜伽姿勢之一！**

5. 一旦找到穩定後，可以讓雙腿伸直互併、慢慢進入姿勢。在姿勢中維持至少五次呼吸，然後吐氣，慢慢將雙腳帶回地面，置於雙手之間與臉的前方。進出姿勢時，建立和維持控制的進出，正是姿勢的精華所在。有智慧且緩慢地練習，以利持久的效果。離開姿勢的另一種方法是慢慢地彎曲手臂，並將心帶到雙手之間，吐氣進入 Catvāri。

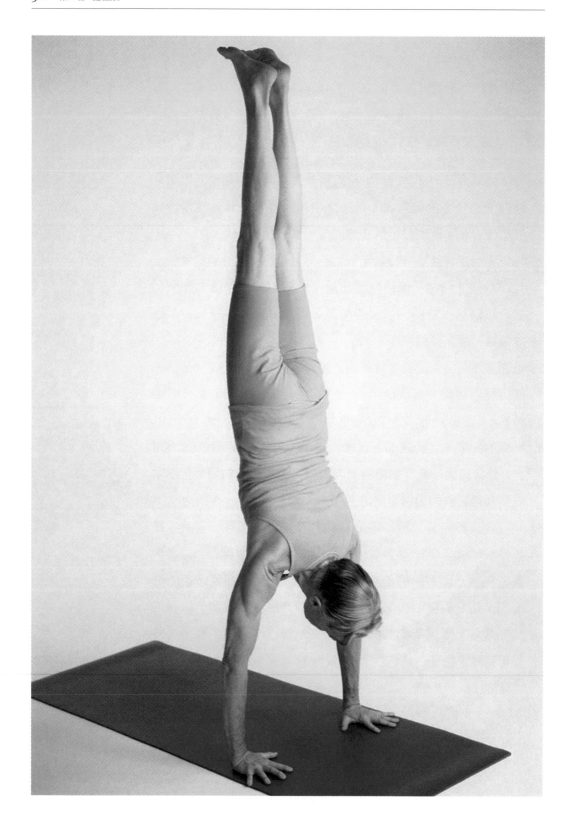

第十一章

完成姿勢

相較於其他家族的姿勢，完成姿勢更能訓練身體核心的細微之道，引領深層的冥想狀態。

稱之為「完成姿勢」，是因為我們通常在體位法練習的尾端做這些姿勢，然而在某些情況下，它們本身可以是完整練習的內容。完成姿勢包括與肩立式相關的整個家族，以及其可用作療癒的一系列變化式。此外，也包括頭立式及其變化式，以及魚式。

魚式創造了一系列深層的反行動和動作，可以平衡肩立式和頭立式所帶來的深層影響。在完成姿勢中還有一些非常內化和冥想的連結姿勢，如嬰兒式（Balāsana）、瑜伽身印（Yoga Mudrā）和池塘身印，以及時間較長的攤屍式。

此特定序列的優點，在於它平衡了阿斯坦加序列所需的活躍與精確的心智，以及一種寧靜的心情，讓強力練習所產生的餘韻得到吸收和轉化。對每個人來說，這種完成姿勢的平衡是很重要的，尤其是對於嚴格的阿斯坦加 Vinyāsa 練習者而言更是如此，因為這些姿勢能自動帶來深刻的全然解脫（Vairāgyam）感。

這個練習自我解脫的階段，暴露出心智所創造的儀式性與線性框架，而這種框架本是瑜伽練習的起始與維持方法。然而，常見的現象是熱情的練習者往往忽視或留下太少的時間來練習完成序列，彷彿有種潛藏的恐懼感，驅使他們逃避更深層的瑜伽冥想狀態。這種深層的冥想狀態伴隨著升起的愉悅感，消融入無常的實相。

瑜伽中的障礙之一，是規避在適當的完成序列中，所體會的靜謐和沉寂。此外，與上述情況恰巧相反的錯誤，是太過於執著於消融，以及無法在真正的瑜伽體位法中創造精確且發光的形式——而這個情況在阿斯坦加 Vinyāsa 的世界中比較罕見。

有些練習者迴避完成姿勢所提供的深度，將其概念化為只是治療或復健的練習，這也造成不平衡與對消融的執著；實際上，在他們完成練習之前，根本就還沒有任何可供消融的東西——這可能很快就成為瑜伽中惰性的呆滯。**瑜伽練習中，任何造成逃避活躍、覺醒和精確心態的一切，都是我們應避免的。**

所有的完成姿勢，都伸展、活化和平衡頭部、胸部和頸部的肌筋膜層（Myofascial Sheath）。歸功於這點和其冥想的本質，完成姿勢也使我們敏銳地覺知身體結構中多面向的感覺模式，以及在細微層裡，相互穿透並連結整個身體和心智之氣的模式。

練習完成姿勢時，重要的是慢慢來、一步步的進展，特別是因為上頸部和頭部結構非常細緻。倒立需要肩膀、頭部與上頸椎精準和正確地擺放和順位，使得氣可以自由地移動至整個核心並擴展到身體的外圍與四肢。如此一來，**完成姿勢的練習會在形式之中創造出一種解放感，強調了以智慧、穩定與自發性的態度來練習的必要性。**比起所有其他家族的姿勢，完成序列更需要透過適當的凝神技巧，讓意識引領，放鬆上顎、嘴部、臉和心，於是

我們能自然地做出正確和細微的調整，使姿勢進入愉悅、光亮的平衡。

在完成姿勢中，我們必須對脊椎和骨盆底的整體結構和動作，保持高度精細的感知，以進入完整形式。體驗身體中這些微妙關係的最大好處之一，在於透過冥想方式而練習，三個鎖印將自然而然並流暢的化現。當然，這個影響不僅限於整體的體位法練習當中，也有助於深化調息法練習以及在日常生活裡持續發酵的餘韻。

完成姿勢對於所有級別的練習者都至關重要。即使初學者身體尚未準備好進入某些姿勢，也可以、應該練習適當的變化式。**無論練習等級或強度為何，完成序列將有助於餘韻的消化，吸收因練習為身體帶來的助益。**

坐姿前彎式和變化式

在完成完整的上弓式之後，折疊髖關節，使脊椎向前延展，提供反姿勢的順位，帶來輕鬆、平衡的感受。

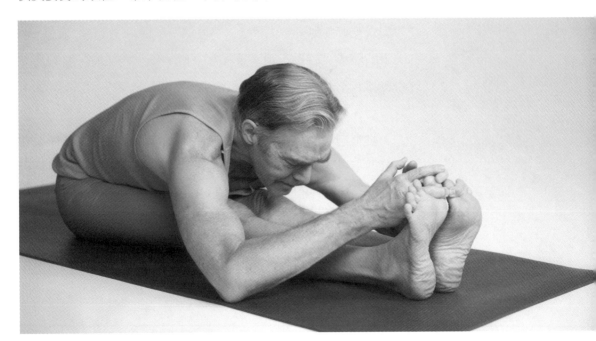

1. 背部貼地平躺，膝蓋彎曲，雙手扣住約小腿上方，大腿分開，將膝蓋向腋下擠壓。保持薦椎貼地，以維持自然的腰部曲線。想像恥骨沉向墊子，以利啟動恥尾肌來牽引尾骨。在姿勢中維持五次呼吸。

2. 接下來，膝蓋互併，將雙腿壓往胸部。腿部稍稍抵抗手臂的拉力，使脊椎保持平順且勻稱的收縮。再維持五次呼吸。

3. 吐氣時，雙腿向天花板延伸，然後向上滾至坐姿。

4. 雙腿在身前伸直，脊椎延伸，前彎。雙手擺放的方式，可參考坐姿前彎序列中你最喜歡的位置。持續至少十次呼吸。吸氣，坐起身。

肩立式

此姿勢也包括犁鋤式，為完整的肩立式作準備，同時也是離開姿勢的一部分。

1. 從池塘身印進入肩立式。吐氣結束時，開始提起筆直的雙腿。至離地約三十度時，開始吸氣，抬起骨盆與臀部，雙腳朝天花板移動。

2. 眼睛隨視大腳趾，但不要提起下巴，所以吐氣時，雙腳將直接越過鼻子，隨之消失在視線中，雙腳最終落在頭頂的地面。

3. 肩膀往身後、向下移捲。手肘向彼此靠近，使上臂平行。將手肘壓向地面，在身後扣住雙手，雙臂和雙手打直延伸。在這個階段可讓腳指勾地，輕推地面，這有助於保持坐骨朝天花板上升與脊椎伸直。

4. 幾次呼吸後，彎曲手肘，雙手置於背部，將上背部的皮膚推向天花板。肩膀朝地面後捲更多，這可使頸部和下巴擺放在

正確位置。保持頸部的曲線,同時頸部、下巴、下顎和舌頭保持柔軟。

5. 將整個脊椎帶入身體。使雙腿堅實,吸氣時,提起雙腿或輪流提單腿,雙腳微勾腳板,使腳內緣往天花板延伸。隨著進入更深的姿勢中,保持雙腿啟動、充滿活力,盡可能讓雙手靠近上肩胛骨和脖子。腳跟延伸之後,再腳尖前指。

6. 凝視大腳趾。雙腳保持在骨盆的上方,而不是前移至臉上方。

7. 不要將頸部後側壓地、或將下巴拉向喉嚨!頸根處較大的隆椎(C7),應上拉入身體內。上胸部應擴張,將胸骨的頂端帶向下巴,而最終輕觸下巴。不要主動地將下巴拉向胸骨。

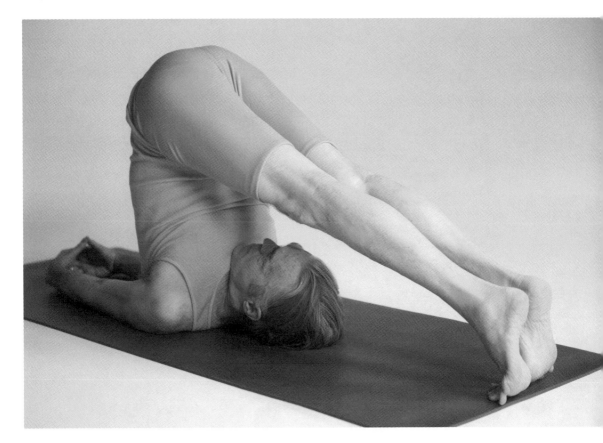

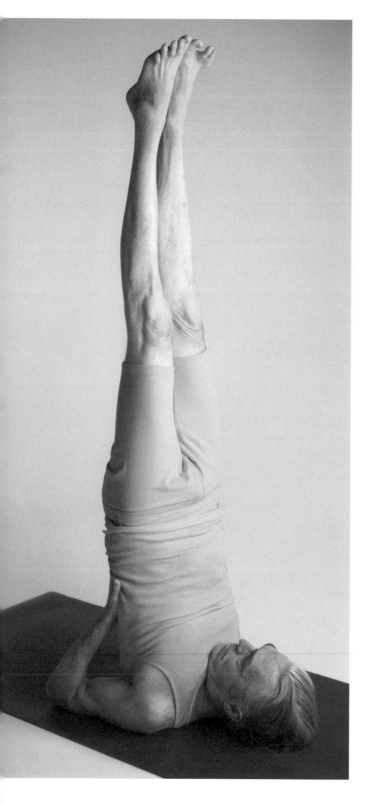

8. 若感覺是舒適的，在肩立式停留至少十五次呼吸。

9. 若姿勢期間或之後感到不適，和／或無法使頸部後側離地，在肩膀和手臂下方放置折疊的毯子，其堅固的平坦表面可以墊高肩膀和手肘，而頭部保持在地面。若使用毯子，確保折疊整齊，並讓對折該側的邊緣（而非布邊或流蘇側）墊在頸部下方。在姿勢中，肩膀的順位應使隆椎剛好輕輕掠過毯子對折的邊緣。合格的老師會示範此技術的細節。所有的完成姿勢都不應帶來任何不適或痛苦。

肩立橋式

對於初學者或頸部受傷的患者，此變化式是取代完成序列中之完整肩立式的好選擇。對一般人來說，這也是一個絕佳的修復姿勢，可在序列之中練習或單獨練習。

1. 躺在池塘身印中，維持五次呼吸。彎膝，雙腳踩在臀部外緣的地面。

2. 吐氣時，薦椎離地約七公分，將膝蓋拉向腳趾。下一次吸氣，啟動股四頭肌並將骨盆提離地面，薦椎往內、向上。

3. 肩膀往身後、向下移捲，雙手在身後互扣。胸骨會移向下巴，但下巴與臉部保持中立。保持腿部啟動，彷彿雙腿間夾住一塊磚，雙腳保持平行。

4. 沿著鼻尖線凝視，在姿勢中維持至少十次呼吸。吐氣離開姿勢，鬆開雙手，脊椎一節一節捲回地面，使薦椎最後落地。

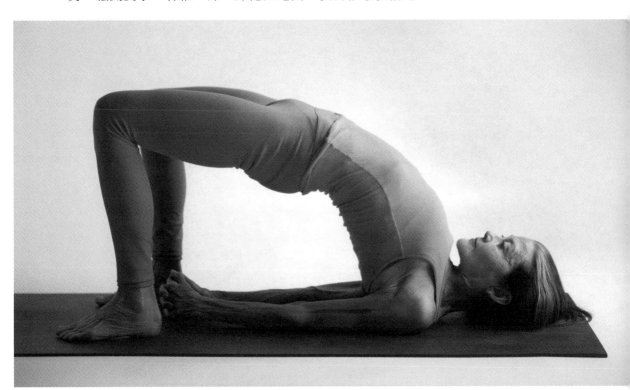

犁鋤式

犁鋤式是練習進入肩立式過程中的階段姿勢,但也可以單獨練習,成為冥想和療癒的形式。

1. 躺在池塘身印中,順鼻尖而下凝視。完全吐氣後,開始將伸直的雙腿提離地面。當腿與地面距約三十度時,開始吸氣,髖關節對折加深。保持頭部中立,但當雙腳移動時,保持凝視雙腳。

2. 雙手在背後互扣,肩膀向後捲向地面,脊椎平直,坐骨向上朝天花板移動。可以先彎曲手肘,但要持續練習讓手臂伸直,因為這麼做可使肩膀確實下捲。

3. 將柔和的凝神移至鼻尖。頸部後側保持離地,喉嚨保持柔軟。

4. 脊椎伸直,保持腿部堅實。這是灌溉臍鎖與根鎖的大好時機。待雙腿能完全打直時再延伸腳尖。

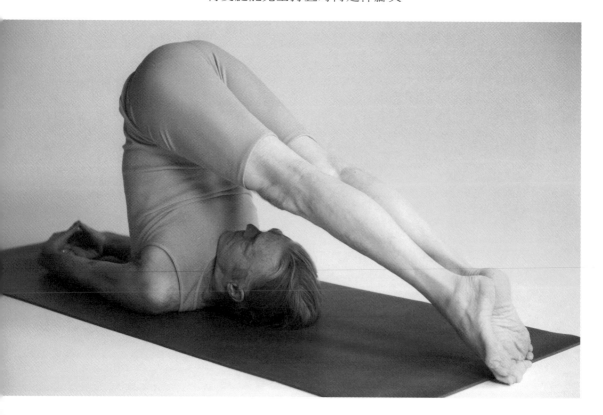

5. 在姿勢中維持十次呼吸。離開姿勢：進入膝蓋夾耳式（Karṇa Pīḍāsana）或鬆開雙手，吐氣滾背。經過輪式，進入 Catvāri。

膝蓋夾耳式

這種深刻的冥想姿勢結合了脊椎屈曲，以及肩立式的肩部結構。此順位在有力的形式中創造了安全感。膝蓋蓋住了耳朵，有助於集中注意力來傾聽呼吸，使呼吸變得平順、均勻且深刻。

1. 從犁鋤式開始。吐氣，膝蓋彎曲、下降至耳朵兩側的地面。在吐氣時放鬆上顎，可使整個脊椎往兩個方向延伸。若膝可落地，輕輕地用膝蓋內側蓋住耳朵。若膝無法落地，不要勉強，讓地心引力和持續練習來慢慢地加深姿勢，直到它們可以碰到耳朵。這可能需要很長一段時間（幾年），但是你不該為做到這點而太過勉力。

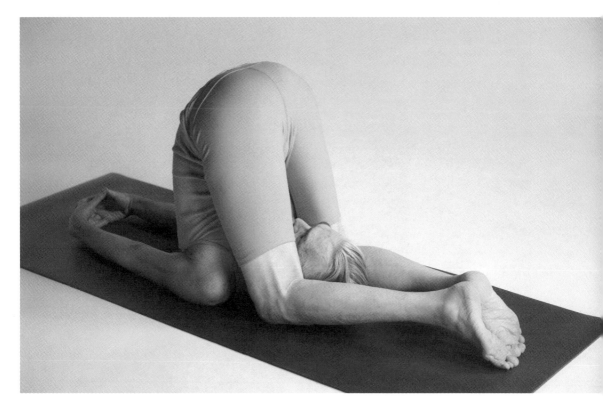

2. 雙手保持在背後互扣，手臂打直向下壓地。凝視鼻尖。放鬆
   耳朵。眼睛放鬆與穩定。放空上顎，彷彿正在微笑。在姿勢
   中維持十次呼吸，使呼吸均勻地遍布整個感知領域。

3. 離開姿勢：吐氣時向後滾，或者退回肩立式以接續完成序列
   的其他動作。

倒立蓮花式

倒立蓮花式（Ūrdhvā Padmāsana）提供一個很好的機會，使我
們能開始在呼吸尾端感覺到骨盆底的行動，也是很好的臍鎖和根
鎖的訓練，有助於隨心所欲地保持收緊恥尾肌。

1. 從膝蓋夾耳式或犁鋤式開始，將手臂放到身後的肩立式位置，
   手肘彎曲，雙手置於上背部。吸氣，雙腿向上進入肩立式。

2. 在肩立式，交叉雙腿進入蓮花式。或者可用其中一隻手協助

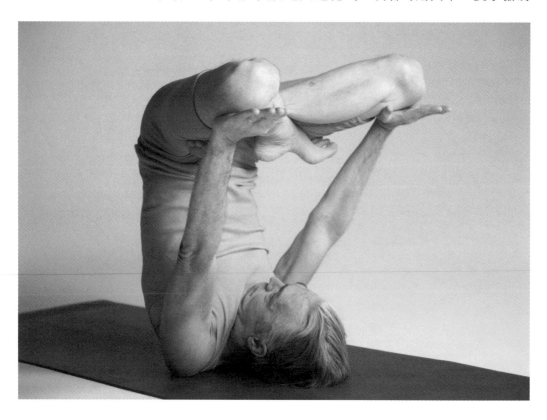

腿與腳進入蓮花式。若還做不到，僅交叉雙腿，或把腳底如束角式互併。

3. 將手置於膝蓋內緣的股骨尾端。手臂伸直，手推膝蓋，同時以膝蓋壓手。順著鼻尖線凝視，在姿勢中維持五次呼吸。吐氣時離開姿勢，進入胎兒式（Piṇḍāsana）。

胎兒式

這是練習肩立式和犁鋤式之後，對脊椎很好的反姿勢，而此本式也是喚醒脊椎進入反行動的起始，隨後就進入完成序列中的頸椎後彎姿勢群組。

1. 在倒立蓮花式，吐氣折疊髖關節，將膝蓋向下拉至肩膀前側。若可能的話，膝蓋輕觸地面，然後吸氣為姿勢做好準備。

2. 吐氣，若可能的話，雙臂抱住雙腿並扣住雙手。使身體成為

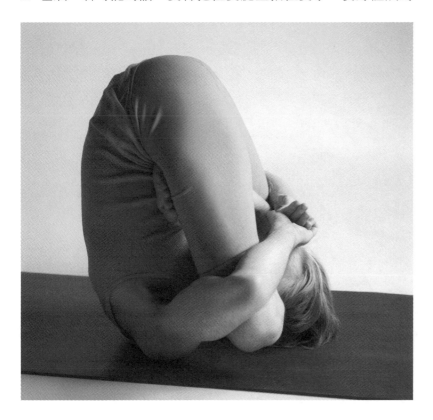

一個均衡的球，捲曲脊椎，完全放鬆肩膀和頸部。讓肩胛骨
向後、向下的捲向地面——注意，這個行動可以減輕頸部的
屈曲角度，為身體的下降做好準備。

3. 沿著鼻尖線向內凝視，眼睛半閉。在姿勢中維持十次呼吸。

4. 離開姿勢：吐氣，向下滾回躺姿，手臂放在身體的兩側。立即
   進入魚式。

魚式

此強度後彎的姿勢可以打開心的部位和胸椎。由於雙腿在蓮花
式（或交叉）中必須保持尾骨的沉重感，所以比起其他深度後彎，
比較不會過度彎折腰椎。凝視順鼻尖而下，讓頸部適當伸展且姿
勢整合。

1. 躺姿，保持雙腿在蓮花式或簡單地交叉著。雙手抓住大腿外
   側。完全吐氣後，手肘紮根，提起頭，看向肚臍。開始吸氣時，
   維繫吐氣的種子在骨盆底中心，反捲開脊椎、進入後彎。一開
   始先推薦椎向上、向內，進入身體，一路捲開至心，然後再往
   上、延伸下頸部。最後，在吸氣的最頂端，頭部向後轉開。吐

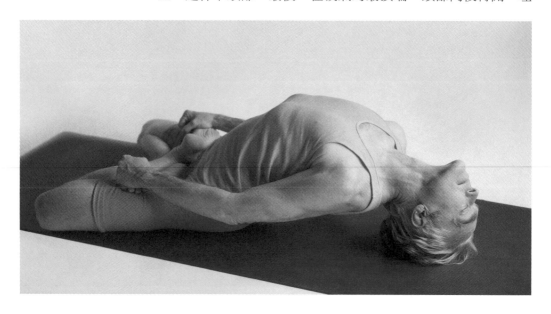

氣，頭頂觸地。吸氣，啟動姿勢，放鬆上顎，凝視隨鼻尖而下。

2. 利用手肘來調整肩膀，將頭頂中心接觸地面。讓手肘離地，
   雙手抓雙腳。可以從手略微向後拉，或是從手、手臂的推力
   中，使頭頂的皮膚往相反的方向牽動、延展。注意這些行動
   的效果。從膝蓋朝地面下推。在這個姿勢中多給自己一些時
   間，使你可以舒適地在姿勢中。乘著呼吸的浪潮，吸氣時，
   手肘推地，將心的部位向上提、進入後彎；吐氣時，頭部重
   新頂地，直到它到達對你來說是正確、最舒適的位置。若無
   法進入蓮花式，就使雙腿伸直，手肘推地，打開心的部位進
   入後彎。

3. 從上顎根部汲取甘露的同時，持續凝視順鼻尖而下。隨著心
   的開展，讓舌頭靜止，耳朵打開，坐骨下沉。在姿勢中維
   持至少十次呼吸，而非馬上進入臥姿雙腿延展式（Uttāna
   Pādāsana）。若欲離開姿勢，雙手鬆開雙腳，將手肘置於靠近
   腰部的地面。手肘推地提起心，然後吐氣，抬起頭來看肚臍。
   吸氣，將背部由底部開始而上，回躺地面，頭後側最後落地。
   鬆開雙腿，然後從輪式離開姿勢。

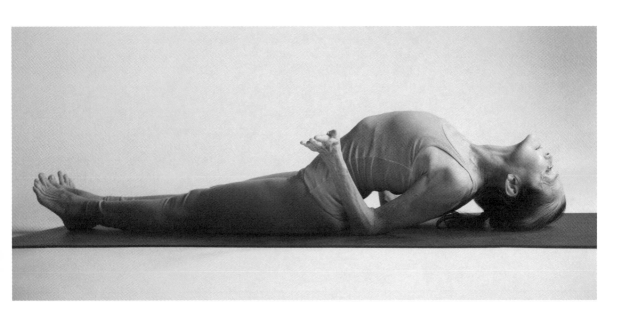

臥姿雙腿延展式

本式讓人聯想到一條熱情奔放的魚。上半身保持魚式的形式，而雙腿打直並與地面形成斜角，彷彿自己是一條正在做臥姿雙腿延展式的魚，飛躍！

1. 從魚式直接進入本式，身體上部留在魚式。
2. 雙腿仍在蓮花式（或交叉），屈曲髖關節將膝蓋提離地面大腿與地板成六十度。鬆開並打直雙腿至空中，雙腳向外延伸。雙腿的動作可使坐骨紮根更多。
3. 找到雙腿較舒適的角度。初學者可將雙腿保持在四十五度或更高，而進階練習者可降低至更靠近地面。

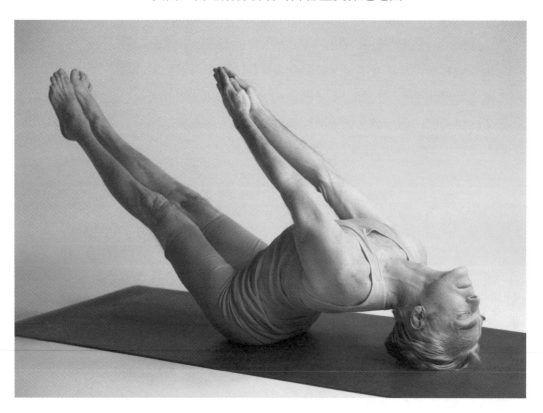

4. 雙手在胸前向外伸直，手掌互併，將手臂保持在與腿部約平
   行的角度。

5. 凝視順鼻尖線而下，並在姿勢中維持八次呼吸。

6. 離開姿勢：吐氣時，將雙臂置於身側，手肘彎曲，指尖朝向
   天花板。深吐氣，手肘推地，將胸和頭提離地面，捲曲頸部、
   看往肚臍，然後吸氣，身體躺回地板同時將雙腿帶到垂直地
   面。雙手向上置於耳側，手指指向肩膀頂部，由輪式向後滾
   至 Catvāri，並練習一半的 Vinyāsa。

頭倒立式

頭倒立式（Śīrṣāsana）是所有瑜伽練習中最重要的姿勢之一。
學好此姿勢需要一些時間，但即使是初學者，也可以馬上感受到
轉換視角的益處。隨著練習，你會愈來愈了解這個姿勢除了需要
對地心引力的信任，也倚賴適當的肩部順位和手臂肌力。本式具
有冥想的品質，將形式和焦點帶入鉛垂線，同時，透過連結雙腳
到頭頂間之動作與形式的力量，邀請覺知融入在每一刻升起的細
微之處。這正是顛倒的山式。一旦在姿勢中達到穩定，透過神祇
和內在形式的視覺觀想，自然地揭露了中脈的美妙。

1. 仔細地建立姿勢的基礎。將下臂外緣置於地板，並將手肘集
   中使其與肩同寬，上臂接近平行。十指交握，食指根部壓緊，
   小指根部稍微拉開，拇指尖互碰。透過尺骨紮根時，讓手腕
   朝彼此均衡地拉開，但保持左右平行、上下直立。掌心應保
   持垂直（而非呈杯狀向下蓋）。少數練習者的手臂較短，他們
   發現將雙手掌根互併可使手肘在姿勢中正確地承受體重。

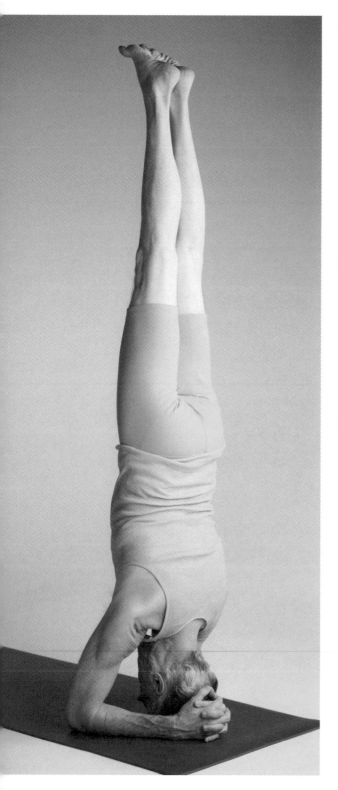

2. 抬起臀部，雙腳走向肩膀，將頭頂中心輕輕地置於地。觸地的確切點依個人情況而定，練習者應有智慧地實驗，讓頸部或頭部免於壓力。重要的是使大部分重量落在雙臂的根基——尤其剛開始學習時。因此，你必須根據個人情況找到頭觸地的位置（包括置於哪個角度，以及頭應落在手心窩中的哪個位置）。

3. 大拇指根應均勻地接觸頭後側。肩膀盡可能地變寬、向上提離地面。當頭頂中央在地時，你應該可以看到天花板，就如同在山式時，頭保持水平便能見到地板。再次提醒，頭倒立的形式與山式相似。

4. 將重量分布在雙臂和肩膀的整個寬闊結構上，雙腳走向臉部。吐氣，手肘穩定紮根；吸氣，雙腿向上拉起。腿上提的過程中，透過延伸腳跟內緣來延伸雙腿內側。這可以增加操控力，並使手肘分攤更多重量。若無法從直腿向上提，彎曲膝蓋，向上捲到一半或持續到進入姿勢。或者，可以從單腿向上提起而入。初學者可靠牆練習，直到自然平衡。

5. 如同山式一樣的讓鼠蹊中空（後拉），勿將其向外推出。盡可能向上拉高腳跟內側，才接著再延伸腳背、腳尖。雙腿內旋、互併。在整個姿勢的過程中，雙腳內緣保持互併，持續將雙腿內側向天花板延長。想像雙腿朝中間抓著一根空心麥稈，就如掌握自骨盆底中心──根，的鉛垂線。

6. 腋下前緣變寬，彷彿將皮膚向後拉，再沿著肩膀往身後。肩胛骨穩定地沿著背部向下（倒立時，這代表肩胛骨朝天花板提高），保持腎臟部位寬廣。頸部後側應該長而有力，但沒有壓力。頭部或頸部不應有任何不適。

7. 從雙手的側緣和前臂的邊緣向下推地，將重量平均分配於全身。當帶著尊嚴感的讓鉛垂線向下推地時，頭頂的感覺將是輕盈的。心和喉嚨感覺寬敞，耳朵有種開放感，上顎根部充滿光亮。

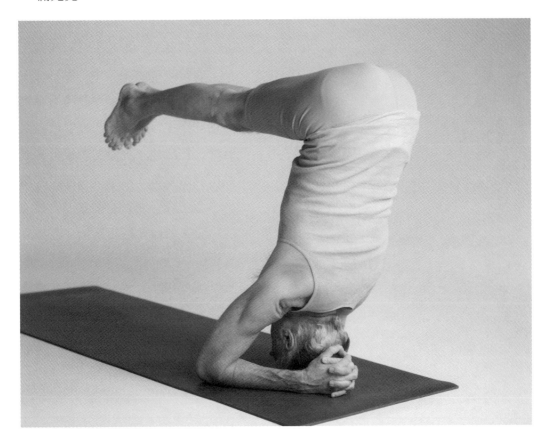

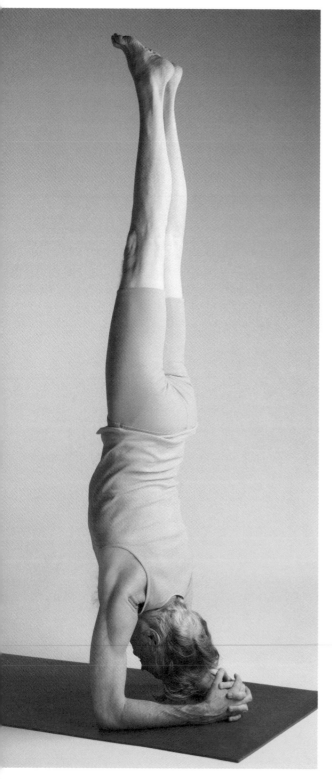

8. 當在姿勢中感到穩定而開心時，凝視眼睛正前方的一個點，或者最終凝視鼻尖線。輕鬆地保持凝神精實、柔和與穩定，呼吸平順、均勻。這是一個絕妙的根鎖姿勢。維持在姿勢中至少二十五次呼吸。

9. 進階的學生可以將雙腿帶到平行地面，來為姿勢收尾。腳跟和雙腿內側向外延伸，同時凝視大腳趾，維持五次呼吸。保持挖空下腹部的恥骨上緣處，肩部遠離地面且開闊。當進入或停留在此形式時，不要讓頸部後側的皮膚產生皺摺。

10. 吸氣並將腿提起，回到頭倒立。吐氣，啟動雙腿，透過手臂架構向下推，同時將重量轉移至手肘，而手腕不浮起。吸氣時，手肘和手腕均勻地向下推地，讓頭部輕鬆地完全離地。在這裡，身體勿做後彎，應保持雙腿垂直。維持十次呼吸，然後小心地降低回到頭倒立，維持一次呼吸，然後雙腿回落地，在嬰兒式休息。

11. 初學者可在吐氣時，從頭倒立慢慢下降。不將頭提離地面，接著進入嬰兒式休息。

嬰兒式

在頭倒立之後非常重要的是練習這個深層的修復姿勢，如此可重新建立順暢的循環，並且吸收姿勢的餘韻。在壓力過大、疲勞或經期 [26] 時也非常適合練習這個姿勢。

1. 坐在墊子上，雙腿彎曲，雙腳在臀部下方。根據個人的舒適感來選擇膝蓋幾乎互碰，或者打開與骨盆同寬。不要在這個姿勢過度張開髖關節。若膝蓋感到疼痛，可在膝蓋後方夾住折疊的毯子以利支撐。

2. 從髖關節前折，額頭置於地面。若頭無法碰到地板，放置一塊軟墊或毯子以支撐前額，讓呼吸順暢。

3. 放鬆雙臂。不同的手臂位置會產生稍微不同的效果，可依個人意願練習其中一種或全部。最常見的手臂位置，是雙臂沿

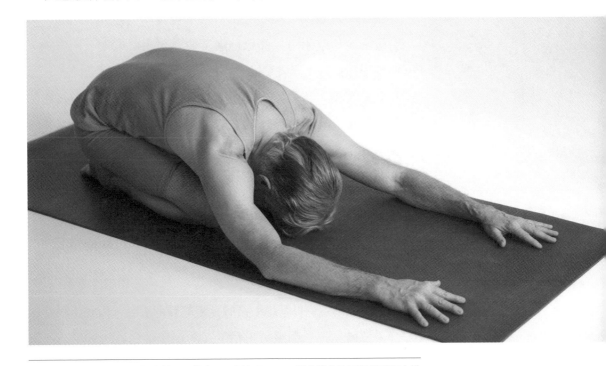

26 阿斯坦加瑜伽建議經期的前三日休息，原因有三：一，倒立體位法可能妨礙經血排出；二，啟動根鎖可能同樣會造成妨礙；三，經期過度運動可能會造成經期不規則或閉經。然而，隨著內外在的練習與身心週期的改變，個人仍可選擇在這段期間進行練習，因瑜伽不僅僅只是限定於體位法練習。

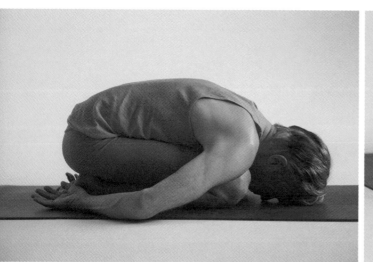
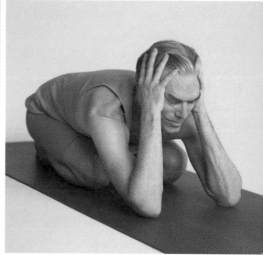

著地面向前延伸過頭，手肘彎曲，下臂休憩於地。或者，讓雙臂垂放在身側，掌心朝上。

4. 第三種變化式特別適合在頭倒立式之後練習，是讓頭部休憩於雙手，使頸部被柔和地牽引——雙臂向前延伸，抬頭，手肘彎曲，使雙手可以輕鬆地觸及頭側。手肘向墊子前方走，手指根部沿著太陽穴平貼，也就是眼角至耳朵頂端間。

5. 在此形式中，將覺知帶到在頭倒立式中、頭部與地板接觸的位置。專注於呼吸循環的品質，柔和凝視鼻尖。想像在肚臍深處，上行氣與下行氣已連成一氣，練習臍式呼吸，以釋放所有的餘韻。

蓮花式

若無法交叉雙腿進入蓮花式，可坐在舒適的散盤中（小腿交叉）。

1. 在坐姿中，先讓骨盆稍微後傾，接著彎曲右膝、用雙手將右腳帶入單盤，將右腳跟帶到左下腹的腰肌按鈕區域。小心地彎

曲膝蓋，若膝蓋不適，不要勉強進入盤腿。利用臀肌將右膝
壓向地面。

2. 將左腳帶向右，左腳跟到右下腹的腰肌按鈕區域。一旦雙腳
就位而腳跟碰到或靠近下腹部，就可以屈曲腳或把腳向外轉，
所以腳踝不會坍垮，而腳底面朝向外側。

3. 微調姿勢，讓膝蓋與腳踝舒適：首先，輕輕地將腳踝頂端的
皮膚向外轉，使脛骨前側可以稍微轉向地面。接著，將膝蓋
拉近彼此，或者保持些微主動的外旋和屈曲，將膝蓋稍微拉
開，以正確地設定好姿勢。保持腳跟接觸或靠近下腹，有助
於膝蓋正確和舒適地關閉。好的蓮花式應該自然地刺激臍鎖
和根鎖。初學者應避免咬緊牙根來抵抗膝蓋或腳踝上的疼痛，
甚至以為如此忍痛可以訓練身體。但這只會導致心智散亂與
潛在的受傷。反之，你可以在嘗試維持於雙盤幾次呼吸後，
就鬆開下方的腿，保持上腿單盤，再繼續姿勢停留的時間。

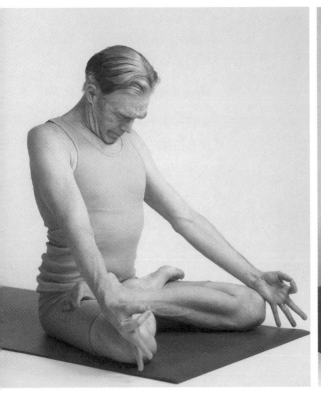
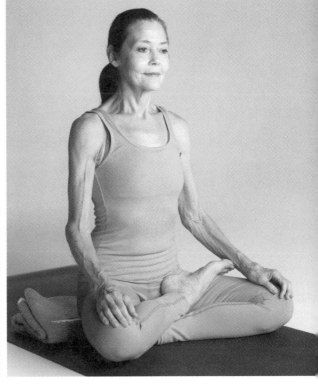

4. 唯有能夠長時間且舒適地留在蓮花式，才能在冥想和呼吸控制法練習中也讓雙腿留在蓮花式，否則很可能會損傷膝蓋或腳踝。在完整蓮花式中，腳踝和雙腳應該可以輕鬆且舒適地移動。若雙盤太困難，就坐在單盤，讓下方的腿折疊，來支撐在上方單盤的腿和膝蓋。

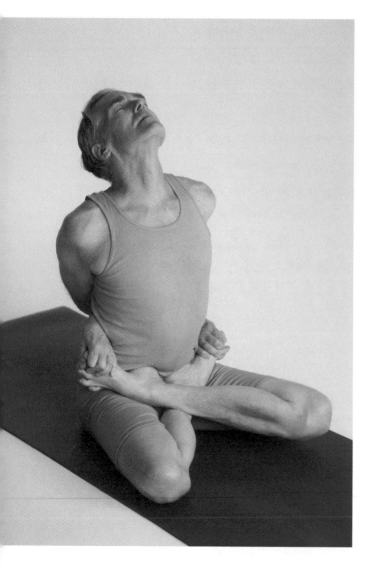

鎖蓮式

鎖蓮式（Baddha Padmāsana）是一種蓮花式的冥想形式，有助於開啟腎臟部位。若無法抓腳趾，就讓前臂在身後互抱。不論是否抓腳趾，都應保持肩膀向下。此外，在綁手的鬆開之際，深度的冥想狀態將能自發地浮現。

1. 舒適地坐在蓮花式、一半的蓮花式，或簡單交叉雙腿。若為後者，讓膝蓋帶到比平常坐姿更靠近些。當柔軟度更進步時，雙膝最終都會落地。但是，不要犧牲兩邊坐骨的對稱紮根來使膝蓋下降。

2. 吐氣，左臂繞往身後，握住左大腳趾。吸氣後，再次有力地吐氣，將右臂繞往身後，抓住右大腳趾。儘管兩側肩膀不對稱，仍

盡可能平衡肩膀。

3. 在吸氣頂端，提高脊椎前側，下巴置於心，在喉鎖位置停留
   幾次呼吸，來建立下腹內的臍鎖和根鎖。

4. 抬頭，慢慢向後捲，使臉部平行天花板，但不要使頸椎坍垮。
   往下凝視鼻尖，放空上顎，小心地延伸頸部前側，維持至少
   三次呼吸。緊接著進入瑜伽身印。

瑜伽身印

1. 由前一個姿勢，保持頭向上、向後提，凝視順鼻而下。幾次
   呼吸後，放鬆上顎，彷彿將喉嚨前側平鋪於天花板面。運用
   根鎖讓坐骨前緣紮根入地。想像在每一次吸氣的頂端，啜飲
   上顎根部滴注的慈悲甘露。

2. 吐氣時向彎。若可能的話，下巴觸地，或者額頭碰地。若頭
   部無法碰地，可以墊磚塊在額頭下方。

3. 將後背表面向下拉，使坐骨帶向地板，以維持下行氣的根基。
   在每個完全的吐氣，讓內在中心線由心向上延伸、穿過頭頂。
   在完整的呼吸循環過程中，你應該會感覺到上顎、會陰間的
   交互映照（Palate-Perineum Reflex）。

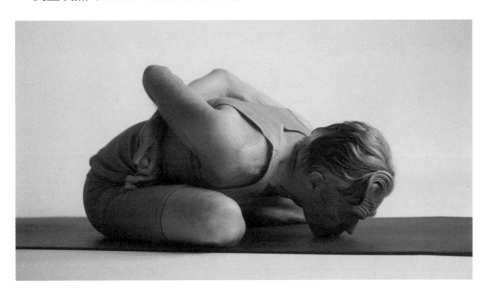

4. 若下巴觸地，凝視眉心，保持脊椎前側向上流動，來對應坐
   骨下沉和恥尾肌緊實之有力向下的身印行動。若前額觸地或
   磚，柔和地順鼻尖向下凝視。留在姿勢中十次呼吸後，完全
   吐氣，然後吸氣坐直。鬆開雙手，進入蓮花式，並練習至少
   十次呼吸的烏加伊調息法。

蓮花式與烏加伊調息法（蓮花變化式）

這個直臂的形式，是為了消化在前一個姿勢中、留在手臂和肩
膀的深刻餘韻。如果你留在此姿勢更久些，那麼可以放鬆原先打
直的雙臂和強調的智慧手印（Jñāna Mudrā）。

1. 坐在蓮花式（或雙腿交叉）。將手置於智慧手印──食指和拇
   指互碰，而中指、無名指和小指延伸和清醒。手臂拉直，雙
   手置於雙膝上，掌心向上，並張開外側的三根手指。

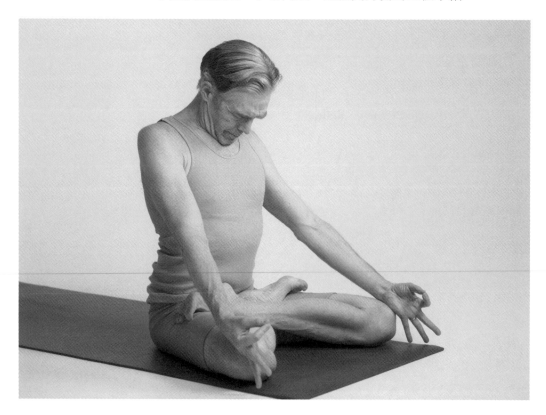

2. 腋窩前側上提、變寬，腋窩後側下拉、變寬。此時，手臂應
   該微微挺直。這有助於使肩膀置於正確位置。整個脊椎前側
   彷彿向上升起。

3. 舀起下腹部，位置約在肚臍下方五公分，會陰收緊而其中心
   向上提。

4. 下巴下落、休憩於胸骨的上緣，同時保持鎖骨向上提、變寬。
   這是喉鎖的位置。類似一隻將頭靠在胸前休憩的天鵝。若下
   巴無法輕鬆休息於胸骨上，讓下巴休息於胸骨上的折疊毛巾。

5. 在姿勢中練習十次完整的烏加伊調息法。凝視柔和順鼻尖而
   下，在呼、吸的末端，自然、愉快地止息幾秒鐘。仔細聆聽
   呼吸的品質。如此的呼吸是愉悅超凡的。毫無勉強！在較柔
   和的練習、月圓[27] 或經期時可以單獨練習此式，或在更激烈
   的練習中，作為完成序列的一部分。於後者情況下，在最後
   一次吐氣後，直接進入雙手支撐上提蓮花式（Utplutiḥ）。

雙手支撐上提蓮花式

1. 在蓮花式，雙手置於骨盆兩側的地面，將膝蓋提離地面。吸
   氣時，將臀部提離地面，維持十次呼吸。臉向上朝天，但沿
   著鼻尖線向下凝視，以放鬆頸部後側。或許需要一些練習才
   能停留十次呼吸，甚至是把自己提起來。沒關係，因為嘗試
   提起身的行動會收縮所需的肌肉並產生預期效果，最終便能
   將身體提起。

2. 提起時，保持雙手均勻地紮入地，下顎放鬆，舌頭柔軟。提

---

27 阿斯坦加瑜伽建議新月與月圓時不練習，因這兩天中太陽、地球與月亮排成一線，
月亮引力使潮汐升降，也對人體帶來影響。新月與月圓之日需參考印度天象系統（而
非其他曆法）。

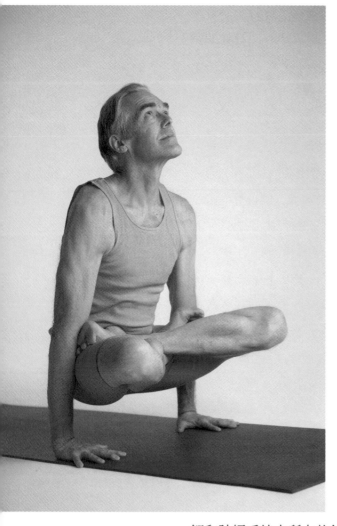

起身時，保持肩胛骨向後，向下流動的感覺。

3. 完成姿勢之後，吐氣，雙手撐地，將蓮花式的雙腿向後盪，快速解開雙腿，進入完整的 Catvāri。或者，吐氣時落地，鬆開雙腿進入簡單雙腿交叉。吸氣，提起身。吐氣向後盪，進入 Catvāri 和一半的 Vinyāsa。

攤屍式

敬愛的帕達比·喬艾斯曾說，攤屍式是最困難的姿勢。許多學生認為他在開玩笑，但如果你練習了一段時間，會發現這是個真實的觀點。**本式的精神在於體現全方位的完美平衡，也在完全醒覺和絕對放鬆的狀態之間找到平衡。**在更進階的攤屍式中，你不會睡著，但身體和心智沉浸在寧靜且悠然，卻又清醒且開放的感覺中。攤屍式中，身體、心智和神經系統中所有的餘韻，都可以隨著時間被全然吸收。根據特定練習和非練習（nonpractice）情況的強度，可能需要在攤屍式中維持十至二十分鐘，直到一切塵埃落定並妥善地整合。

1. 彷彿躺在山式。微微挺直手臂和雙腿。將肩膀往後捲至地面，肩胛骨的下尖端向上拉入身體，同時腎臟部位落地且變寬。輕輕地將頭後側推地，下巴低於眉毛約一髮之距。

2. 眼睛閉著、凝視順鼻尖線而下。當呼吸拉動彷彿穩定火焰般
   的根鎖時，感覺微笑的種子，以「放空」上顎。

3. 這是池塘身印的姿勢，應該在完整的攤屍式之前進行練習。
   仔細且對稱地擺放身體。在這個姿勢保持一至五分鐘，順暢
   地呼吸。讓呼吸微調身體的細微順位。

4. 現在放鬆。放下呼吸。一切都放下，當下如是。嘴部放鬆，
   手腳放鬆，眼睛柔軟。心上浮起、明、空。掌心和腳心的皮
   膚放鬆。讓耳朵放鬆入聽。舌頭寧靜，容許一切，如是。

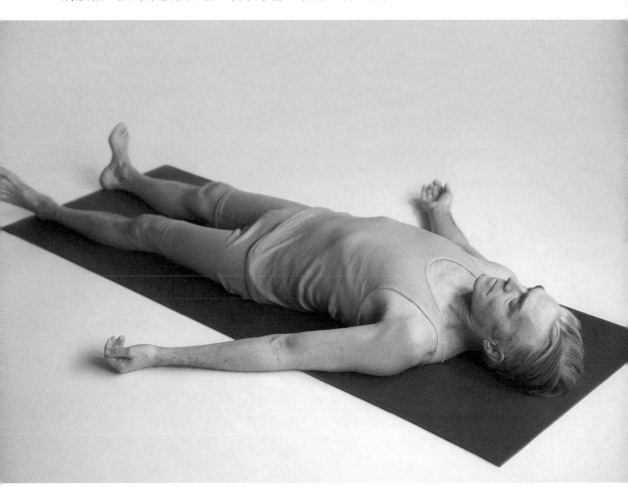

附錄

附錄一

古代智慧，當代情境

我們存在這一天、**此時**、**此刻**。若有幸，我們覺醒於當下的情境——當下的美好是驚人且開放的萬花筒，展現了相互連結的感知模式。覺醒可能會偶然發生，或者我們可以決定付出時間和精力為它的出現先打下基礎。**透過瑜伽、冥想和調息法，我們以開放的心靈和探究的心智進入練習，而偶爾當我們觸及呼吸、凝神、鎖印和印的基礎（原始的直觀）時，便浮現清晰或領悟的片刻。**有時候，這一切都很容易就到位，彷彿一片拼圖已等著你來解決；在其他的時候，形式、動作、心智和注意力的拼圖似乎都互不相襯的亂湊在一塊。然而，我們還是乘著一縷信念回到升起的一切與練習本身，相信這一切將比我們所知的更浩瀚。我們明白真正一定要做的就是練習。

當事情很順利時，踏上墊子練習很簡單，這樣很好。而當事情不順利的時候，就成為考驗。當生命拋出令你意想不到、複雜或困難的阻礙時，怎麼辦呢？若練習時間有限，或一切都在變化，或心智和身體模式的習慣性似乎已經掌控了你的整個存在，又或者你生病或受傷了，你還能練習嗎？當然！事實上，當你正處於複雜、過渡、困難和疑慮的狀態中，練習更是至關重要。

記住，心智總是在尋找一個不練習的藉口，因為練習越多，心智本身（自我結構）就開始越消散。你告訴自己：「我太僵硬了

／太痠痛了／太累了。」覺得練習太難了、不適合你，情緒太消沉了所以無法練習，太老了或病太重了。當一次次證明這些都是不真實的，你還會想出更多的藉口，因為似乎從渙散的心智角度來看，最簡單的解決方案就是不練習。這就說得通了。心智的全職工作是蒐集資訊、組織資料、做出決定、構建「你」的理論，並引領你順利度日。對於負責任且聰明的心智來說，最災難性的未來是放棄自己的身分而消散。然而，被拖進練習的同一個理性的心智最終也開始注意到，在練習後的安全感、幸福感、清晰度和不緊繃。

在練習中，心智與其互補夥伴——呼吸——形成了一種關係，在這種情況下，它逐漸柔軟、信任這個過程，而非將之概念化。最終，你看到心智刀鋒般銳利的智慧和明辨力是必要的，但是當你太緊抓概念時，這些概念的本身就會轉成障礙。

附錄提供了支援日常練習的資料。例如：傳統的首要和中級序列、凝神點、梵文數字與體位法，以及當你遇上複雜情況，而心智欲逃離練習時的替代練習法。

附錄二

梵唱

vande gurūṇāṁ caraṇāravinde

sandarśita svātma sukhāva bodhe

niḥśreyase jāṅgalikāyamāne

saṁsāra hālāhala moha śāntyai

我向（多名）上師的蓮花雙足頂禮，它啟發了真我喜悅的洞見。法喜充滿，叢林中的醫師，消除輪迴（Samsāra）（條件性存在）之毒所造的妄念。

ābāhu puruṣākāraṁ

śankha cakrāsi dhāriṇam

sahasraśirasaṁśvetaṁ

praṇamāmi patañjalim

我向聖人帕坦伽利（Patañjali）頂禮，祂數以千計且光芒四射的白色眾頭（就像聖蛇阿難陀〔Ananta〕），與化現人形的手臂，持著海螺（聖音）、飛輪（光或時間的鐵餅）和劍（明辨智）。

Oṁ

嗡

附錄三

序列

首要與中級序列

在阿斯坦加 Vinyāsa 的傳統中，我們從五次拜日式 A 和五次拜日式 B 開始練習，其後是站姿序列。有時會縮短站姿序列，以便有充足的時間練習一些進階序列中較困難的姿勢。在站姿序列後，練習特定序列（首要、中級等等）的姿勢。最後，進入完成姿勢群，以完全吸收練習。

在學習首要序列時，在個人一般的練習最尾端，逐次增加一個姿勢。當進入新序列時，會增加姿勢至練習的尾端，直到下一序列終結。然後，這兩個序列可以獨立地練習。學完中級時，應保持首要序列的技巧。若學完所有六個基本序列，那麼應該輪流練習。帕達比・喬艾斯甚至將序列分為幾個部分，並結合不同的部分以協助學生中建立特殊的技巧。

學生應該依循序列練習，將其視為探索序列架構的內在原則（形式）之方法。這些內在原則具有練習的價值、重要性和目的。

初始序列
山式
拜日式 A 和 B（見附錄四）

站姿序列

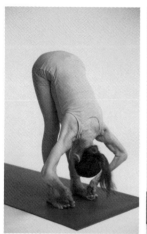
手抓大腳趾前彎式

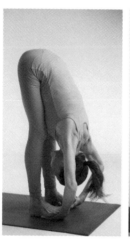
踩手掌前彎式

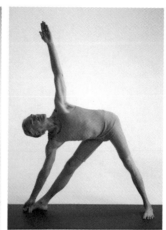
三角式

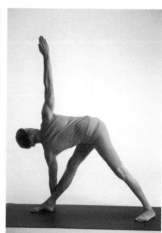
扭轉三角式

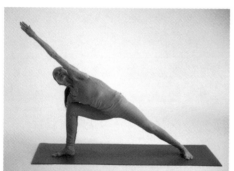
側角式

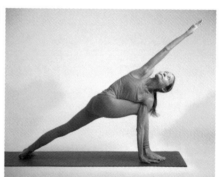
扭轉側角式

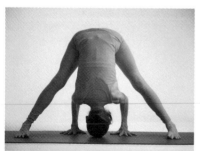
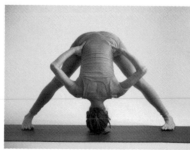
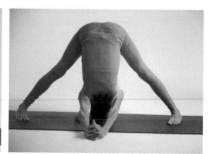
三角前彎式 A、B、C

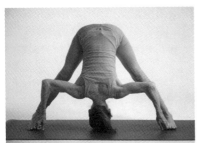

三角前彎式 D

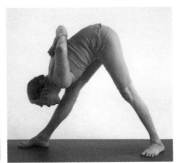

手臂反轉祈禱式

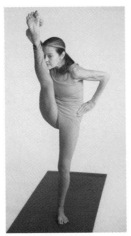

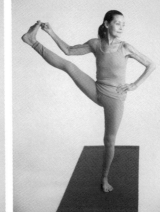

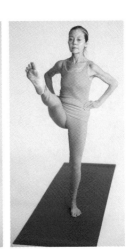

手抓大腳趾單腿站立式

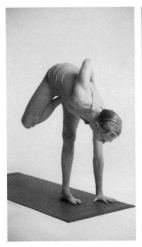

單盤站姿前彎式

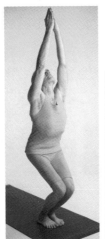

椅子式

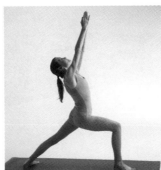

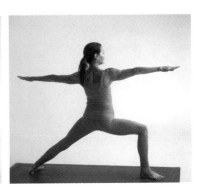

戰士 A、B

後彎與完成姿勢

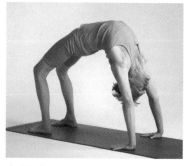

上弓式

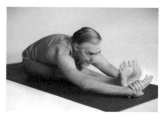

坐姿前彎式

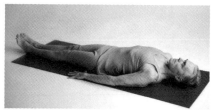

池塘身印

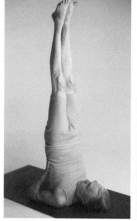

肩立式

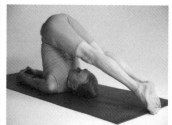

犁鋤式

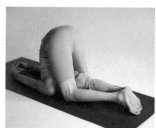

膝蓋夾耳式

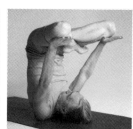

倒立蓮花式

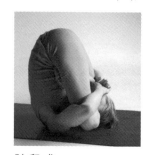

胎兒式

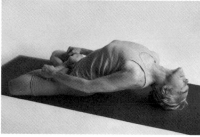

魚式

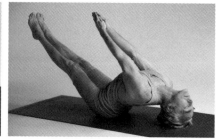

臥姿雙腿延展式

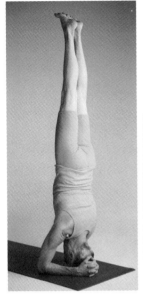
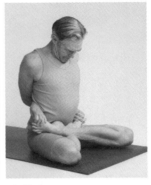
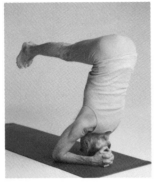
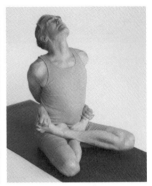

頭倒立式　　　　　　　　　　　鎖蓮式

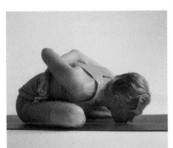
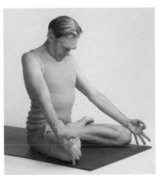
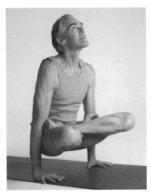

瑜伽身印　　　　蓮花式　　　　雙手支撐上提蓮花式

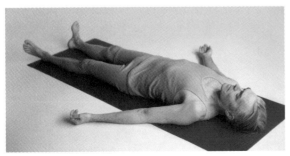

攤屍式

首要序列

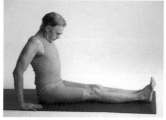

杖式

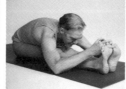
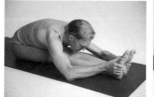
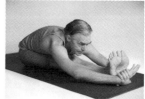

坐姿前彎 A、B、C

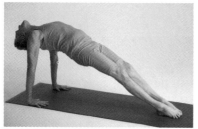

反向棒式

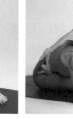

坐姿單盤前彎式

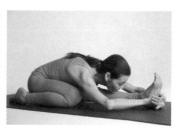

單腿跪伸展式

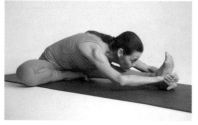
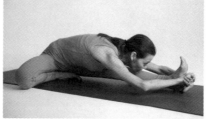
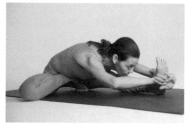

頭碰膝式 A、B、C

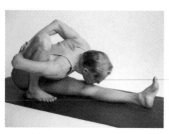
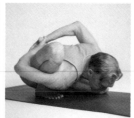
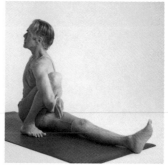
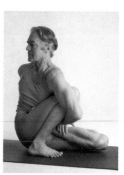

馬利奇式 A、B、C、D

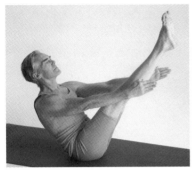
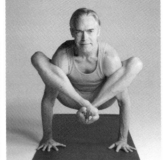
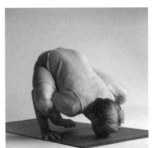

船式　　　　　　　　擠臂式

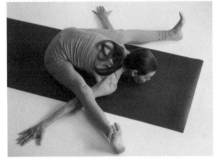
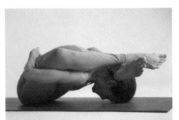

龜式　　　　　　　　臥龜式

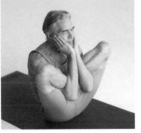
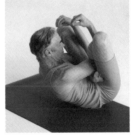
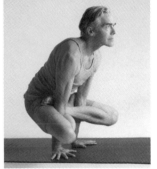

子宮胎兒式 A　　　　子宮胎兒式 B　　　　公雞式

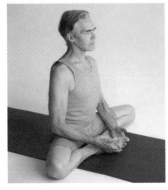
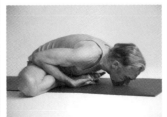
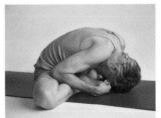

束角式 A、B、C

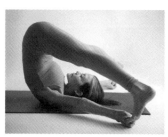
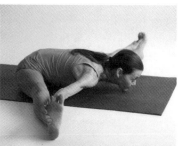

坐角式 A、B

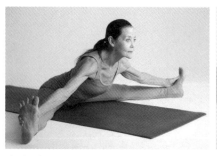
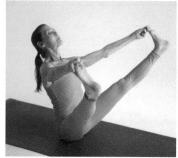
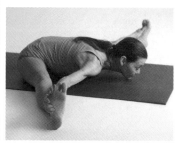

雙角犁式

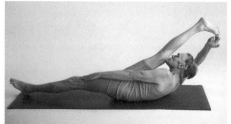
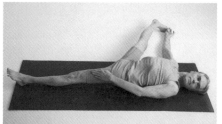
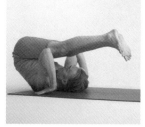

仰臥手抓腳趾伸展式

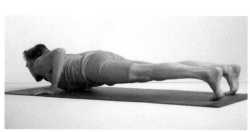
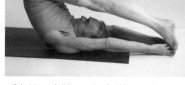
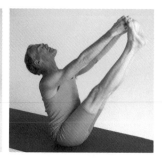

輪式　　　　　　　　　手抓腳趾雙腿向上伸展式

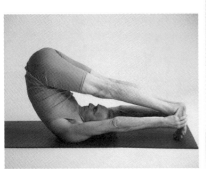
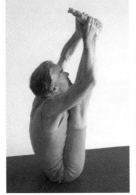
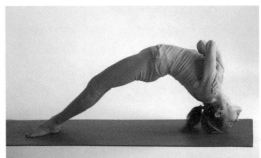

面朝上直腿伸展式　　　　　　　　橋式

中級序列

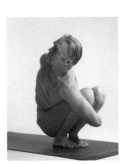
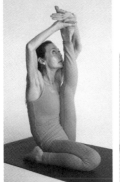
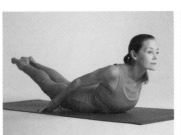

套索扭轉式　　鷺式　　　蝗蟲式

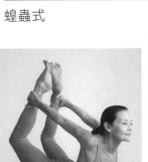
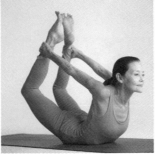
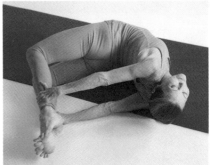

蛙式　　　　　弓式　　　　側弓式

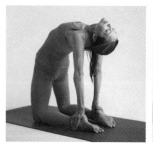
駱駝式

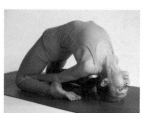
小雷霆式

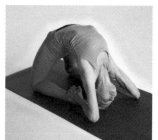
鴿王式 A

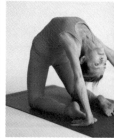
鴿王式 B

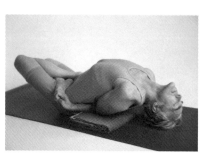
臥雷霆式

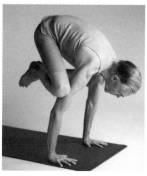
鶴式

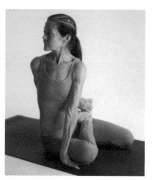
帕拉瓦伽式

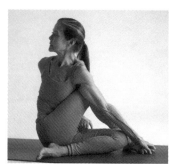
半魚王式

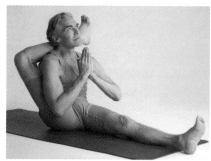
單腿繞頭式

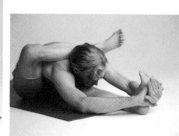

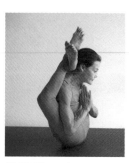
雙腿繞頭式

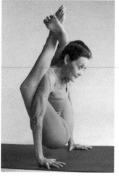
瑜伽睡眠式

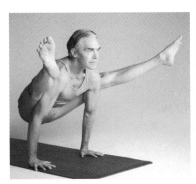

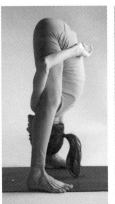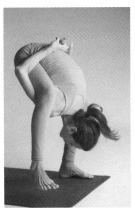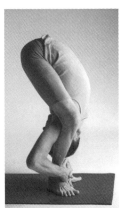

水鳥式

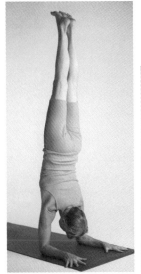

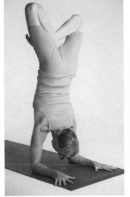

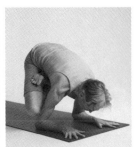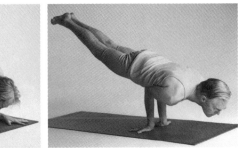

孔雀羽毛式　　　　鴨式　　　　　　　　　　　　　　孔雀式

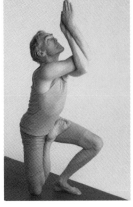

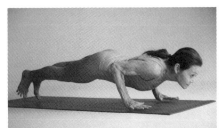

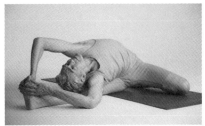

鱷魚式　　　　　　　　　馬面式　　　　　門閂式

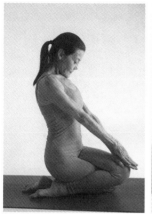
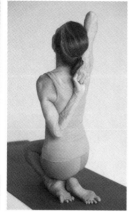
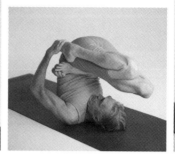
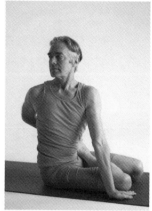

牛面式　　　　　　　　　　　　　　仰臥腳朝上雷霆式

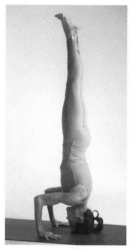
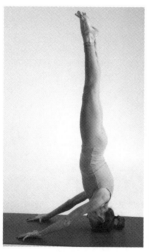
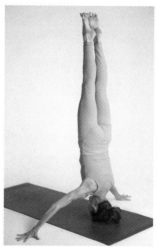

無支撐頭倒立式 A、B、C

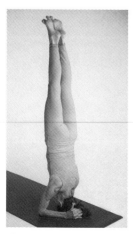
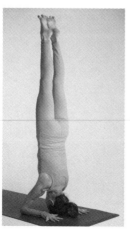
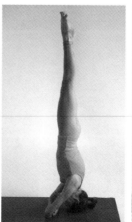
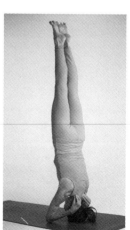

束手頭倒立式 A、B、C、D

附錄四

拜日式 A、B

拜日式 A

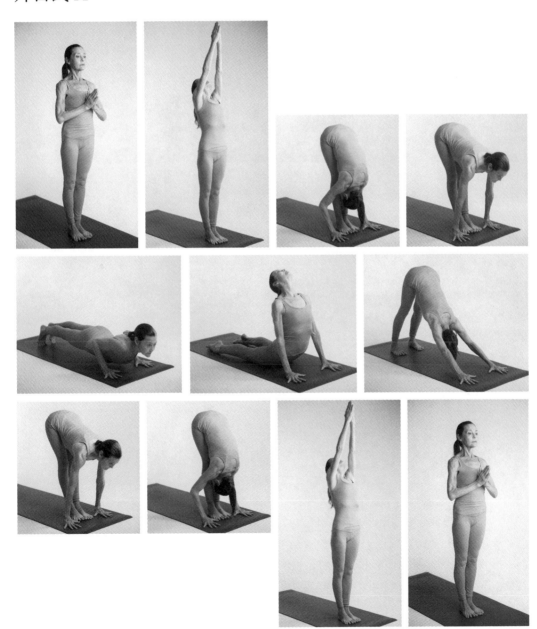

拜日式 B

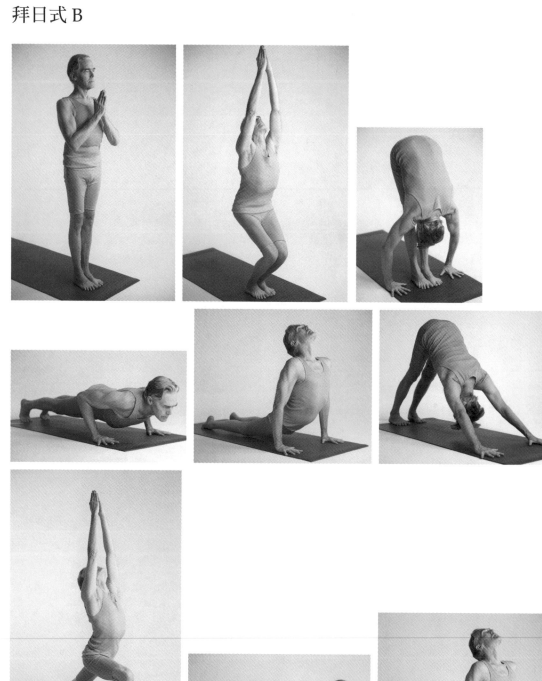

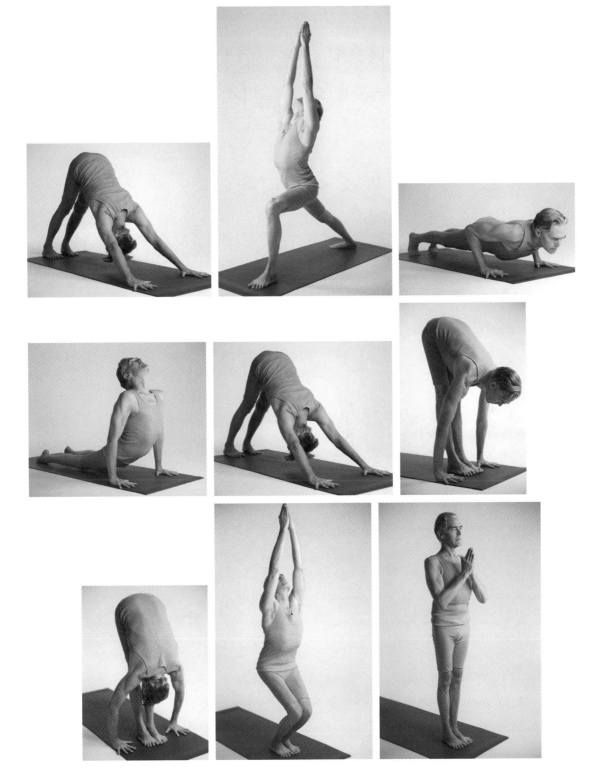

附錄五

根鎖、腎翅和
眼鏡蛇頭罩插畫

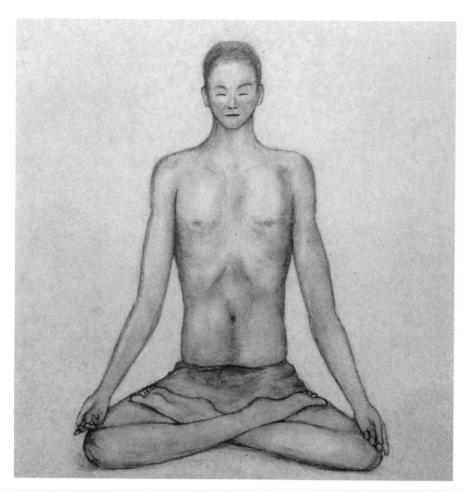

根鎖與心智的驚人深度集中有關,起初會使得肚臍平面下方的骨盆底中心、沿著中軸有力地向上拉起。整個身體都能深刻地感受其效應。最終,引發了美妙的放鬆,從軟顎開始,然後向後上方蔓延至頭頂,平衡和穩固身體中軸四周的所有緊繃和感知。這一切帶來了對身體及其周遭、充滿活力和喜悅的主觀體驗。

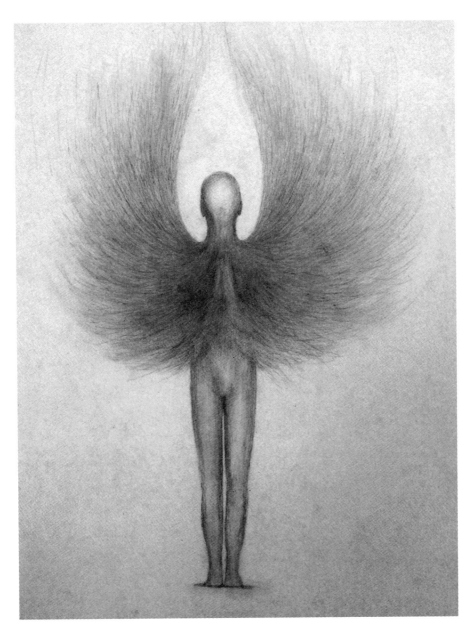

當腎翅終於開展並向後、向外與向上擴張時，它們可平衡開放的心，讓心自然地浮起和擴張，使得在骨盆底中心之上的純然專注火焰，沿著中軸的各站而複製自身，直至最終在頭頂上方展現其完整形式。

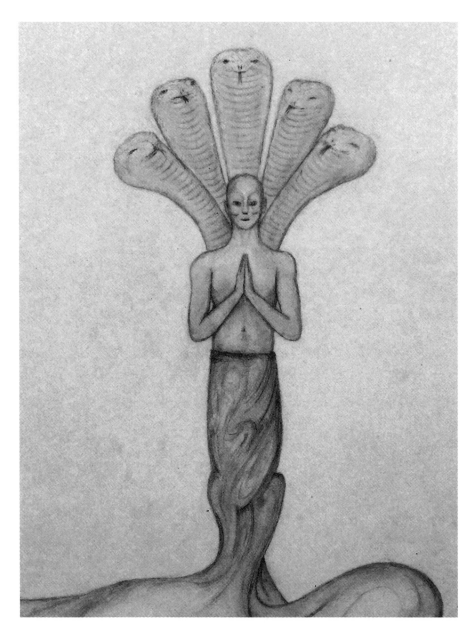

眼鏡蛇頭罩以聖者帕坦伽利的半人、半蛇（Nāga）的神祇形式化現。這裡的下行氣模式以無限延伸而紮根的尾巴顯化，接著，又以無數輝煌的眼鏡蛇頭開展成頭罩，來庇護心中摯愛的上行氣模式。

附錄六
體位法與重要詞語
中梵文對照

體位法

A ▌ Adho Mukha Śvānāsana 下犬式　　▌ Adho Mukha Vṛkṣāsana 手倒立式
　　▌ Ardha Baddha Padma Paśchimottānāsana 坐姿單盤前彎式
　　▌ Ardha Baddha Padmottānāsana 單盤站姿前彎式
　　▌ Ardha Matsyendrāsana 半魚王式　　▌ Ardha Nāvāsana 半船式

B ▌ Baddha Hasta Śīrṣāsana 束手頭倒立式　　▌ Baddha Koṇāsana 束角式
　　▌ Baddha Padmāsana 鎖蓮式　　▌ Bakāsana A, B 鶴式 A、B
　　▌ Balāsana 嬰兒式　　▌ Bharadvājāsana 帕拉瓦伽式　　▌ Bhekāsana 蛙式
　　▌ Bhujaṅgāsana 眼鏡蛇式　　▌ Bhujapīḍāsana 擠臂式

C ▌ Cakorāsana 鳥式　　▌ Cakrāsana 輪式

D ▌ Daṇḍāsana 杖式　　▌ Dhanurāsana 上弓式
　　▌ Dikāsana 指南針式　　▌ Dvi Pāda Śīrṣāsana 雙腿繞頭式
　　▌ Dvi Pāda Viparīta Daṇḍāsana 反向雙腿杖式

E ▌ Eka Pāda Rāja Kapotāsana 單腿鴿王式　　▌ Eka Pāda Śīrṣāsana 單腿繞頭式
　　▌ Eka Pāda Viparīta Daṇḍāsana 反向單腿杖式

G ▎Garbha Piṇḍāsana 子宮胎兒式　▎Gomukhāsana 牛面式

H ▎Halāsana 犁鋤式　▎Hanumanāsana 猴神哈努曼式

J ▎Jānuśīrṣāsana A, B, C 頭碰膝式 A、B、C

K ▎Kapotāsana 鴿王式　▎Karandavāsana 鴨式
▎Karṇa Pīḍāsana 膝蓋夾耳式　▎Krauñchāsana 鷺式
▎Kukkuṭāsana 公雞式　▎Kūrmāsana 龜式

L ▎Laghu Vajrāsana 小雷霆式

M ▎Marīchyāsana A, B, C, D 馬利奇式 A、B、C、D
▎Matsyāsana 魚式　▎Mayūrāsana 孔雀式
▎Mukta Hasta Śīrṣāsana A, B, C 無支撐頭倒立式 A、B、C

N ▎Nakrāsana 鱷魚式　▎Nāvāsana 船式

P ▎Pādahastāsana 踩手掌前彎式　▎Pādāṅguṣṭhāsana 手抓大腳趾前彎式
▎Padmāsana 蓮花式　▎Parighāsana 門閂式
▎Parivṛtta Pārśvakoṇāsana 扭轉側角式　▎Parivṛtta Trikoṇāsana 扭轉三角式
▎Pārśvakoṇāsana 側弓式　▎Pārśvakoṇāsana 側角式
▎Pārśvottānāsana 手臂反轉祈禱式　▎Paśāsana 套索扭轉式
▎Paśchimottānāsana A, B, C 坐姿前彎式 A、B、C
▎Piñcha Mayūrāsana 孔雀羽毛式　▎Piṇḍāsana 子宮胎兒式
▎Prasārita Pādottānāsana A, B, C, D 三角前彎式 A、B、C、D
▎Pūrṇa Matsyendrāsana 全扭脊式　▎Pūrvottanāsana 反向棒式

S ▌ Śalabhāsana A, B 蝗蟲式 A、B ▌ Sarvāṅgāsana 肩立式

▌ Śavāsana 攤屍式 ▌ Setu Bandha Sarvāṅgāsana 肩立橋式

▌ Setu Bandhāsana 橋式 ▌ Śirṣāsana 頭倒立式

▌ Supta Hasta Pādāṅguṣṭhāsana 仰臥手抓腳趾伸展式

▌ Supta Koṇāsana 雙角犁式 ▌ Supta Kūrmāsana 臥龜式

▌ Supta Ūrdhvā Pāda Vajrāsana 仰臥朝上雷霆式

▌ Supta Vajrāsana 臥雷霆式 ▌ Supta Vīrāsana 臥英雄式

▌ Sūrya Namaskāra 拜日式

T ▌ Tiryang Mukha Eka Pāda Paśchimottānāsana 單腿跪伸展式

▌ Ṭiṭṭibhāsana A, B, C, D 水鳥式 A、B、C、D ▌ Trikoṇāsana 三角式

U ▌ Ubhaya Pādāṅguṣṭhāsana 手抓腳趾雙腿向上伸展式

▌ Upaviṣṭha Koṇāsana A, B 坐角式 A、B ▌ Ūrdhvā Dhanurāsana 上弓式

▌ Ūrdhvā Mukha Paśchimottānāsana 面朝上直腿伸展式

▌ Ūrdhvā Mukha Śvānāsana 上犬式 ▌ Ūrdhvā Padmāsana 倒立蓮花式

▌ Uṣṭrāsana 駱駝式 ▌ Utkaṭāsana 椅子式

▌ Utplutiḥ 雙手支撐上提蓮花式 ▌ Uttāna Pādāsana 臥姿雙腿延展式

▌ Utthita Hasta Pādāṅguṣṭhāsana 手抓大腳趾單腿站立式

V ▌ Vāsiṣṭhāsana 側平板式／瓦希斯薩式 ▌ Vatayanāsana 馬面式

▌ Vīrabhadrāsana A, B 戰士 A、B ▌ Vīrāsana 英雄式

Y ▌ Yoga Nidrāsana 瑜伽睡眠式

數字

ekam 1	dve 2	trīṇi 3	catvāri 4
pañca 5	ṣaṭ 6	sapta 7	aṣṭa 8
nava 9	daśa 10	ekādaśa 11	dvādaśa 12
trayodaśa 13	caturdaśa 14	pañcadaśa 15	ṣoḍaśa 16
saptadaśa 17	aṣṭādaśa 18	ekoṇaviṁśati 19	viṁśati 20

八個傳統凝神點

- Aṅguṣṭha 大拇指中點
- Bhūmadhya 眉心
- Nāsāgra 鼻尖
- Hastāgra 手指尖
- Pārśva 右側或左側
- Ūrdhv 向上
- Nābhi cakra 肚臍
- Pādayoragra 腳趾尖

其他兩個凝神點

- Antara dṛṣṭi 內在
- Ātmā dṛṣṭi 超脫主體與客體架構的純意識

致謝

感謝所有激勵我們，以及為本書做出貢獻的美好人們。首先，感謝我們的兒子蓋博（Gabe），他繪製了簡潔的解剖圖與美麗的插畫，捕捉到了文中所描述的細微內在練習的感覺。

感謝香巴拉（Shambhala）出版社莎拉·貝爾霍茨（Sara Bercholz）的辛勤工作、熱情和無比耐心，讓這個計劃終於成形。香巴拉團隊的其他成員之間的合作無間，也在本書的面世過程中扮演了重要角色。編輯貝絲·弗蘭格（Beth Frankl）總是在我們需要的時機點給予支持、洞見和鼓勵。當我們倆人為了訂正拼字、變音符號和一般形式搞得眼花時，朱莉雅·加維里亞（Julia Gaviria）持續孜孜不倦地編輯細節。香巴拉美術部門的工作人員仔細且精美的審美觀使我們獲益良多，包括蘿拉·佐理安（Lora Zorian）、海莉·貝可茨（Hazel Bercholz）、吉姆·扎卡里亞（Jim Zaccaria），以及這本書的設計師史蒂夫·戴爾（Steve Dyer）。此書因攝影師羅伯特·穆拉托（Robert Muratore）而名符其實地成形，他快速、精湛、自然流動的打光與構圖，使我們這對年老的瑜伽教師在三天的拍照工作中仍能感覺輕鬆。

此外，感謝世界各地的阿斯坦加 Vinyāsa 瑜伽社群，我們這些非常善良和幽默的朋友們是如此沉穩與致力於傳承，因此這本書很自然地綜合了許多傳統和觀點。我們向奎師那阿闍梨（Sri T. Krishnamacarya）、艾揚格（B. K. S. Iyengar）、德悉卡恰（T. K. V. Deshikachar）以及許多其他大師致敬，他們的輝煌成就為瑜伽傳統提供了更寬廣的背景。我們永遠感謝諸多實踐佛教傳承的老師和朋友，他們為許多瑜伽傳統的練習和哲學執起一面明鏡，使我們保持覺醒。

瑜伽與動禪：VINYĀSA 的流動藝術

The Art of Vinyāsa: Awakening Body And Mind Through The Practice Of Ashtanga Yoga

作 者	理察·福禮緩（Richard Freeman） 瑪麗·泰樂（Mary Taylor）	
譯 者	湯乃珍、陳薇真	
選 書	紀雅菁（Alice Chi）	

編輯團隊

封面設計	繁花
內頁排版	葉若蒂
責任編輯	何韋毅
總 編 輯	陳慶祐

行銷團隊

行銷企劃	蕭浩仰、江紫涓
行銷統籌	駱漢琦
業務發行	邱紹溢
營運顧問	郭其彬

出 版	一葦文思／漫遊者文化事業股份有限公司
地 址	台北市大同區重慶北路二段 88 號 2 樓之 6
電 話	（02）2715-2022
傳 真	（02）2715-2021
讀者服務信箱	service@azothbooks.com
漫遊者書店	www.azothbooks.com
漫遊者臉書	www.facebook.com/azothbooks.read
一葦文思臉書	www.facebook.com/GateBooks.TW
劃撥帳號	50022001
戶 名	漫遊者文化事業股份有限公司
發 行	大雁出版基地
地 址	新北市 231 新店區北新路三段 207-3 號 5 樓
電 話	(02)8913-1005
訂單傳真	(02)8913-1056

初版一刷	2022 年 1 月
初版三刷 (1)	2024 年 8 月
定 價	台幣 550 元
I S B N	978-986-99612-8-8

本書如有缺頁、破損、裝訂錯誤，請寄回本公司更換。
版權所有 · 翻印必究（Printed in Taiwan）

THE ART OF VINYASA by Richard Freeman and Mary Taylor
© 2016 by Richard Freeman and Mary Taylor
Published by arrangement with Shambhala Publications, Inc.,
4720 Walnut Street #106 Boulder, CO 80301, USA,
www.shambhala.com through Bardon-Chinese Media Agency
Complex Chinese translation copyright © 2017
by Gate Books, imprint of Azoth Books Co., Ltd.
ALL RIGHTS RESERVED

國家圖書館出版品預行編目 (CIP) 資料

瑜伽與動禪：vinyāsa 的流動藝術／理察·福禮緩（Richard
Freeman），瑪麗·泰樂（Mary Taylor）著；湯乃珍，陳薇真譯.
-- 初版 .-- 臺北市：一葦文思，漫遊者文化出版：大雁文化發行，
2022.01
384 面；19×26 公分
譯自：The art of vinyāsa : awakening body and mind through the
practice of ashtanga yoga
ISBN 978-986-99612-8-8（平裝）

1. 瑜伽

411.15   110017804

書是方舟，度向彼岸
www.facebook.com/GateBooks.TW
一葦文思
GATE BOOKS
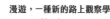
一葦文思

azoth books
漫遊者
漫遊，一種新的路上觀察學
www.azothbooks.com
漫遊者文化

大人的素養課，通往自由學習之路
www.ontheroad.today
遍路文化
on the road
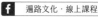
遍路文化·線上課程